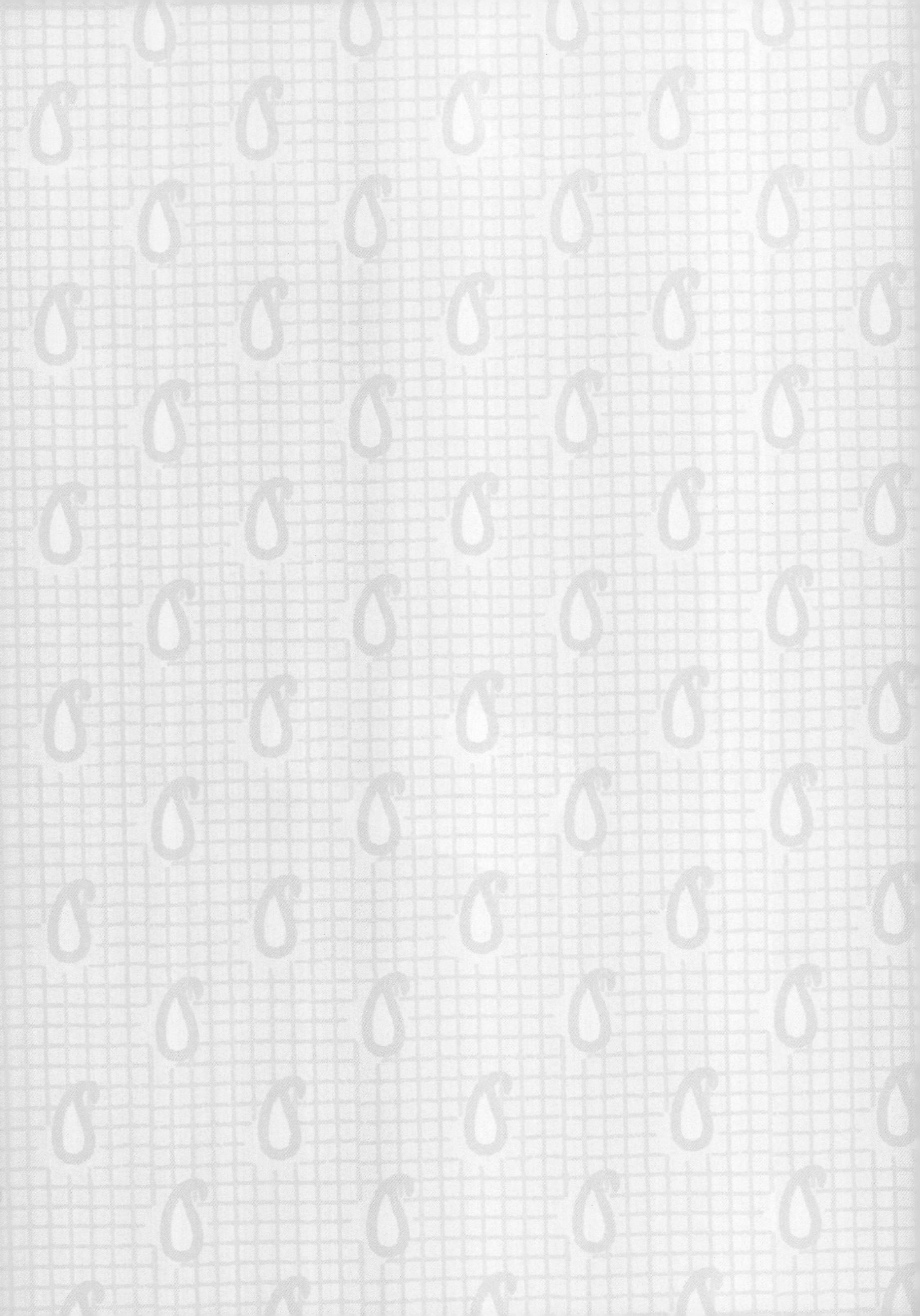

40 周怀孕全程指南

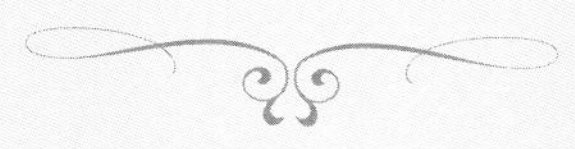

辣妈最爱的40周怀孕书

姜淑清 著

译林出版社

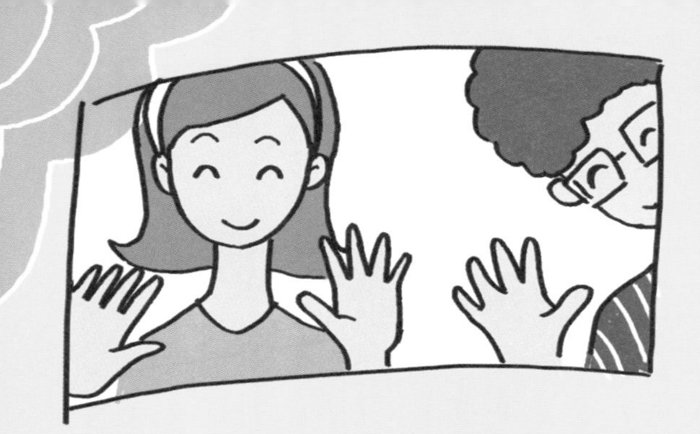

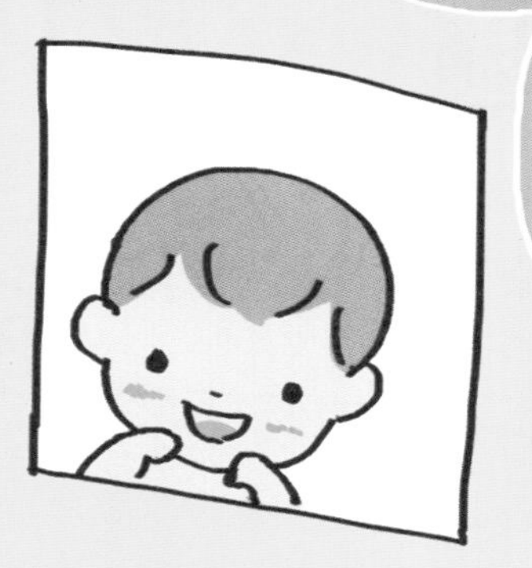

前言

在女人的一生中怀孕是件非常重要的事，期间的酸甜苦辣、喜怒哀乐往往成为日后难忘的回忆。已经成为妈妈的人每每谈及自己的怀孕经历时，要么会骄傲地告诉后辈自己的某种成功经验或心得，要么就相反，遗憾地说如果自己当时如何如何就好了。我是一个母亲，也常常忍不住分享自己的怀孕经历，不过我还是一个有多年临床实践的医生，除了自己的经历外，还见证了许许多多妈妈的经历。把这些经历都分享出来，让更多准备怀孕或已经怀孕的准妈妈们，了解怀孕，享受怀孕，避免不必要的损害，轻松度过 280 天后孕育出健康聪明的宝宝，是我编著此书的最大动力。

怀孕的过程是创造生命的过程，世界上又有哪种创造能比得上生命的创造?不过和所有的创造一样，怀孕是需要付出的，我们女性要付出的是我们的身体，所以古今中外才有那么多的诗篇来赞美歌颂母亲的伟大。怀孕的 280 天里，我们的身体从内到外会有非常多神奇的变化，这些变化让不少女性忧心自己能不能再美丽，而有的女性则把怀孕看成是一件必须牺牲美丽的事。其实完全没有必要担心，尽管孕激素会让我们皮肤出现难看的妊娠斑、妊娠纹，但同时也会增加我们对许多妇科疾病，如乳腺癌、子宫内膜异位症，乃至妇科肿瘤的抵抗力。据有关统计，一次完整的孕育过程，就能增加 10 年与女性生育有关的抵抗力。而且怀孕分娩会

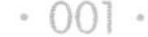

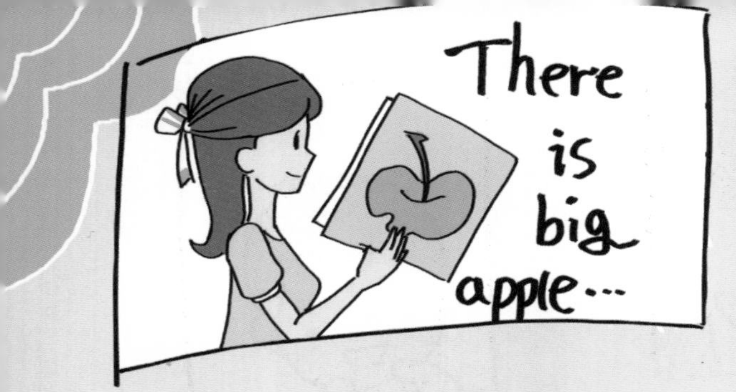

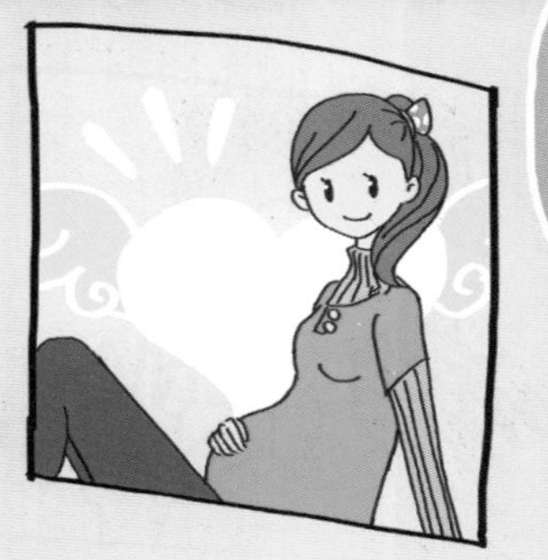

使体内卵巢暂停排卵，直至哺乳期第 4~6 个月，卵巢推迟排出一二十个卵子的结果就是：更年期将延后到来。

怀孕不是美丽打折的原因，重不重视护理保养才是。本书中特别提供了被不少前辈妈妈证实过的美容美体护理保养技巧，帮助准妈妈们在怀孕中和分娩后依然美丽动人。这些方法涵盖健康饮食、适量运动，不但简易可行、行之有效，还有益宝宝的健康发育。

作为一个有着将近 30 年工作经验的医生，每次用自己的专业知识为患者解决了困扰她们的问题，听到她们发自内心的真诚感谢时，我的心里都充满骄傲和喜悦。为了让更多的准妈妈们得到参考和借鉴，本书编排时特别设置了专家门诊室板块，里面的内容一方面是我对工作中遇到的常见问题的解答，另一方面则是我的患者及我自己的经历分享。如果读者能从这些个案中得到启发，从而找出自己遇到问题的解决办法，那我所有的努力也就得到了回报。

除了身体的变化，受孕激素影响，怀孕时准妈妈们的情绪也难免起伏不定，变化多端。不过由于妈妈的情绪不仅影响孩子胎儿期的生长发育，而且如果孕期妈妈情绪积极乐观，开心、喜悦，孩子出生后会性情平和，不会经常哭闹，成年后也容易形成良好的心理素质和性格。所以保持孕期情绪平和稳定是准妈妈一定要努力去做的事，为此我在书中为准妈妈们推荐了一些前辈妈妈们调适心理的方法，希望美好的体验能贯穿整个孕期。

怀孕是件充满创造性的事，享受它，会让我们的生命更加丰饶，体验更加圆满，所以最后衷心地祝愿所有的准妈妈都拥有一个完美孕期，孕育出健康聪明的宝宝！

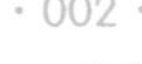

目录 CONTENTS

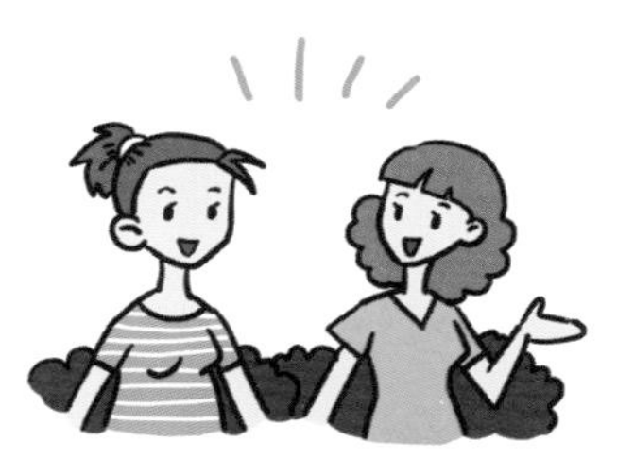

Chapter1

孕早期

孕育新生命

怀孕伊始

孕妈妈和胎儿变化及产检

健康饮食孕育健康宝宝

孕早期运动宜慢

孕期生活调整

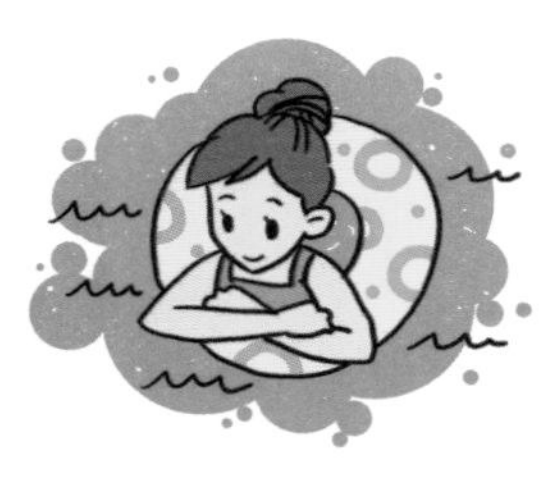

孕妈妈和胎儿变化及产检

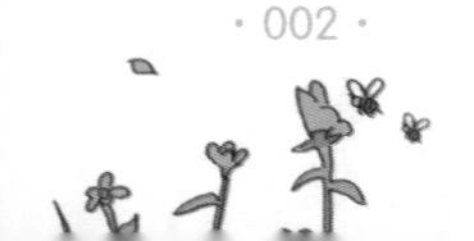
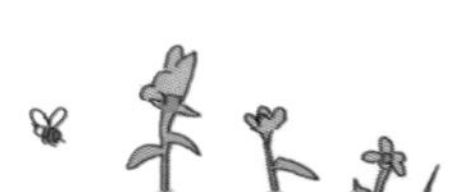

孕中期营养不宜过量

最适合运动的孕中期

孕期生活调整

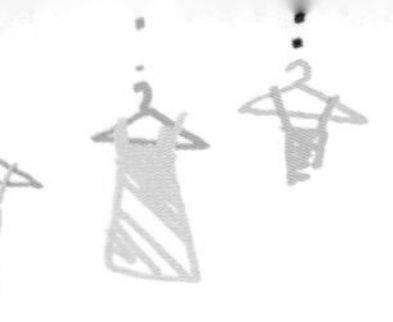

孕期“性”福

Chapter3 孕晚期

即将分娩

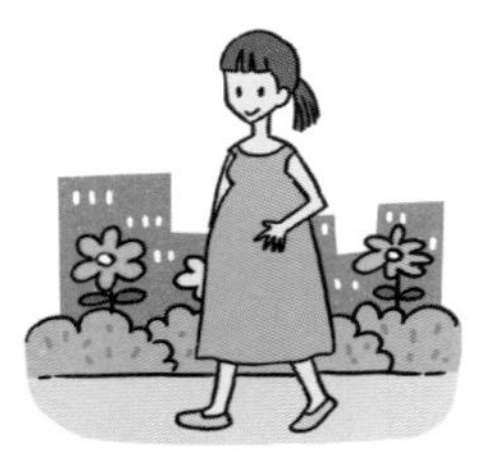

孕妈妈和胎儿变化及产检

合理营养，控制体重

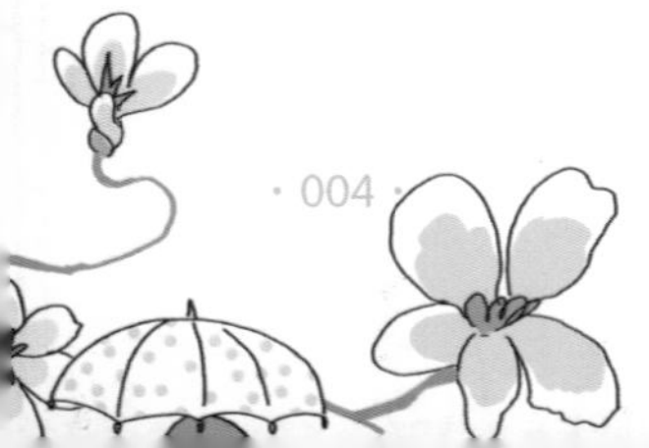

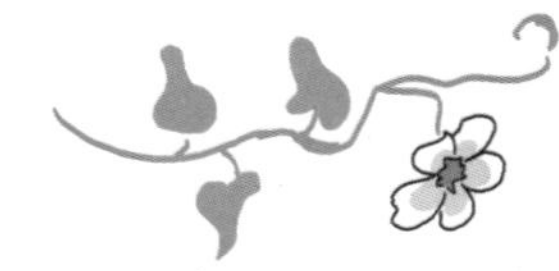

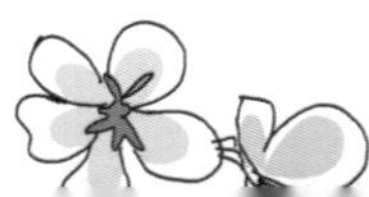

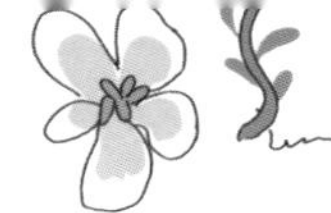
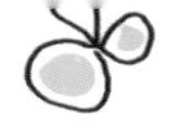
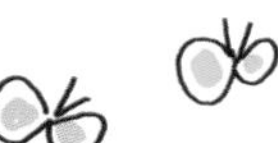

运动，让分娩更容易

孕晚期生活调整

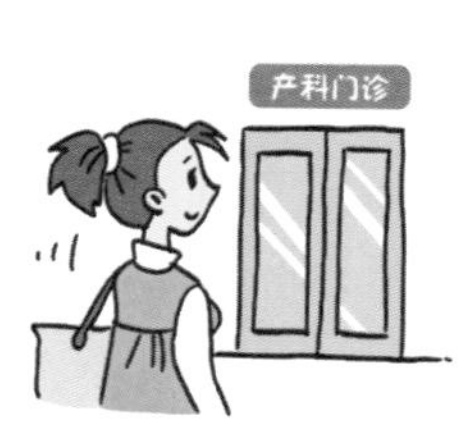

不慌不乱应对分娩

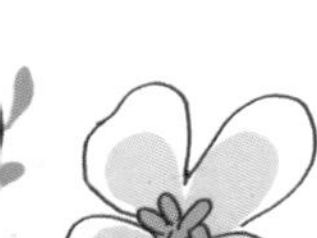
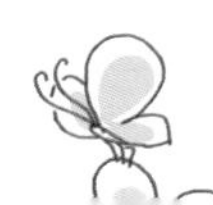
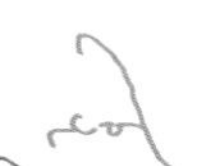
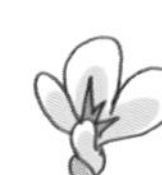
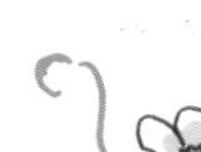

自然分娩

剖宫产

缓解分娩疼痛

Chapter5 美丽不打折

内外兼修

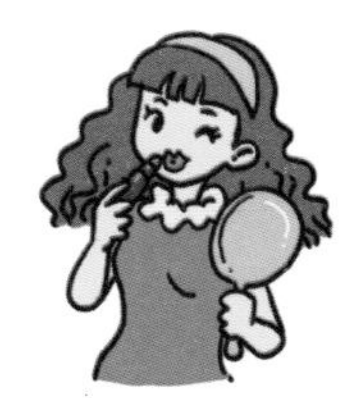

皮肤护理

乳房护理

护理双脚，防跌倒

头发护理打造魅力形象

爱护心灵之窗

魅力修炼

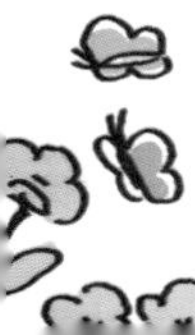

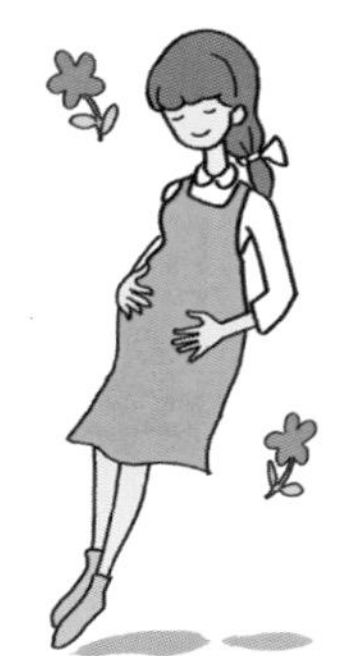

孕期情绪多变化

心理调适方法 abc

准爸爸的帮助作用大

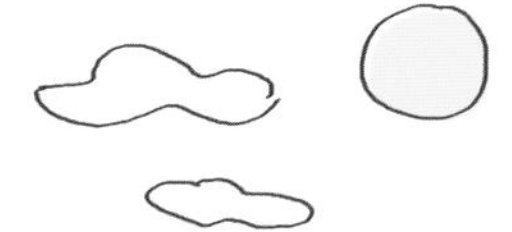

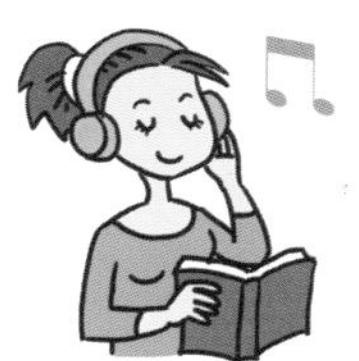

胎教有方

四种常用的胎教方法

孕期旅行是一种别样胎教

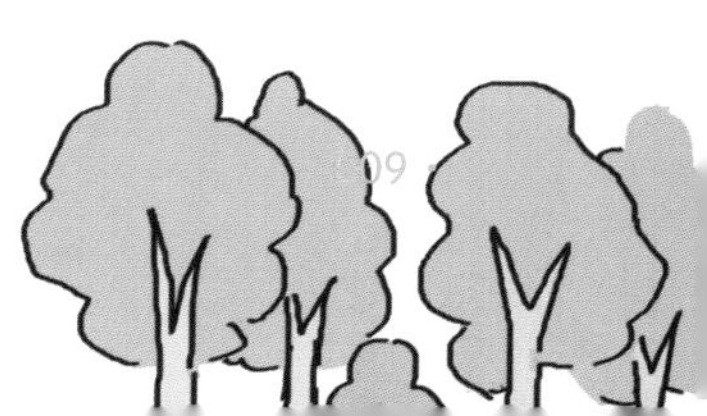

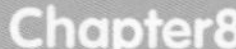

Chapter8

疾病

精心呵护
积极预防

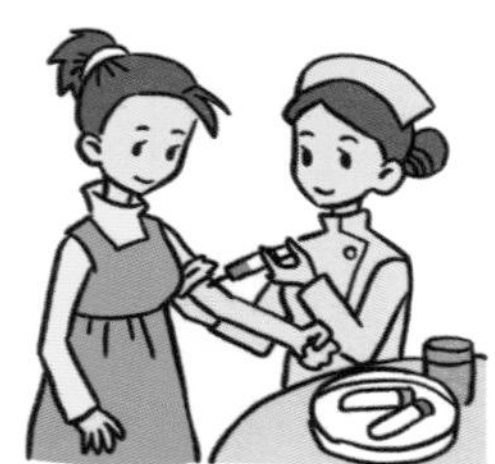

孕期疾病治疗与预防

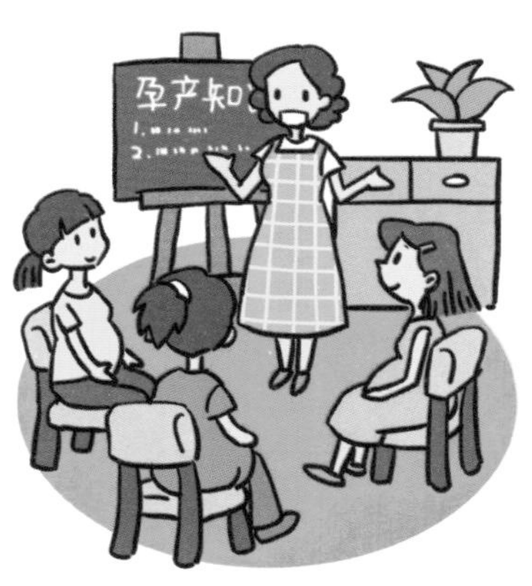
孕产知

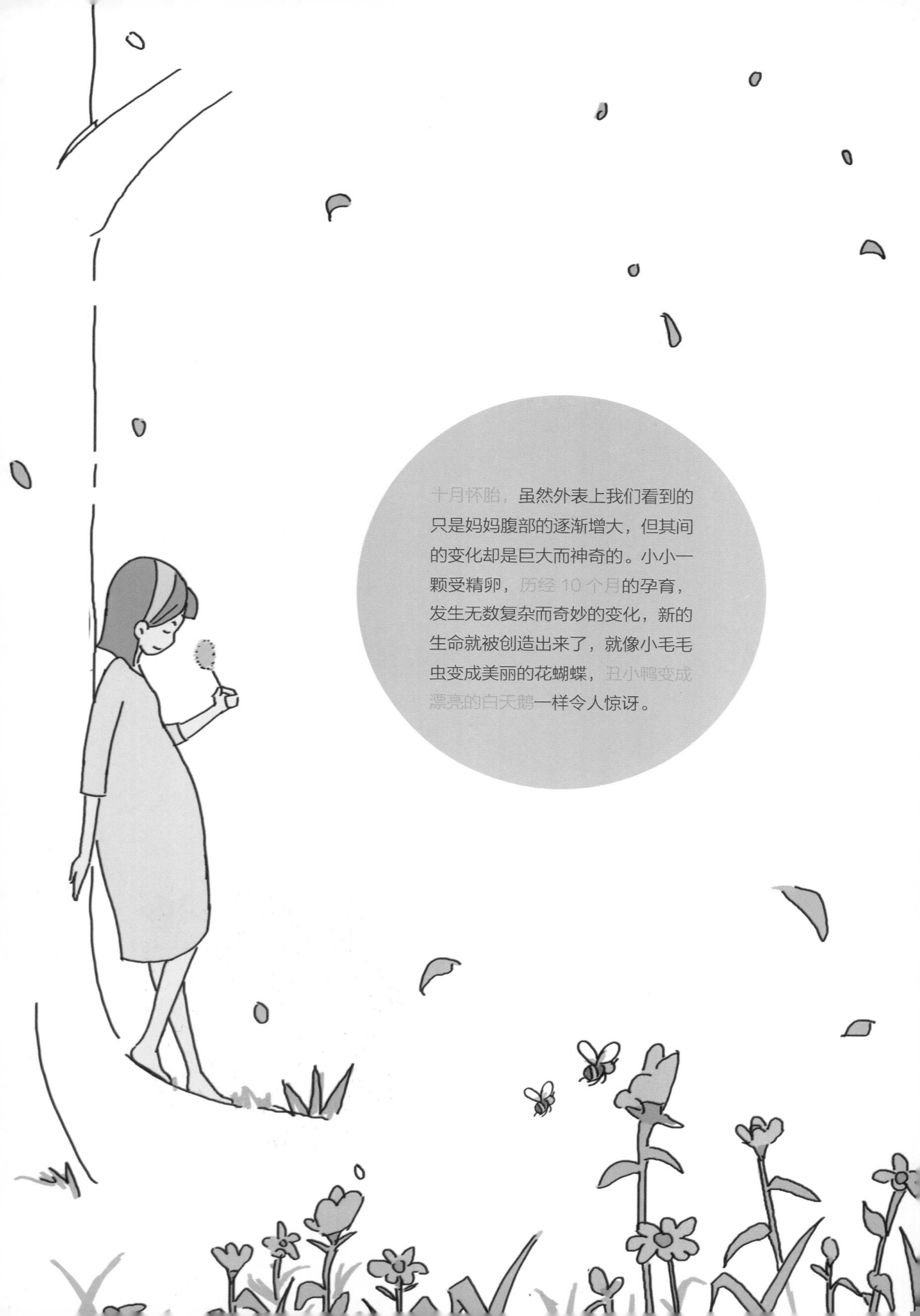

十月怀胎，虽然外表上我们看到的只是妈妈腹部的逐渐增大，但其间的变化却是巨大而神奇的。小小一颗受精卵，历经 10 个月的孕育，发生无数复杂而奇妙的变化，新的生命就被创造出来了，就像小毛毛虫变成美丽的花蝴蝶，丑小鸭变成漂亮的白天鹅一样令人惊讶。

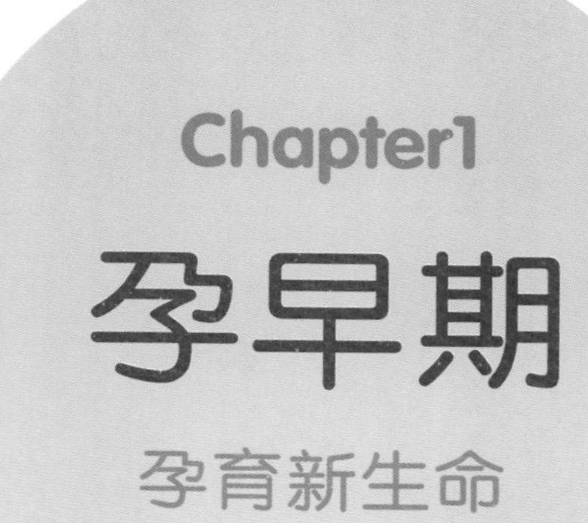

Chapter1

孕早期

孕育新生命

孕早期是新生命各种器官开始形成的时期，孕妈妈需要特别细心地照顾自己。

怀孕伊始

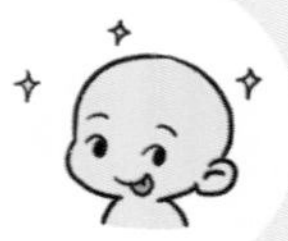

虽然生命的创造从精子和卵子的相遇就开始了，但大多数人确定自己将要为人父母则可能稍晚，往往是从确认怀孕开始的。

怀孕确诊

早孕试纸检测是判断是否怀孕的最常见方法。不过如果怀孕，身体会有明显变化，像影视剧里，只要女主角恶心呕吐，观众就知道她怀孕了，所以如果怀孕，身体会有信号告诉孕妈妈的。

早孕试纸验孕——hCG 检测

hCG 即人绒毛膜促性腺激素，受精卵着床后，身体会分泌人绒毛膜促性腺激素，当妊娠 1~2.5 周时，血清和尿中的 hCG 水平会迅速升高，在孕 8 周时达到高峰。早孕试纸验孕就是通过试纸检测尿液中 hCG 值的高低来判断是否怀孕。

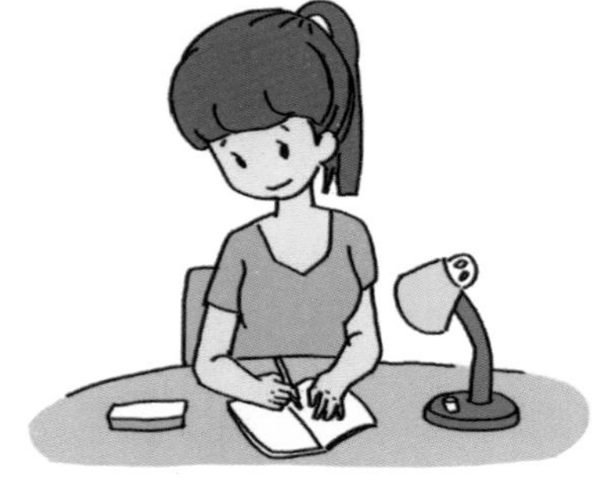

早孕试纸使用注意事项

- 使用早孕试纸时要仔细看看使用说明，按说明操作。
- 要注意检测时间。一般晨起尿液的 hCG 值最高，验孕最好在起床后。

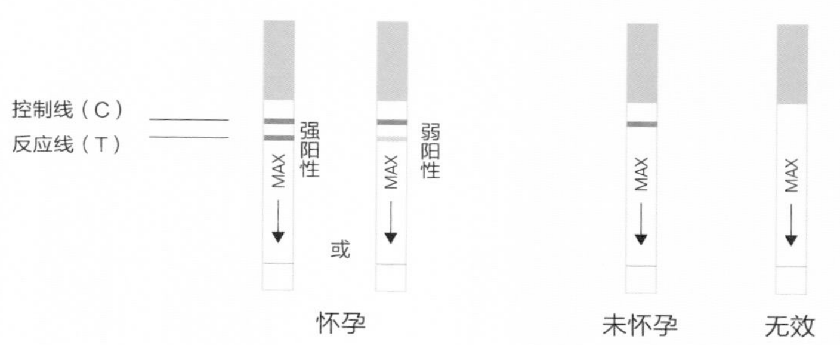

医院验孕

判断是否怀孕，最可靠的途径当然是上医院做血和尿的 hCG 检查，血 hCG 检查是目前测试是否怀孕最准确的检查方式，一般性生活后 8~10 天就可查出是否怀孕。尿检和早孕试纸的原理是一样的，都是通过检查尿液中的 hCG 值是否升高来判断。

怀孕的身体信号

停经。停经是怀孕的第一信号。一般来说，月经正常，又没有采取任何避孕措施的育龄女性，如果超过 1 周仍然没有来月经，就有怀孕的可能。

早孕反应。有些女性在月经期过后 2 个星期左右会有胃口的改变，并且有恶心、反酸、不吃东西都想吐的现象，这些症状常常在早晨起床后特别明显。还有的女性食欲不振、挑食，很想吃带酸味的东西。

体温升高。月经规律的女性，在一个月经周期中，排卵后基础体温上升 0.5℃左右，一直维持到下一次月经来潮才开始下降。怀孕后由于激素的影响，体温会继续维持在高水平而不下降。

基本体温曲线图

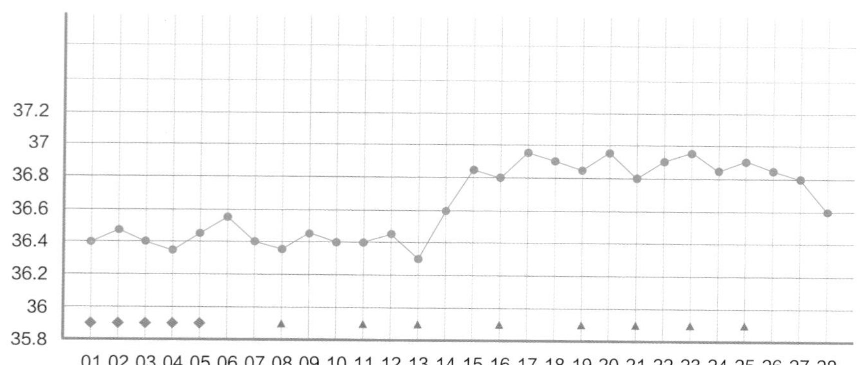

专家解说

expert interpretation

基础体温是经过一夜充分的睡眠，醒来后立即测量到的体温。如果想通过基础体温的变化来判断怀孕与否，就要在一段时间内（至少 1~2 个月的周期内），每天早晨醒来后不着急起床，立即测定体温并进行记录，而且为了保证可比性，每天测定体温的时间最好相同。

计算预产期

怀孕后，你最想知道的就是宝宝什么时候出生。计算预产期的方法很多，最常见的是末次月经计算法。

5 种计算预产期的方法

方法分类	计算方法
根据末次月经计算	预产期月份：末次月经的月份加 9 或减 3——月份大于 3 的，减 3；月份小于或等于 3 的，加 9。 预产期日：来末次月经日期加 7，如得数大于 30，减 30，月份数加 1。 例如：末次月经是 2014 年 3 月 13 日，其预产期约为 2014 年 12 月 20 日；末次月经是 2012 年 5 月 28 日，其预产期约为 2013 年 3 月 5 日。
根据胎动日期计算	如记不清末次月经日期，可以依据胎动日期来进行推算。一般胎动开始于怀孕后的 18~20 周。计算方法为：初产妇是胎动日加 20 周；经产妇是胎动日加 22 周。
根据基础体温曲线计算	将基础体温曲线的低温段的最后一天作为排卵日，从排卵日向后推算 264~268 天，或加 38 周。
根据 B 超检查推算	医生做 B 超时测得胎头双顶间径、头臀长度及股骨长度即可估算出胎龄，并推算出预产期（此方法大多作为医生 B 超检查诊断应用）。
根据子宫底的高度估计	一般情况下，妊娠 4 个月末，子宫高度在肚脐与耻骨上缘当中（耻骨联合上 10 厘米）；妊娠 5 个月末，子宫底在脐下 2 横指（耻骨上 16~17 厘米）；妊娠 6 个月末，子宫底平肚脐（耻骨上 19~20 厘米）；妊娠 7 个月末，子宫底在脐上 3 横指（耻骨上 22~23 厘米）；妊娠 8 个月末，子宫底在剑突与脐的正中（耻骨上 24~25 厘米）；妊娠 9 个月末，子宫底在剑突下 2 横指（耻骨上 28~30 厘米）；妊娠 10 个月末，子宫底高度又恢复到 8 个月时的高度，但腹围比 8 个月时大。

预产期快速查阅表

常用的末次月经计算法可用下表一眼就对照出来。浅色行找到最后一次月经的月份和日期，再对照下一行深色行的月份和日期，即为预产期。

1月	1	2	3	4	5	6	7	8	9	10	11	12	13	14	15	16	17	18	19	20	21	22	23	24	25	26	27	28	29	30	31	1月
10月	8	9	10	11	12	13	14	15	16	17	18	19	20	21	22	23	24	25	26	27	28	29	30	31	(1	2	3	4	5	6	7	11月
2月	1	2	3	4	5	6	7	8	9	10	11	12	13	14	15	16	17	18	19	20	21	22	23	24	25	26	27	28				2月
11月	8	9	10	11	12	13	14	15	16	17	18	19	20	21	22	23	24	25	26	27	28	29	30	(1	2	3	4	5				12月
3月	1	2	3	4	5	6	7	8	9	10	11	12	13	14	15	16	17	18	19	20	21	22	23	24	25	26	27	28	29	30	31	3月
12月	6	7	8	9	10	11	12	13	14	15	16	17	18	19	20	21	22	23	24	25	26	27	28	29	30	31	(1	2	3	4	5	1月
4月	1	2	3	4	5	6	7	8	9	10	11	12	13	14	15	16	17	18	19	20	21	22	23	24	25	26	27	28	29	30		4月
1月	6	7	8	9	10	11	12	13	14	15	16	17	18	19	20	21	22	23	24	25	26	27	28	29	30	31	(1	2	3	4		2月
5月	1	2	3	4	5	6	7	8	9	10	11	12	13	14	15	16	17	18	19	20	21	22	23	24	25	26	27	28	29	30	31	5月
2月	5	6	7	8	9	10	11	12	13	14	15	16	17	18	19	20	21	22	23	24	25	26	27	28	(1	2	3	4	5	6	7	3月
6月	1	2	3	4	5	6	7	8	9	10	11	12	13	14	15	16	17	18	19	20	21	22	23	24	25	26	27	28	29	30		6月
3月	8	9	10	11	12	13	14	15	16	17	18	19	20	21	22	23	24	25	26	27	28	29	30	31	(1	2	3	4	5	6		4月
7月	1	2	3	4	5	6	7	8	9	10	11	12	13	14	15	16	17	18	19	20	21	22	23	24	25	26	27	28	29	30	31	7月
4月	7	8	9	10	11	12	13	14	15	16	17	18	19	20	21	22	23	24	25	26	27	28	29	30	(1	2	3	4	5	6	7	5月
8月	1	2	3	4	5	6	7	8	9	10	11	12	13	14	15	16	17	18	19	20	21	22	23	24	25	26	27	28	29	30	31	8月
5月	8	9	10	11	12	13	14	15	16	17	18	19	20	21	22	23	24	25	26	27	28	29	30	31	(1	2	3	4	5	6	7	6月
9月	1	2	3	4	5	6	7	8	9	10	11	12	13	14	15	16	17	18	19	20	21	22	23	24	25	26	27	28	29	30		9月
6月	8	9	10	11	12	13	14	15	16	17	18	19	20	21	22	23	24	25	26	27	28	29	30	(1	2	3	4	5	6	7		7月
10月	1	2	3	4	5	6	7	8	9	10	11	12	13	14	15	16	17	18	19	20	21	22	23	24	25	26	27	28	29	30	31	10月
7月	8	9	10	11	12	13	14	15	16	17	18	19	20	21	22	23	24	25	26	27	28	29	30	31	(1	2	3	4	5	6	7	8月
11月	1	2	3	4	5	6	7	8	9	10	11	12	13	14	15	16	17	18	19	20	21	22	23	24	25	26	27	28	29	30		11月
8月	8	9	10	11	12	13	14	15	16	17	18	19	20	21	22	23	24	25	26	27	28	29	30	31	(1	2	3	4	5	6		9月
12月	1	2	3	4	5	6	7	8	9	10	11	12	13	14	15	16	17	18	19	20	21	22	23	24	25	26	27	28	29	30	31	12月
9月	7	8	9	10	11	12	13	14	15	16	17	18	19	20	21	22	23	24	25	26	27	28	29	30	(1	2	3	4	5	6	7	10月

专家解说

expert interpretation

如果用基础体温判断是否怀孕，需要测量早晨睡醒后的体温。

专家诊室

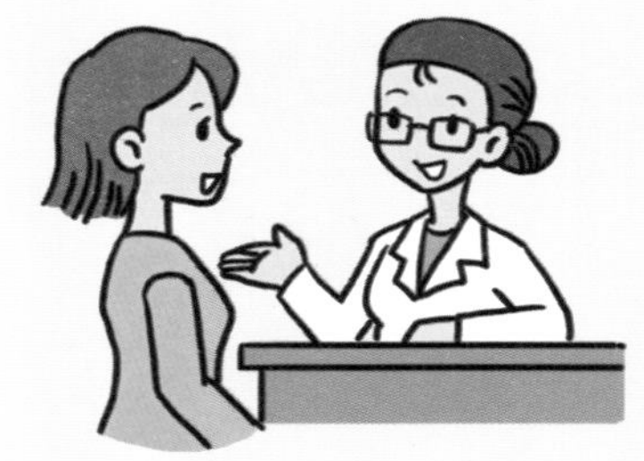

Q 最早什么时候能查出怀孕？

A：月经规律的话，超过一个星期不来月经就可以用早孕试纸自己测一下尿。如果查血 hCG 会更早，受孕两周后就能查出来了。

我有个病人刚怀孕 30 天就查出来了。这个病人以前流过产，月经也不是很规律，然后就到我们医院来检查。我说先查查是不是怀孕了吧，她还说不可能，就是月经不调。但我坚持让她去查，我们妇产大夫就是这样，一听说月经不来，第一个怀疑就是怀孕。一查，尿是阳性的，果然怀孕了。过去她怀孕孕酮就低，这次我就又让她查了孕酮和 hCG，很幸运，孕酮和 hCG 都比较正常。

还有的人她也来月经了，但是月经量比平常少很多，这一种情况，也要考虑是否为怀孕。因为受精卵着床有时候也会有少量流血。阴道流血有很多原因，可能是宫颈炎导致的流血，有时同房也可能出血，还有可能是先兆流产。我们医生会首先查早孕，然后再查其他原因。

Q 据说生化妊娠后很快会再次怀孕，这种说法对吗？

A：我没听说过这样的说法。我们知道，生化妊娠指的是精子和卵子结合了，用早孕试纸可以测出来了，但是受精卵没有回到子宫里着床，或者是回来了，没有着上床。

这种说法也可能有一定的道理。这至少说明女性的输卵管是通的，因为有受精啊。她为什么流产呢，可能与子宫内膜薄有关系，就是受孕着床和子宫内膜不同步，排卵了，也受孕了，但是子宫内膜没有发育起来，土壤不够，没办法就流产了。就像种庄稼，我这次没种上，可能我明年就种上了；如果没有着床是子宫内膜不够，那么下个月子宫内膜长得好可能就顺利怀上了。但是到目前为止，我没有看到相关的理论依据。

孕妈妈和胎儿变化及产检

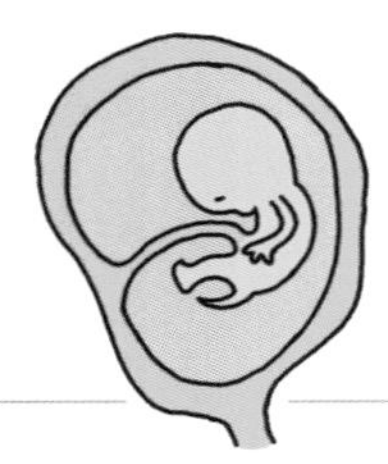

受精卵安家落户，快速分裂形成不同器官

1~4 周：历经万难，爸爸的精子终于遇到了妈妈的卵子，于是创造宝宝的生命之旅就开启了，他（她）会在妈妈的子宫里安家，同时快速的细胞分裂和变化让生命一寸寸萌发。

5~8 周：宝宝的心脏开始跳动，眼睛内的晶状体开始形成，大脑两个半球间显现分界线，上下颌出现，肾脏开始产生尿液，但此时胳膊看起来还只像两只鱼鳍。

9~12 周：甲状腺、胰腺和胆囊发育完毕，性腺形成，并根据宝宝性别正分别发育成卵巢或睾丸。胃开始产生消化液，肝脏开始制造红细胞，胎宝宝的身体比例逐步接近新生儿的比例。

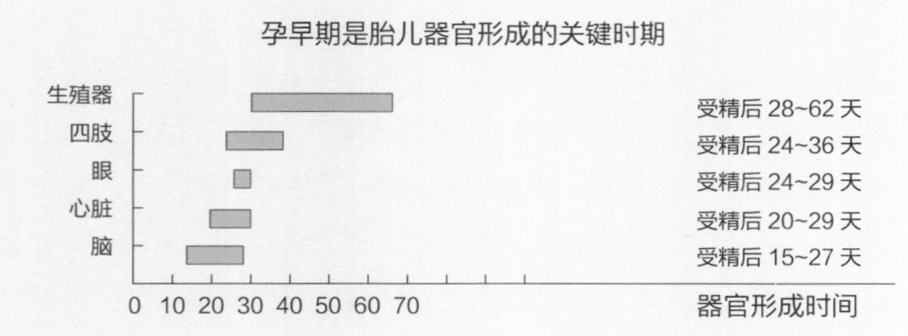

甜蜜的负担：孕早期身体不适

孕早期时虽然受精卵的变化日新月异，子宫、乳房及血液、呼吸、内分泌等都因怀孕而改变，但从身体外观上却看不出有太多的变化，如果不说都没人知道我们怀孕了。特别是孕 1 月时，当最具活力的精子穿越千山、克服万难终于遇上卵子，新生命开始神奇萌芽时，甚至连我们自己都可能不知道已经怀孕。此时身体的早孕反应就告诉我们：身体中已孕育了宝宝，要避开伤害，保证宝宝健康。

孕早期的身体变化

孕早期我们能显著感受到的变化就是月经停止，在身体内发生的，如子宫壁变软、宫颈变厚、子宫的孕育功能开启，我们则几乎不知道。孕期子宫变化很大，将随宝宝的发育而逐渐变大，会从鸡蛋大小变到西瓜大小，但此时从腹部还看不出变化。怀孕后孕激素就会作用于乳房，开始为产后哺乳宝宝做准备。整个孕期乳房会有不小的变化，除了乳晕和乳头颜色变深、变黑外，很多孕妈妈还欣喜地发现自己的罩杯升级了。即使孕早期时乳房发育才刚刚开始，但换一件新文胸仍然是必需的，因为随之而来的乳房胀痛是受不了小而紧的文胸的。受孕激素影响，我们的情绪会变得很不稳定，脆弱、敏感、计较，可能令身边的人，尤其是老公有些难以招架。这时除了依靠他人的体谅和关爱外，为了宝宝的健康发育，我们自己也要重视情绪的调节。

除生殖系统外，我们的各项身体器官也开始调整变化，血容量从怀孕 6~8 周开始增加，以维持胎儿生长发育的需要；子宫增大并压迫膀胱，出现尿频；泌尿系统受孕激素影响，平滑肌张力降低，易患上急性肾盂肾炎。

常见的早孕反应

孕吐

恶心、呕吐一般出现在早晨起床后数小时内。

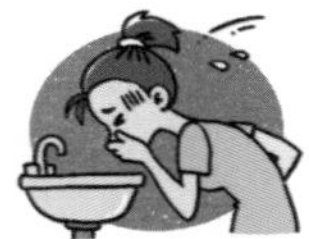

正常现象，只要保持心情愉快、情绪稳定、注意休息即可。

尿频

老是想上厕所，总觉得尿不干净，有的孕妈妈甚至每小时上一次厕所。

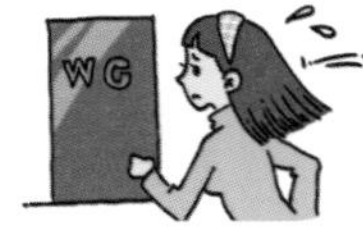

这是一种正常现象。不要憋尿，否则易出现炎症。

饥饿

这种饥饿感和以前空腹的感觉有所不同。许多孕妈妈变得“爱吃”起来。

此时宜少食多餐。

没精神

感到浑身乏力、疲倦，没有兴致，整天昏昏欲睡，提不起精神。

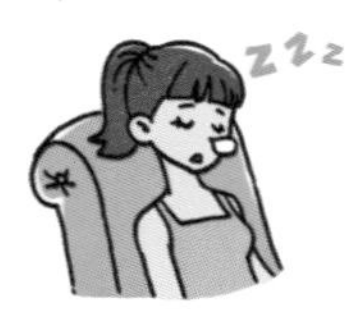

大多数情况下是无害的，但如果持续发生就要引起重视，需要去医院检查。

胃口改变

平常喜欢吃的东西，突然变得不爱吃了。

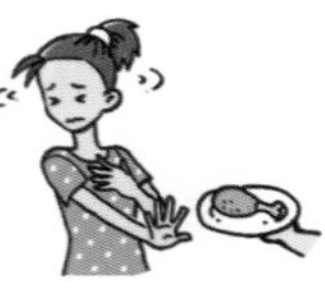

一般半个月至一个月后症状就会自然消失。

阴道分泌物增多

稀薄、乳状、有轻微气味的阴道分泌物，这是身体保护产道的自然反应。

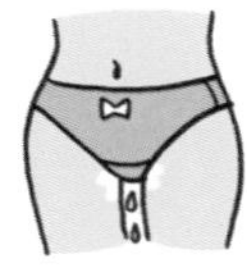

如果外阴不发痒，白带无臭味，就不用担心。

产前检查：孕妈妈和宝宝的健康保障

定期产前检查能连续观察了解各个阶段胎儿发育和孕妇身体变化的情况，例如胎儿在子宫内生长发育是否正常，孕妇营养是否良好；也可及时发现孕妇常见的并发症如高血压、糖尿病、贫血等，以便及时治疗，防止疾病向严重阶段发展。正常情况下孕期需要 9~11 次产前检查，一般孕 12 周左右进行第一次产前检查，在此之前，至少应去一次医院确认是否怀孕。孕 20~36 周每 4 周一次，孕 37 周后每周一次，如有特殊情况医生会建议增加产检次数。孕期每次产检时间和内容见附录。

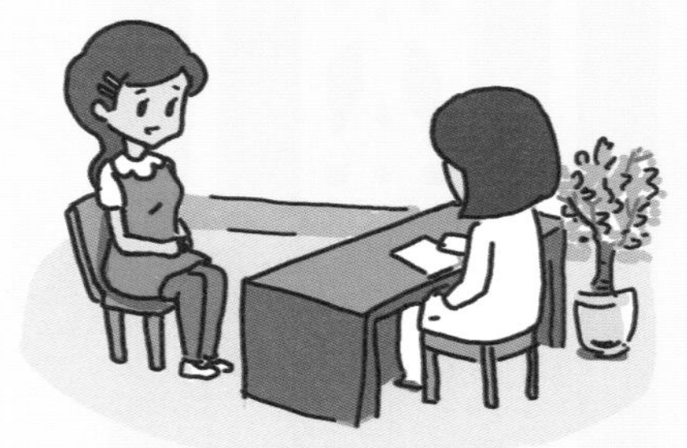

第一次产前检查提醒

① 第一次产检往往与孕期保健卡的建卡时间同步，不但检查项目全面、详细，还需带好相关资料

孕期保健卡是我国妇幼保健部门和各级医院妇产科室，为了加强对孕产妇的管理和动态保健，从女性孕 12 周左右开始，到产后 1 个月止（各地稍有差异，有的地区延迟到产后 3 个月），为孕产妇建立的孕期体检档案，以定期记录每次产检时间及内容。

它既是医生对孕妈妈孕期的全面监测记录，也是孕妈妈获得孕期医学咨询及保健指导的一种方式。孕期保健卡的申领所需资料及程序各地会有不同规定，孕妈妈可到单位或社区计生办咨询。

② 保管好产前检查费用单据

参加生育保险的孕妈妈，符合生育保险报销条件的，可在产假满后一个月内到参保地社保机构办理产前检查费、生产费等生育医疗费定额结算，所以每次检查的单据孕妈妈要保存好。

③ 产检时要穿宽松宜脱的衣服

宽裙子，易脱的裤子，鞋和袜方便检查，最好别穿长过膝盖的袜子。

出现下列情况须及时去医院进行咨询和检查

有既往流产史	严重恶心或呕吐
有胚胎停育史	服用了药物
有畸形胎儿史	接触过可能伤害胎儿的不良因素
阴道流血	属于高龄怀孕
腹痛	有家族遗传病史

高龄孕妈妈需要增加特别的产前检查项目

现在越来越多的女性都晚婚晚育，超过了 35 岁生育的高龄孕妈妈的比例也在不断提高。但高龄妊娠对孕妈妈本人和宝宝都有危险，为了降低和防范危害，就要在常规的产前诊断外进行特别检查。如：羊膜腔穿刺、绒毛膜取样、无创 DNA 等。

专家诊室

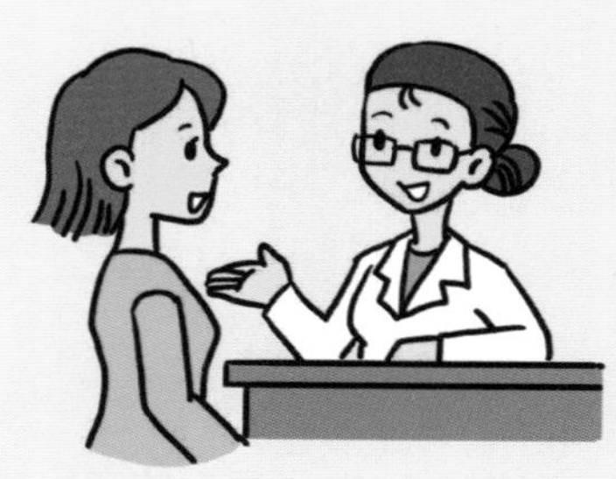

Q 我昨天做了第一次 B 超，已经 49 天了，但还是测不到胎心看不到胎芽，这是胎停育了吗？

A：胎儿的发育是一个动态过程，我们不能只看一次的检查结果。有的人月经周期长，排卵晚，受精卵着床也晚，所以胎儿发育也会晚一些，这个时候就要结合抽血的结果动态来看。只要血 hCG 翻倍正常，平均每 48 小时翻倍 1.6 倍，就说明胎儿在发育。我有个病人，查血查出怀孕的，但是她受孕晚，刚开始看 B 超的时候什么都没有，我都觉得没戏了，后来就看到胎囊了。还有个孕妇，停经 30 多天，B 超就只显示囊状结构，两周以后查就有微弱胎心和弱小胎芽了。

我还想说一下阴道 B 超。我们孕早期 B 超主要是为了排除宫外孕，因为宫外孕确实对孕妇伤害非常大。最近几年流行起来的阴道 B 超可以看得更清楚，更早发现宫外孕。现在不少人觉得阴道 B 超离胎儿更近，所以对胎儿会有更多不好的影响。其实阴道 B 超对胎儿一般没有什么影响，尤其是对于一些憋不了尿的孕妇，阴道 B 超更是福音，因为不需要憋尿。

都说孕 8~10 周是黄体向胎儿提供营养转向由胎盘向胎儿提供营养的关键期，也是胎停育的高发期，所以不能随便停掉医生开的黄体酮，是这样吗？

A：确实，孕 8~10 周是胎盘形成的关键期，一般在 9 周半的时候胎盘就形成了，我们体内的孕激素就由胎盘分泌了。胎盘形成以后对胎儿营养供给会更好一点，那时候流产的孕妇就少很多了。但是就我临床所见，胎停育的高发期还是在早期，46 天左右。

对于孕酮低的病人，我们都会用黄体酮保胎。黄体酮吃完以后人会有点头晕、恶心，有的病人吃完反应真挺大的，于是一旦查孕酮正常后她自己就不吃了；不吃她也不跟医生说，觉得自己没什么事了，结果孕酮骤降，造成孩子流产。

但是我监测病人比较严格，我会给她逐渐换药，逐渐减量，不会骤然停药。一般对于孕酮低的病人，我会先给她吃地屈黄体酮片，它对血液的影响不是很大；吃完了第二天再查，还是低的话就给她换成琪宁黄体酮片，琪宁对血液的影响比较大；吃一段时间等到孕酮值正常、稳定后，再换成地屈黄体酮片，并逐渐减量。

在这个过程中你会发现人体真是非常神奇的。我就见过个别个孕酮特别低的病人，不到 10ng/mL，但是她们竟然怀了活胎，并顺利生下来。有一个更不可思议，孕酮只有 3ng/mL，也顺利怀孕生子。还有的病人，无论母体环境多么差都能活下来，而大部分的早期流产其实都是因为胚胎本身有问题，所以万一真保不住，也不要太伤心，养好身体等待宝宝就好了。

健康饮食孕育健康宝宝

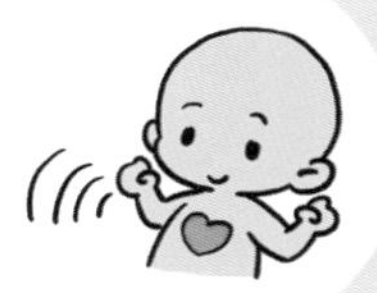

孕早期饮食关系到受精卵能否顺利分裂发育成健康胎儿，避开孕期饮食禁忌，合理搭配、荤素兼顾，才能满足孕妈妈体力的支出及胎宝宝生长和智力发育的需要。

孕早期饮食的意义

孕期饮食影响大，营养不合理会增加孕妈妈们并发症的发生，比如妊娠期高血压、糖尿病，等等。根据 DOHaD（健康和疾病的发育起源的英文缩写，简称多哈学说）10 多年广泛的临床和动物实验学证实：成年以后的疾病，如冠心病、高血压、糖尿病、癌症，甚至骨质疏松、抑郁症等疾病的发生，除了遗传因素和成人期的环境以外，与胎儿在母体中的 9 个月营养有着密切的关系。因此，做好孕期营养管理、保持膳食平衡不但是孕育健康宝宝的需要，还能最大限度减少宝宝成年后代谢综合征的发生。

在孕早期，我们要保证热量、蛋白质、脂肪酸及维生素等营养素供给、满足受精卵迅速分化的需要，同时要营养均衡，搭配合理，避免营养不良或营养过剩。

在日常饮食中，要减少茶和咖啡的饮用量，少吃或不吃高糖、高盐、高脂类食物，避免饮酒和吃霉变食物，不要只吃精粮，尽量粗粮细粮搭配着食用，也不要自行不用补品和随意补钙。

缓解早孕反应饮食方案

很多孕妈妈怀孕早期由于早孕反应，恶心、呕吐，缺乏食欲，解决这些问题可从下面几个方面着手：

少食多餐，饮食清淡可口。早孕反应期间多吃蔬菜、水果，少吃油腻甜食。不必拘泥于进食时间，想吃就吃，也不必太在意每餐的分量及食物的营养。喜欢的食物，只要不会危害健康，能吃什么，就吃什么；能吃多少，就吃多少。

食物种类、烹调方式多样化，重视菜品色、香、味。食材和烹调方法多样，既有助于增加食欲，还有利于孕妈妈吸收全面、丰富的营养，食物外观和装盘色彩、形态能增加食欲。

多吃开胃食物。比如用菠萝和萝卜开胃。

注意进餐环境。保持进餐的好心情。就餐环境优美，餐桌、餐具清洁卫生，能让进餐心情愉快，促进食欲，利于食物消化和吸收。

三种美味果汁缓解孕吐

苹果柠檬汁

苹果、柠檬比例：10∶1 混合。柠檬有健脾消食之效，有益于安胎助孕，故柠檬有“宜母子”之称。苹果甜酸爽口，可增进食欲，促进消化，缓解孕吐，而且苹果富含纤维素、有机酸，易促进肠胃蠕动，防治便秘。

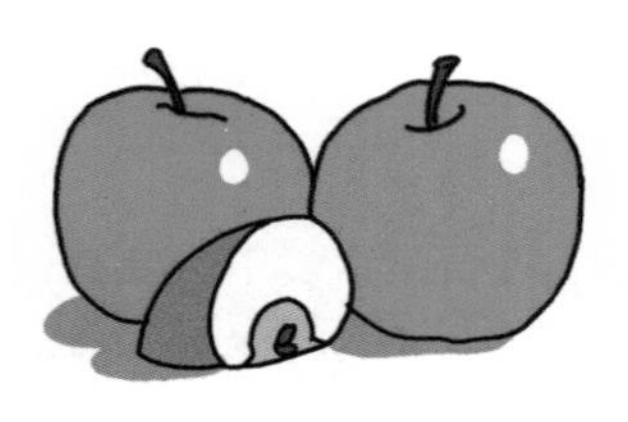

火龙果雪梨汁

火龙果、雪梨比例：1∶12 混合。火龙果可促进肠蠕动、消肠、通便，含有丰富的维生素 C 和膳食纤维。雪梨除烦解渴、清肺润燥。

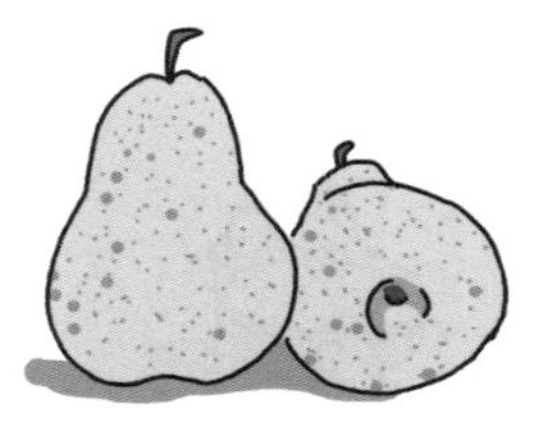

柚子香橙蜜汁

柚子、香橙、蜂蜜或冰糖水比例：1∶20∶1 混合。柚子能止咳、解痰、抗病菌，还有除肠胃中恶气，治疗孕妈食欲不振、口味淡的功效。橙子中含有丰富的果胶、蛋白质、钙、磷、铁及维生素 B_1、维生素 C 等多种营养成分，尤其是维生素 C 的含量高，有生津止渴、消食开胃的功效。

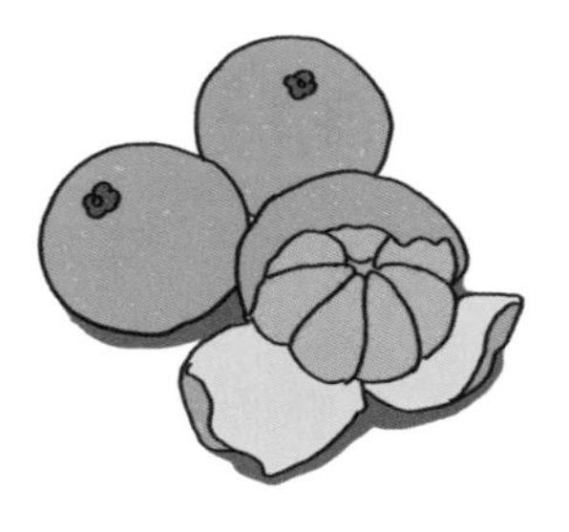

多吃富含叶酸食物

叶酸是维生素 B 复合体之一，具有不可或缺的作用，是蛋白质和核酸合成的必需因子，血红蛋白、红细胞、白细胞快速增生，氨基酸代谢，大脑中长链脂肪酸如 DNA 的代谢等都少不了它，叶酸不足会增加新生儿神经管缺陷发生概率和婴儿出现唇裂的风险。我国推荐孕妇每日膳食中叶酸供给量为 0.8mg，谷物类食物是叶酸的重要来源。

富含叶酸的食物

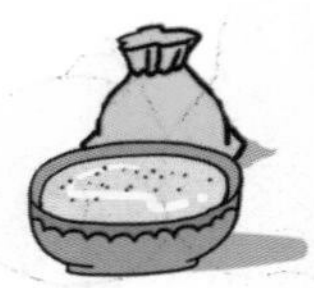

谷物类：大麦、米糠、小麦胚芽、糙米等

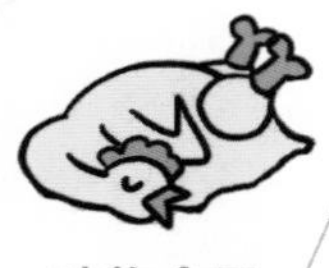

动物食品：猪肝、鸡肉、牛肉、羊肉等

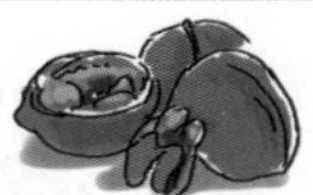

绿色蔬菜：莴苣、菠菜、西红柿、胡萝卜、青菜、龙须菜、花椰菜、油菜、小白菜、扁豆、豆荚等

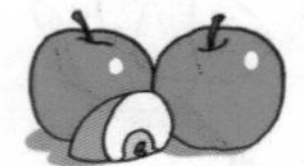

豆类、坚果类：黄豆、豆制品、核桃、腰果、栗子、杏仁、松子等

新鲜水果：橘子、草莓、樱桃、香蕉、柠檬、桃子、李子、杏、杨梅、海棠、酸枣、山楂、石榴、葡萄、猕猴桃、梨、胡桃等

专家解说 expert interpretation

- 长期过量服用叶酸会干扰体内的锌代谢，反而会影响胎儿的发育，所以孕妈妈最好在医生的指导下服用叶酸制剂。
- 叶酸极不稳定，长时间烹调会被破坏，所以对绿色的蔬菜不宜烹煮得过烂，买回来的新鲜蔬菜不宜久放，烹饪时应先洗后切，急火快炒。

三道菜巧补叶酸

凉拌菠菜

材料：菠菜600克，花生仁少许。

调料：盐、蒜末、香油各少许。

做法：①菠菜洗净切段焯烫后，凉水浸凉。②捞出加盐、蒜末、香油拌匀，撒上花生仁即可。

功效：利五脏、通血脉、止渴润肠、滋阴平肝、助消化。

番茄煮牛肉

材料：牛肉块150克，番茄300克，胡萝卜100克。

调料：牛骨汤、鲜酱油、白糖、生粉、水淀粉、盐、植物油各适量。

做法：①牛肉切小块；胡萝卜洗净切片；番茄洗净切碎。②热油锅放牛肉块炒至半熟，加番茄末炒片刻，加胡萝卜片、鲜酱油、白糖、生粉、盐和牛骨汤，慢火煮10分钟，水淀粉勾芡即可。

功效：能促进胎儿生长发育。

青椒双菇

材料：香菇、金针菇各50克，火腿少许，青圆椒1个。

调料：植物油、盐、酱油各少许。

做法：①香菇泡发切片；金针菇泡软，洗净沥水；火腿、青椒切丝。②炒锅加油烧热，下青椒煸出香味，再下香菇片、火腿丝翻炒，最后放金针菇，加盐和少许酱油调味，翻炒均匀即可。

功效：富含蛋白质、多种氨基酸和叶酸等多种维生素，可补肝肾、健脾胃、益气血、益智安神、美容。

孕早期需要补充的九大营养素

孕早期饮食关系到受精卵能否顺利分裂发育成健康胎儿，避开孕期饮食禁忌，合理搭配、荤素兼顾，才能满足孕妈妈体力的支出及胎宝宝生长和智力发育的需要。

如何补充营养素

营养素	食补来源	特别提醒
碳水化合物	粗粮、米饭、面粉、面条等主食	每天400克左右，三餐分布的比例为3：4：3。按早餐吃好、中餐吃饱、晚餐吃少的原则配置
蛋白质	肉禽蛋（动物性蛋白）及豆制品（植物性蛋白）	每天150克左右动物性蛋白，50克左右的植物性蛋白。
维生素	动物的肝、肾、蛋黄、水果、蔬菜	每天食物多样化，不少于6种
叶酸	谷类食品、绿色蔬菜、动物肝脏、橙子、香焦等	每天需摄入叶酸400~600微克
钙	牛奶、奶粉、酸奶、豆类和豆制品、绿色蔬菜、虾皮、紫菜、海带等	早期4个月以内不建议补钙
铁	动物内脏、瘦肉、紫菜、海带等	避免牛奶与茶一起喝，会影响铁的吸收，而且要忌喝浓茶
锌	肉类、蛋、奶、牡蛎等海产品	保证每天食用其中之一
膳食纤维	粗粮、富含纤维素的蔬菜、水果	每餐最好都有，至少一天内保证一餐有
水	白开水，不要通过果汁和饮料来补充	定时饮水，每天喝水6~8杯，一口气喝水容量不要超过100克，因为这对心脏会有影响。最好养成早晨起床后喝杯水的好习惯

健康孕育需要安全的吃，饮食卫生要牢记

胎儿的耐受性很弱，确保孕期饮食安全卫生，能避免不洁和有害食品对胎儿的伤害，所以孕妈妈一定要重视膳食中的食品品质和制作过程的安全卫生。

保证饮食安全的办法

- 尽量自制食品。
- 多吃应季食品，不吃或少吃反季食品。
- 多吃天然食品，少吃过度加工食品。
- 拒绝垃圾食品。
- 不吃腐烂变质的食物。
- 不吃成分不明的食物。
- 制作、储存食物要生熟食分开。
- 烹饪用具要经常消毒。
- 家禽、肉类和牛奶等食物彻底煮熟才食用。
- 购买包装食品时，要注意查看生产日期、保质期和生产单位
- 不吃无卫生许可证和营业执照的路边摊点上的食品。

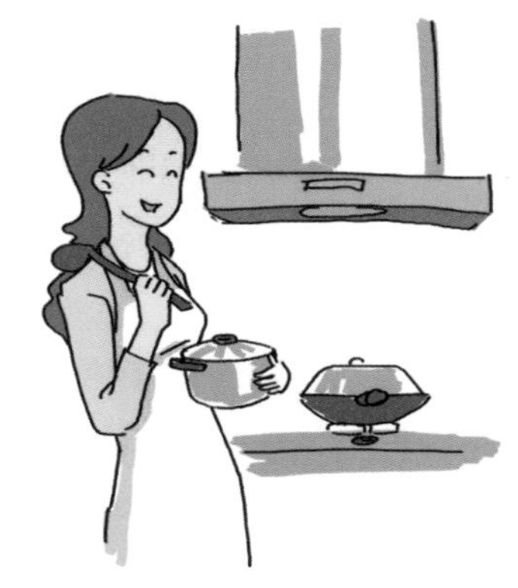

孕期吃水果的讲究

冲洗

水果食用前应清水冲洗，最好削皮后食用，以去除瓜果表面的农药残留。

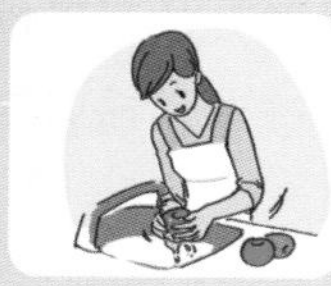

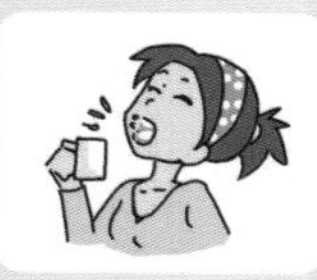

专用

不用切生肉、鱼、生蔬菜的菜刀削水果，以免把寄生虫或寄生虫卵带到水果上。

漱口

为了牙齿健康，吃完水果要漱口。

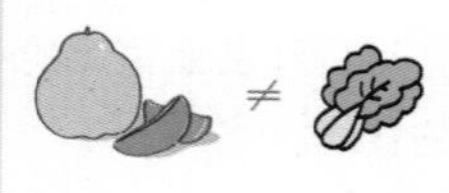

适量

水果和蔬菜含有的营养成分价值各异，不能用水果代替蔬菜，或把水果当饭吃。

适时

吃水果宜在饭后 2 小时内或饭前 1 小时，饭后立即吃水果会造成胀气；上午吃水果可帮助消化，有利于通便，入睡前不宜吃水果。

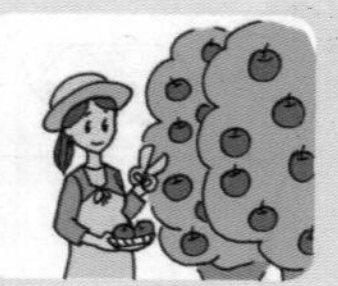

精挑

长期贮存的水果，往往需药剂来保鲜，宜减少购买。表皮光滑的水果比外表不平或有细毛的水果农药残留少。

安全食用海鲜

海鲜富含蛋白质和铁，能提供宝宝成长和发育需要的营养。海鱼中含有ω-3脂肪酸，可以促进宝宝脑神经和视力发育。但食用海鲜时也需要注意以下几方面：

① 海鲜要熟吃，别吃生的或半生的鱼和贝类，同时配合蔬菜和主食，营养更全面，更容易吸收。

② 要吃新鲜而无污染的海鲜，含汞量高的不能吃，比如旗鱼、鲨鱼和枪鱼。这些鱼甲基汞的化学物质含量较多，它会影响胎儿的神经发育。

③ 海鲜不宜与富含鞣酸的水果如柿子、葡萄等一起吃，鞣酸会破坏海鲜中的优质蛋白从而大大降低其营养价值。

④ 对海鲜过敏的孕妇忌食。有些人对海鲜中的蛋白质过敏，这类人在怀孕后也要注意忌口。

避免食用下列食物

螃蟹

味道鲜美，但性寒凉，能活血祛瘀，有滑胎的作用。

甲鱼

滋阴益肾，但性咸寒，有通血络、散瘀、堕胎的作用。

薏米

对子宫平滑肌有兴奋作用，会促进子宫收缩，诱发流产。

马齿苋

会增加子宫收缩，易造成流产。

山楂

有活血化瘀、促进子宫收缩的作用。

膳食多样化防止孕期微量元素缺乏

微量元素是生命代谢的重要组成部分，是孕期宝宝生长发育不可缺少的营养元素。食物中含有丰富的微量元素，均衡合理饮食，从食物中补充微量元素既安全又健康。

各类微量元素及其来源

微量元素	食物
铁	蛋黄、猪肝、海带、木耳、菠菜、紫菜、芹菜、黄豆、绿豆、茄子、西红柿、甘蔗、冬瓜、苹果（苹果食品）等
铜	动物肝脏、肾脏、鱼、虾、蛤蜊中含量较高，果汁、红糖中也有一定含量
锌	鱼类、肉类、动物肝肾、豆类和小麦中含量较高
氟	小麦、黑麦粉、水果（水果食品）、茶叶、肉、青菜、西红柿、土豆、鲤鱼、牛肉等
硒	青鱼、沙丁鱼、肾脏、肝脏、肉类、蛋类、芝麻、麦芽、大蒜（大蒜食品）、啤酒、酵母等
碘	海带、紫菜、海鱼、海盐中含量丰富
钴	绿色蔬菜
镁	鸡肉、香蕉、芹菜、豆制品等
锰	茶叶、咖啡、坚果、小米、扁豆、大豆、萝卜缨、大白菜
钙	奶类、豆制品、坚果类

孕早期一天食谱推荐

孕早期宝宝还很小，并不需要大幅增加热量供应，而此时恶心、呕吐等早孕反应会使消化功能减弱，所以饮食的营养均衡、少油腻、适口易消化是比补充热量更需重视的事，下面是孕早期一天的饮食餐单，供孕妈妈参考。

早餐： 菠菜粥 + 煎饺 + 苹果

加餐： 牛奶

午餐： 栗子焖饭 + 韭菜炒鸡蛋 + 黄豆猪蹄煲

加餐： 三鲜蛋卷

晚餐： 虾仁炒饭 + 五色蔬菜汤

加餐： 香蕉

煎饺

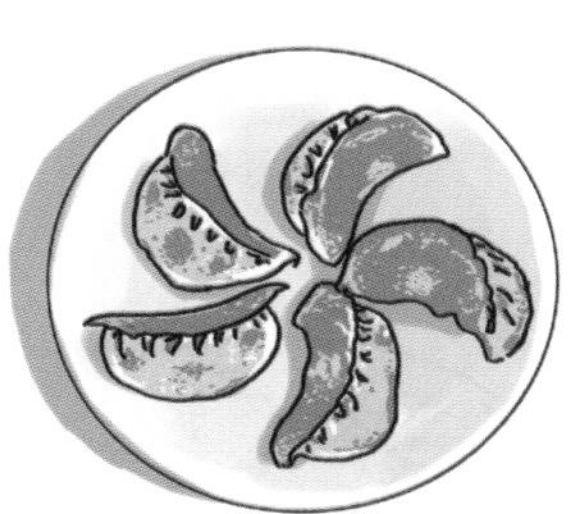

材料：面粉 500 克，猪肉末 50 克，鸡蛋 1 只。

调料：植物油、盐、葱花、白糖、料酒、胡椒粉、葱姜汁各适量。

做法：①面粉加温开水和成面团，揉匀后搓条，切剂子，擀皮；肉末放盘内，加盐、葱花、白糖、料酒、胡椒粉、葱姜汁和鸡蛋搅匀成馅。②馅包入皮子内捏拢成形。③平底锅倒油烧热，整齐码放饺子，加水至饺子半身位置，加盖中火煮至水干，再加少许水，用中火焖干至饺子底部发脆即可。

功效：富含蛋白质、脂肪、碘等，可养心益肾。

三鲜蛋卷

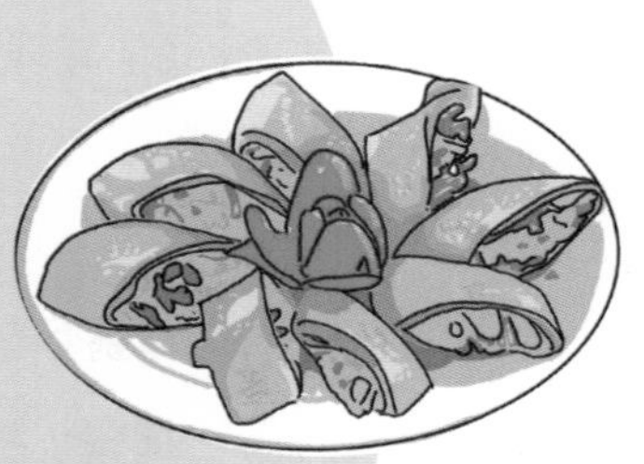

材料：韭黄200克，熟肉丝、胡萝卜各50克，鸡蛋3个。

调料：植物油、盐、香油、淀粉各少许。

做法：①韭黄择洗干净，切段；胡萝卜去皮洗净，切丝；鸡蛋打散，加盐、淀粉搅匀。②锅中倒水烧开，分别放韭黄段、胡萝卜丝，焯熟捞出，控水。③炒锅放油烧热，把鸡蛋液倒入煎成蛋皮。④蛋皮摊开，放盐、香油和熟肉丝、韭黄段、胡萝卜丝，包起来，切段，摆盘。

功效：富含维生素D、氨基酸等，可调节胃肠道、促进食欲、降低血脂，对孕妇高血压、高血脂等有一定疗效。

菠菜粥

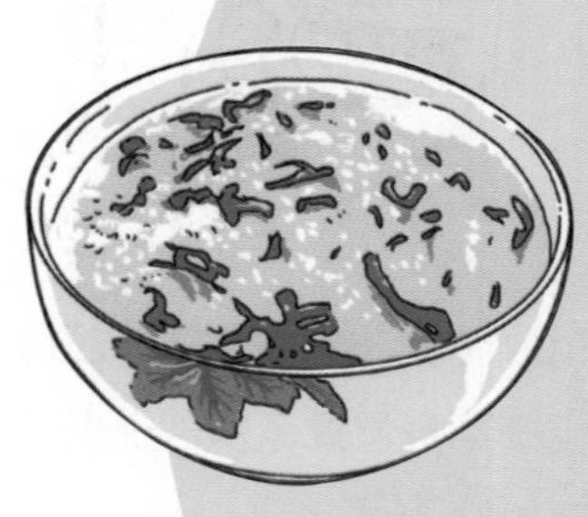

材料：菠菜、大米各250克。

调料：盐少许。

做法：①菠菜洗净，入沸水锅中焯一下，捞出切碎备用。②大米淘洗干净放入锅内，加适量水煮熟，下入菠菜末稍煮一会儿，加盐调味即可。

功效：含有丰富的胡萝卜素、叶酸及矿物质等有益成分，有利五脏、通血脉、止渴润肠、滋阴平肝、助消化、养胎安胎等功效。

虾仁炒饭

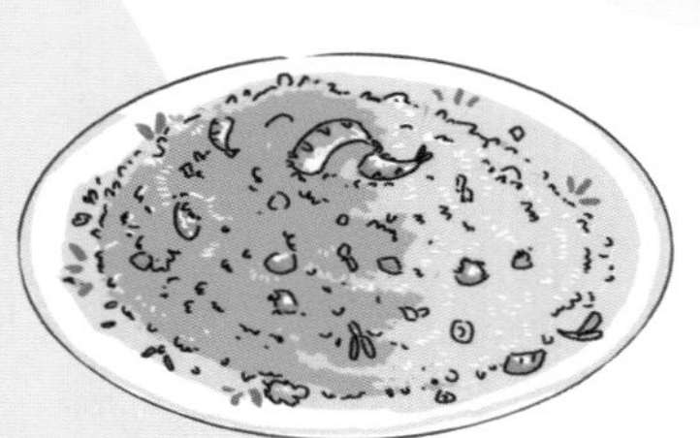

材料：米饭 200 克，洋葱 50 克，虾仁 100 克。

调料：植物油、盐、胡椒粉各少许。

做法：①虾仁洗净，洋葱洗净切丁。②炒锅加油烧热，下洋葱丁煸出香味，下虾仁炒熟后，再放米饭一起翻炒，最后加盐、胡椒粉，翻炒入味即可。

功效：富含蛋白质、钾、碘、镁、磷等矿物质及维生素 A、氨茶碱等成分，可降低胆固醇、预防妊娠高血压。

黄豆猪蹄煲

材料：猪蹄 300 克，黄豆 100 克。

调料：生姜、葱各 10 克，盐、白糖、胡椒粉和枸杞各少许。

做法：①猪蹄刮毛洗净切块，黄豆泡透，生姜切片，葱切末。②砂锅加水、姜片、猪蹄块、黄豆、枸杞，大火煲开，改用小火煲30分钟，再加入盐、白糖调味。③撒胡椒粉、葱末即可。

功效：富含蛋白质、钙和各种氨基酸，易于消化吸收，能通大小便、解热润肺、补气血、通乳催乳、安胎养胎。

韭菜炒鸡蛋

材料：鸡蛋 2 个，韭菜 150 克。

调料：盐、植物油、葱丝、姜丝各适量。

做法：①韭菜择洗干净，切成段；鸡蛋磕入碗中打散。②炒锅放适量植物油烧热，倒入蛋液，炒至颜色呈金黄色时，盛出待用。③原锅再倒入适量植物油烧热，放入葱丝、姜丝爆香，倒入鸡蛋块与韭菜段，快速翻炒几下，加盐调味，盛盘即可。

功效：含有维生素、粗纤维和蛋白质，能增进胃肠蠕动、养胎安胎。

五色蔬菜汤

材料：胡萝卜、白萝卜各 1 根，白萝卜叶少许，干香菇 1 朵。

调料：生抽、白胡椒粉、盐、香油各少许。

做法：①食材都洗净切大块，放入不锈钢锅，加等于菜量 3 倍的水，用大火烧开，再改用微火炖 1 小时。②加入生抽、白胡椒粉、盐调味，炖至入味。③起锅后淋少许香油即可。

功效：含丰富的维生素 C 和微量元素锌，可下气消食、化痰润肺、解毒生津、和中止咳、利大小便，主治气胀食滞、饭食不消化、痰多、口干舌渴、小便不畅等症。

栗子焖饭

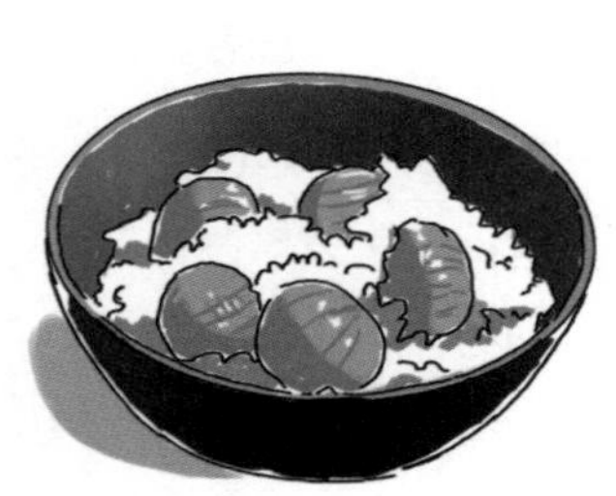

材料：大米 200 克，栗子 50 克。

调料：水适量。

做法：①大米放在水中浸泡 1 小时，栗子剥皮洗净。②把栗子放入锅中与大米一起蒸熟，电饭锅跳闸后继续焖 10 分钟即可。

功效：富含蛋白质、维生素、碘及无机盐，有养胃健脾、补肾壮腰和消肿等功效，可以预防和治疗骨质疏松、腰腿酸软、筋骨疼痛、虚弱无力等，是孕产妇理想的保健主食。

专家诊室

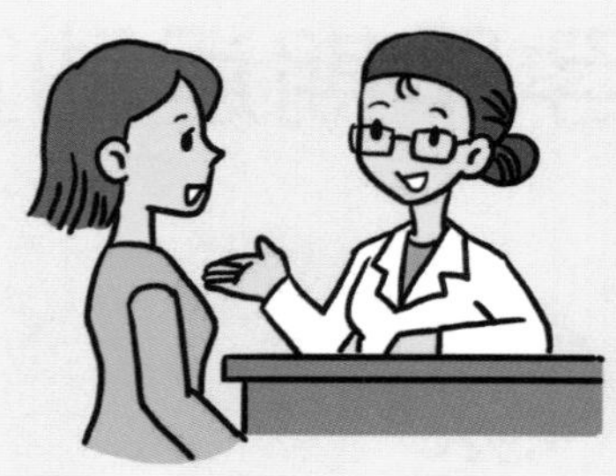

Q 喝了一杯酸梅汤，发现配料里面有山楂，会导致流产吗?

A: 有些东西孕期确实不宜多吃，比如过于寒凉的螃蟹、芦荟，使子宫兴奋的山楂，有活血作用的藏红花、阿胶等。但并不是说这些东西只要吃一口就会直接导致流产。酸梅汤里面山楂并不多，喝的量也不大，并不会对胎儿产生多少影响。

孕初期是流产高发期，所以孕妈妈的饮食起居都特别注意，这是好事。但是，也不用过分谨慎。有病人打电话问我，吃一根雪糕会不会流产，用了芦荟洗手液怎么办。我觉得什么事情都不能过，比如说化妆品含铅，但只要是合格的化妆品，含铅量都保持在人体可承受的范围内，偶尔需要的时候化一两次并没有关系。当然你不能过，天天化妆那就不好了。至于洗手液，首先它能添加多少芦荟汁呢；其次，它只是在手上稍作停留，很快就冲走了，更不会有什么影响了。三伏天里，少量吃点凉的，只要慢慢吃，也没有什么大碍。有的产科大夫还建议孕吐严重的孕妇把饭菜放凉后再吃呢。

孕妈妈们不要为这些生活琐事太过纠结，放轻松一点。如果因为吃了一根雪糕而整宿睡不着觉，反而对胎儿影响更大。

孕早期运动宜慢

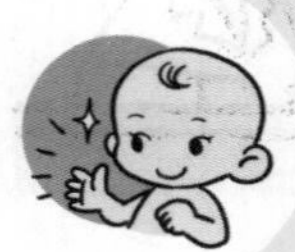

怀孕是正常的生理活动，孕妈妈不必因怀孕而放弃运动。有研究证明，运动能缓解压力，让人保持良性的、平和的心态。孕期适当运动有助于疏解压力、舒缓焦虑。怀孕前3个月里，由于胚胎正处于发育阶段，特别是胎盘和母体子宫壁的连接还不紧密，动作不当很可能使子宫受到震动导致胎盘脱落造成流产，因此运动中需要跳跃、扭曲或快速旋转的，孕早期千万不能做。散步、低强度的有氧操比较适合孕妈妈。

孕期保持运动益处多

益处一：促进消化、吸收功能，有利于孕妈妈营养的吸收，从而保证宝宝的健康发育。

益处二：能提高血液中氧的含量，可消除孕期疲劳和不适，保持心情舒畅和稳定。

益处三：刺激宝宝的大脑、感觉器官、平衡器官以及呼吸系统的发育。

益处四：促进孕妈妈及宝宝的新陈代谢，增强孕妈妈免疫力，降低患病风险。

益处五：让孕妈妈肌肉和骨盆关节等得到锻炼，为顺利分娩创造条件。

益处六：有助于分娩后迅速恢复身材。

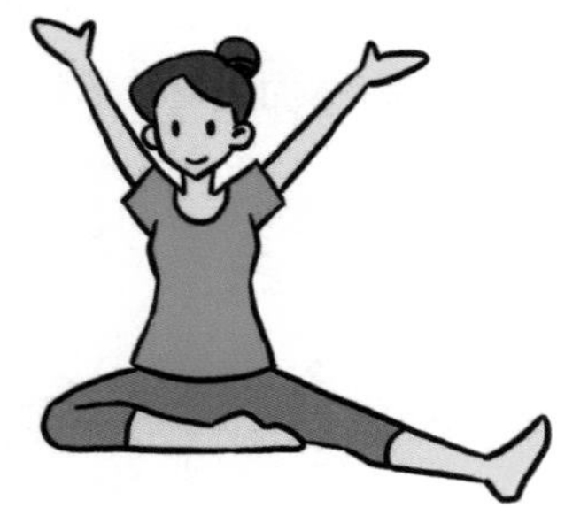

运动保护必不可少

孕期运动好处很多，但如果运动的方式方法不得当，运动的量和强度把握不好，运动中就随时可能发生扭伤、摔伤、撞伤、拉伤等意外，不仅起不到锻炼身体、改善孕期不适的作用，还可能伤害到自己甚至宝宝的健康。所以孕妈妈一定不要忽视运动中的自我保护，尽可能在专家的指导下，根据自己身体情况，选择合适的运动方式、运动量及正确的运动方法。运动前要做好充分的热身活动，增强韧带、肌肉灵活性，防止损伤。此外，下面几点也不可缺少：

- 慢慢开始，缓和进行，边做运动边说话，可避免运动过分激烈。过程中可不时停下来休息，如果感到劳累、不舒服，应马上停止。
- 要避免极度牵拉的、跳跃的、过高冲击力的运动，像篮球、排球、羽毛球、滑雪、骑马等运动都不宜进行。
- 怀孕期间关节组织松弛，运动前应先热身以防止关节损伤。为了不影响对胎儿的供血，不要做背部的锻炼。
- 要选择合适的运动环境。在运动中要选择花草茂盛、绿树成荫、空气清新，且尘土和噪声少的地方。避开非常炎热和潮湿的环境，空气污染重的环境，空气密闭的健身房，也不要一下子从平原去到海拔超过 1800 米的地方。
- 运动中要及时补充水分。在锻炼前后和过程中，只要感到热就要停止活动并大量饮水。喝水时要一口一口喝，不要一口气喝很多。

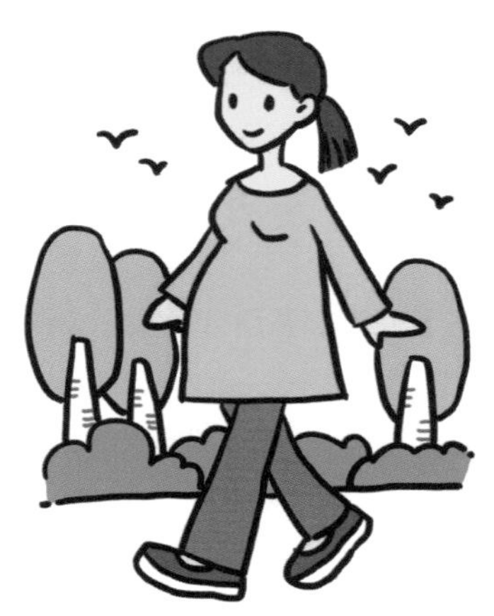

专家诊室

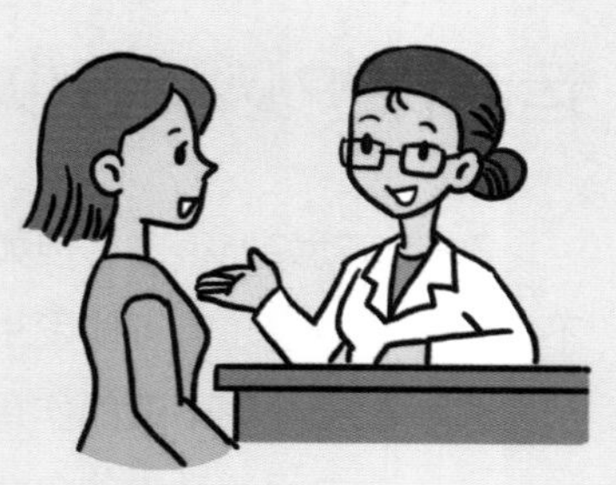

Q 都说早孕期能躺着就别坐着，能坐着就别站着，运动越少越好，是这样吗？

A: 对于那些需要保胎的病人、出血的病人，确实应该卧床，除了大小便之外最好都躺在床上。如果没有什么症状，减轻运动量就可以了。

有的人以为孕期活动越少越好，有一个比较极端的例子，不是我的病人，是我的一个朋友的。她有一个病人，第一胎流产了，第二胎她妈妈就一定要让她在床上躺着，除了大小便，有时甚至大小便都在床上，结果几个月以后那个孕妇的腿部肌肉都有点萎缩了。

其实没必要那么紧张，比如宫颈松弛的病人宫颈环扎缝合后，卧床时间可能长一点。长期卧床消化不好，大便干燥，孕妇吃不好饭睡不好觉，反而不利于胎儿生长。

孕期生活调整

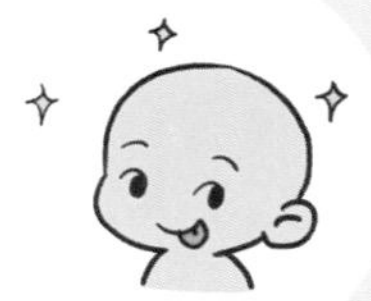

孕早期是胎儿各种器官形成的时期，生活中的污染和危害对宝宝影响非常大，但此时胎盘尚未发育完全，还起不到屏障作用，所以孕妈妈一定要注意生活习惯和生活方式，这直接关系到宝宝的健康发育。

如何缓解孕吐

孕早期由于孕激素的作用，大多数孕妈妈都会出现早孕反应，恶心、呕吐等不适甚至可能影响到孕妈妈的心情和生活，这时如果从生活小细节入手，做点调整，相信孕妈妈会更容易克服不适。4 个月后，随着早孕反应的消失，孕妈妈一定能体会到孕期的美好。

缓解孕吐有办法

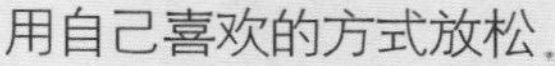

用自己喜欢的方式放松

适度活动

喝水要少量多次

避免饭后平躺

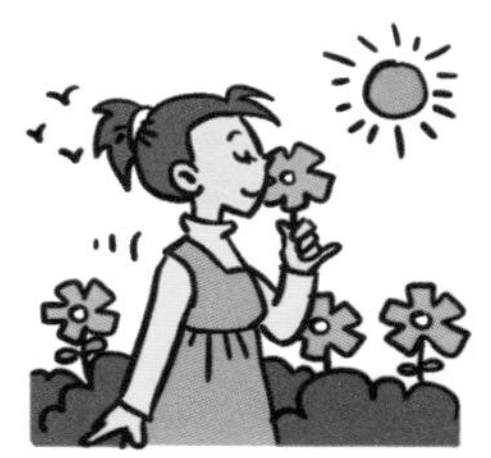

晨起先吃点心再起床

深呼吸

远离闷热、油烟

补充电解质

孕期用药必须遵医嘱

药物可能致畸，孕期不能擅自用药。药物会通过胎盘屏障直接影响胎儿的分化和发育，造成畸形与功能障碍，原则上孕期最好不要用药。不同药物种类对胎儿的影响不同，如孕妈妈因一些异常情况或疾病必须进行药物治疗，则必须遵医嘱。

比如，患有高血压、糖尿病、哮喘等慢性病的孕妇，如果孕期不用药对疾病进行控制的话，对母子都会产生很大的危害。这类孕妇必须吃药，而且必须在医生的指导下坚持吃药。因此，拒绝一切药物和随意乱吃药的做法都是错误的。

如果你实在拿不准到底应该怎么办，最好的办法就是去看医生，由医生对你的疾病进行判断，对用药进行风险和收益的评估。比如，你感冒了，头疼鼻塞得严重，或者因为孕期激素改变，得了细菌性阴道炎等，这些病说大不大，但是对你生活造成不小的影响，并且不治愈的话，对母婴也会有影响。正确的做法就是，去医院找大夫做详细检查，医生应该会教你一些缓解疾病的方法，也会针对性地给你开一些药。这些药物的使用遵照医嘱就可以了，大可不必太担心。

专家解说 expert interpretation

孕期3周到7周，是受精卵快速分裂胎儿的中枢神经、心脏、眼睛、四肢等重要器官的形成时期，如受药物影响极易导致胎儿畸形，属“致畸高度敏感期”。而在受孕前到怀孕第3周时，药物对胎儿基本没有影响，因为如果受精卵受到药物影响，会在着床前自然淘汰、流产。怀孕7周后药物产生的影响虽不会像前面几周那么大，但是药物还是可能会影响到胎儿身体机能的发育，因此用药时仍要慎重对待，使用时要遵医嘱。

孕期用药有原则

- 绝不能自行用药。胎儿会受母体疾病影响，因此孕妈妈也不能有病不治，但用药一定要在医生的指导下，使用已证明对胎儿无害的药物。

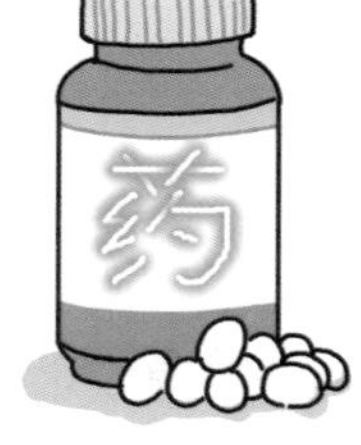

- 肯定有致畸性的药物禁用。
- 孕早期，能不用的药或可暂时停用的药物，应考虑不用或暂停使用。
- 合理用药，病情控制后及时停药。
- 用药必须注意孕周，严格掌握剂量、持续时间。
- 孕期禁用试验性用药，包括妊娠试验用药。
- 两种以上的药物有相同或相似的疗效时，优先选用对胎儿危害较小的药物。
- 能单独用药就应避免联合用药，尽可能选用临床使用时间长的安全药物。

注意周围“看不见”的伤害

怀孕早期，胚胎处于细胞分裂、组织器官分化形成时期，也是胚胎最容易受到影响的时期，生活中孕妈妈要注意避开各种可能干扰胎儿发育，引起胎儿畸形或自然流产的环境伤害。

烟酒危害大

胎儿所有的营养都通过胎盘输送，如孕妈妈吸烟，血中的一氧化碳含量会增加，供给胎儿的氧气就会减少，进而导致胎儿缺氧。孕早期缺氧胚胎会分化不良，孕中、晚期，则使胎儿发育不良、迟缓甚至停止。而烟中的尼古丁还会使子宫收缩，引发流产。统计数据表明：母亲吸烟，新生儿先天性心脏病的发生率增加1倍，唇裂、腭裂、幽门狭窄的发病率也明显升高，同时还增加了新生儿缺陷和婴儿猝死的风险。像吸烟一样，饮酒也会严重危害胎儿生长发育。有研究证实，如怀孕期间母亲每天喝50~100mL酒，新生儿智力发育迟缓、畸形的比例为10%，如每天喝150mL以上烈性酒，那比例就高达30%~40%。为了宝宝的健康，孕妈妈一定要戒烟酒，而准爸爸也不要在孕妈妈面前吸烟，让妻子成为被动吸烟者。

饮酒与婴儿畸形的关系

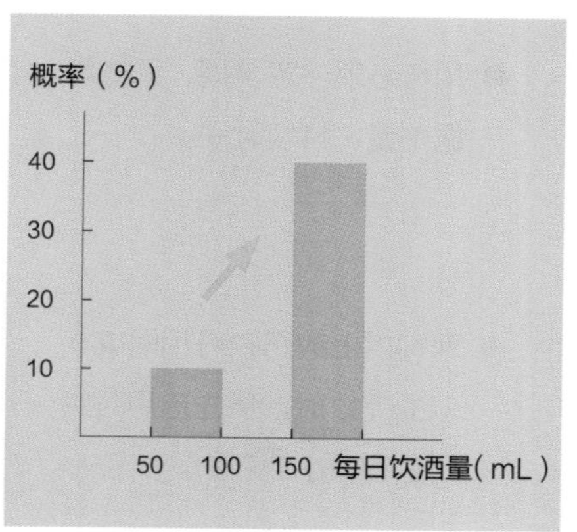

减轻空气污染伤害

每天通过呼吸进入身体的污染物也不少，孕妈妈们可重点检查一下周遭环境。

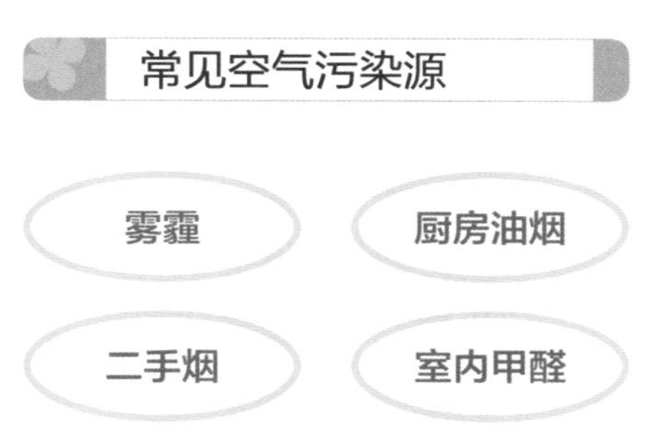

雾霾。雾霾天孕妈妈要减少户外运动，外出要戴口罩，回家后，要及时洗脸、洗手、漱口，并清洗鼻腔。

厨房油烟。油温 60℃以上时就开始挥发有害气体，孕早期，孕妈妈应尽量少进厨房。必须做饭炒菜时要控制油温，避免食用油过度加热，使用抽油烟机或无油烟锅，并保持厨房通风。

二手烟。二手烟的危害不言自明，不仅孕早期，整个孕期都要避免被动吸烟。

室内甲醛。通过加强开窗通风，以及在室内栽种一些吸收甲醛的花草植物，如仙人掌、吊兰等，或在屋内各个角落摆放活性炭，来降低空气中的甲醛浓度。另外，怀孕期间不宜居住新装修的房间。

避免噪音危害胎儿听觉器官

不去闹市、机场、火车站、汽车站、歌厅、迪厅等噪音大的地区；使用电视机、MP3 等时关小音量；工作和家居环境噪音太大时要调换；卧室的床要远离空调机和电冰箱等会发出较大声响的家用电器。

怀孕期间理想的声音环境是：不低 10 分贝，不高于 35 分贝。

避免过量接触电磁辐射

正在工作的电磁炉、微波炉，孕早期孕妈妈不要靠近，也不能长时间使用手机、iPad，睡觉时手机不要放在枕边，连续看电视时间不应超过 2 小时，看电视时最好保持 2 米的距离。家用电器产生的辐射会叠加，因此尽量使用小功率电器，而且别集中摆放家电，特别是卧室。电器不使用时，最好将插头拔掉，可减少室内电磁辐射量。

经常开窗通风，并多吃富含维生素 A、维生素 C 和蛋白质等有增强机体抵抗电磁辐射作用的食物，如牛奶、蛋、胡萝卜、瘦肉、动物肝、新鲜绿叶蔬菜等。

家电电磁辐射排行榜

电热毯：★★★★★	电脑：★★★
电磁炉：★★★★★	电视机：★★
微波炉：★★★★	手机：★★
电吹风：★★★★	iPad：★★

孕妈妈最好不要养宠物

宠物身上可能会有寄生虫等病原微生物，常人寄生虫感染后，依靠人体自身的免疫力，可能几天或数周后就好了。但孕妈妈却不同，如果感染了弓形虫，会严重伤害未出生的宝宝，甚至可能导致流产。

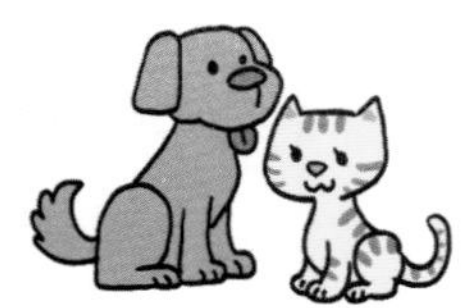

洗澡安全须知

怀孕早期，胚胎处于细胞分裂、组织器官分化形成时期，也是胚胎最容易受到影响的时期，生活中孕妈妈要注意避开各种可能干扰胎儿发育、引起胎儿畸形或自然流产的环境伤害。

洗澡防滑跌

选择防滑鞋；浴室地上铺防滑垫；浴缸、浴室墙壁四周装扶手；浴室物品整齐归放，减少浴室内杂乱，以免物品将人绊倒。

注意通风

洗澡会产生蒸汽，浴室要有良好的通风设备。

不宜坐浴，最好淋浴

坐浴会增加感染疾病的可能，因为水中的细菌、病毒极易进入阴道、子宫，导致阴道炎、输卵管炎或引起尿路感染等。另外，坐浴还容易引起窒息，对胎儿也不好。

这样洗澡就对啦

水温： 27℃~37℃，不宜过高

时长： 10~20分钟，不宜过长

时机： 饥饿时或者饱食后1小时以上

浴室外最好有人陪伴

浴室外最好有人陪伴，万一洗澡时发生意外能得到及时救助，洗澡时孕妈妈也别从里面锁上门。

专家诊室

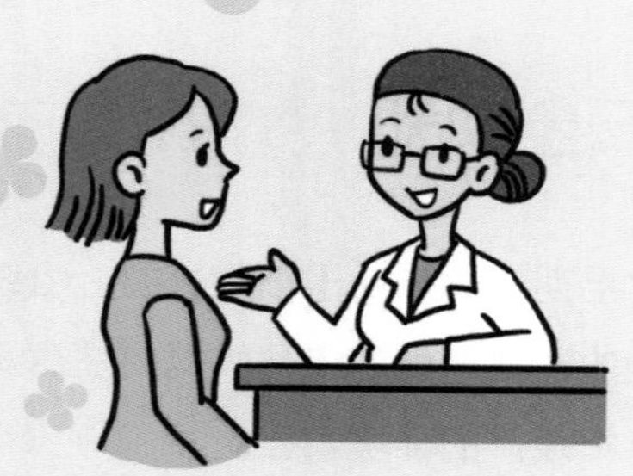

我这次怀孕纯属意外，事后我吃过紧急避孕药，可还是怀孕了。这个孩子还能要吗？

A：吃了紧急避孕药还怀孕的，多半是吃的方法不对或者时间不对造成的受孕。紧急避孕药对孩子来说不是百分之百的安全，有时候是性生殖器发生的问题。有的伤害会在胎儿期表现出来，比如胎停育，比如流产，比如性器官畸形；但有的伤害却在成年期才出现。我们妇产科经常会有很年轻的病人，比如 18 岁或 20 岁还不来月经，或者像那些无阴道、无子宫的病人，我们就会问妈妈，在怀孕的时候有没有吃过一些药物或者避孕药或者某些补药。但遗憾的是，几乎都问不出来，时间太久远，妈妈也给忘记了，这真的是非常遗憾的事情。我建议那些吃了避孕药后怀孕的孕妈妈，真的要考虑清楚，如果决定留下孩子一定要做好产前筛查。

还有一点，我要给紧急避孕药辟谣。电视剧《妇产科男大夫》中有个情节，姐姐吃了紧急避孕药后怀孕了，妇产科的妹妹就说你这样容易得宫外孕。紧急避孕药可能对输卵管的蠕动有一定影响，但并没有什么研究表明避孕药会导致宫外孕的。

临床上，服用紧急避孕药后怀孕的事情并不常见，更常见的是孕妇在不知情的情况下服用感冒药。还有在不知情的情况下做过胸透的。通常这些情况出现先兆流产的，我们都不建议保胎，让它自然选择。如果对胚胎没有影响，它会正常发育的。

Q 我妻子在孕 13 周 + 的时候大出血，B 超检查发现胎儿 6 周 + 就停止发育，成死胎了。回忆整个孕期，建档那天晚上，因为上孕期知识课的问题我和她大吵一架，然后她就发烧了，咳嗽嗓子疼得说不出话，一直煮梨水喝硬撑过去了，算算正好是胎停的时间。我非常自责，孕妇的情绪对胎儿的影响有那么大吗？

A：这真是一件非常遗憾的事情。确实，整个孕期，孕妇的情绪对胎儿的影响都是非常大的，孕早期可能表现为流产、胎停；中晚期则可能对孩子出生后的性格产生不好的影响。我就有这样的病人，她怀孕的时候倒不是跟老公吵架，而是他们家出事了。她父亲意外去世了，她也是过度悲伤，情感起伏特别大，结果也是胎停育了。所以，孕期家人要多关照孕妇的情绪，尤其是当丈夫的，更要如此。

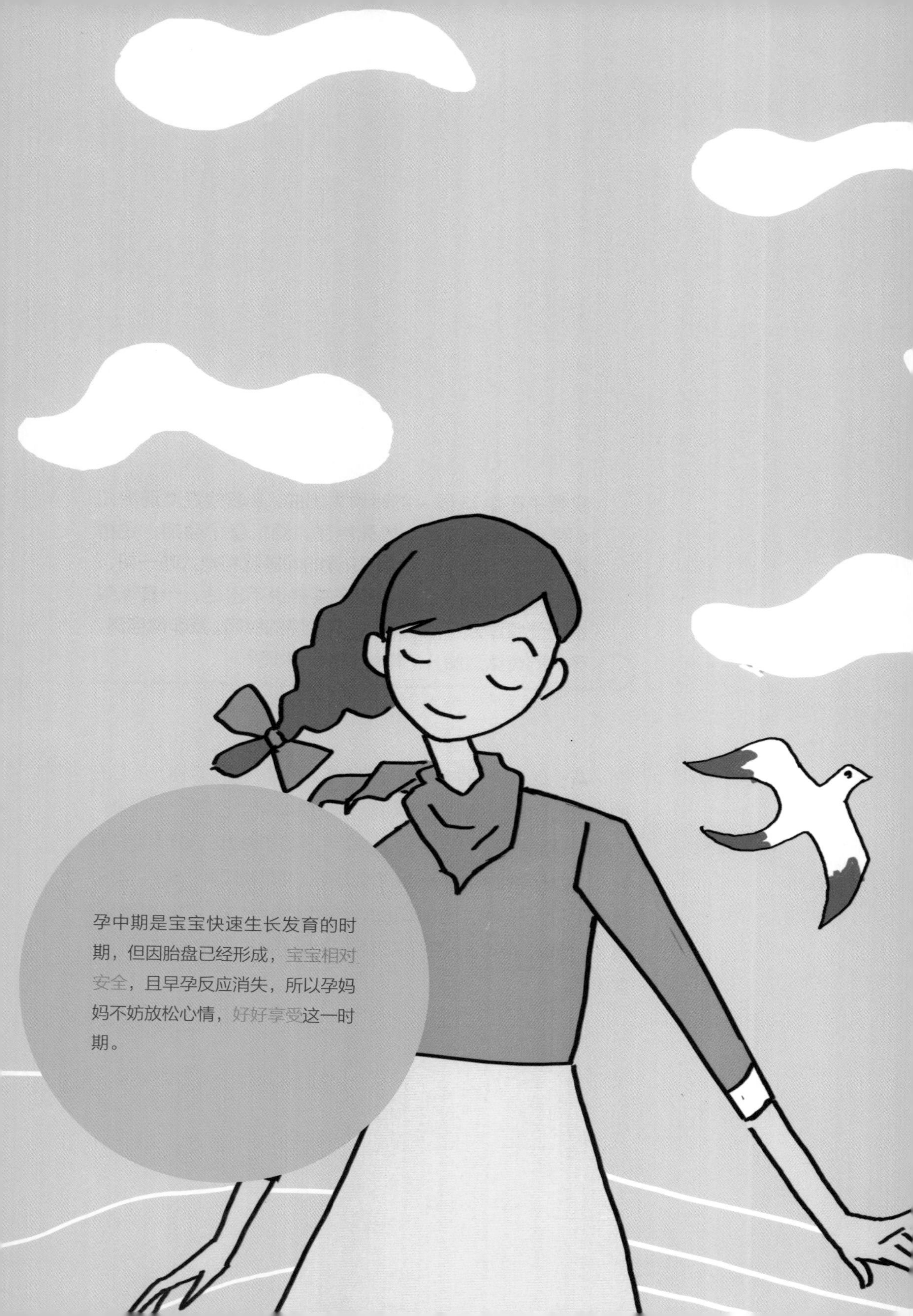

孕中期是宝宝快速生长发育的时期，但因胎盘已经形成，宝宝相对安全，且早孕反应消失，所以孕妈妈不妨放松心情，好好享受这一时期。

Chapter2

孕中期

安全和舒适

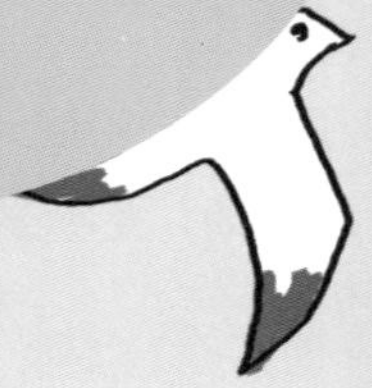

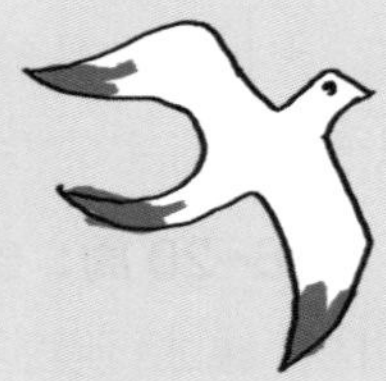

孕中期可以开始各类适宜的运动，也可以旅行。需要注意的是控制体重，不要营养过剩。

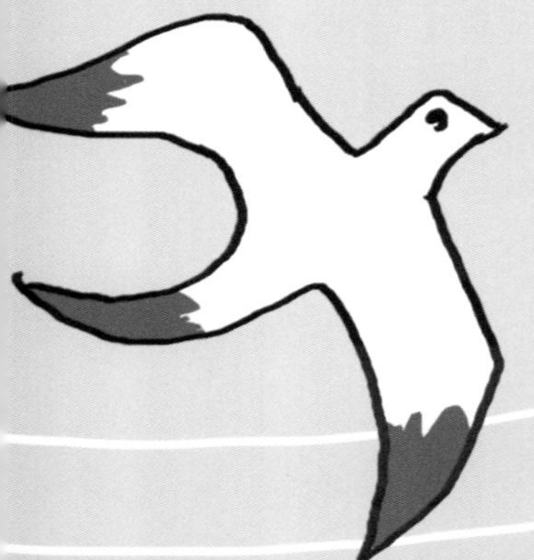

孕妈妈和胎儿变化及产检

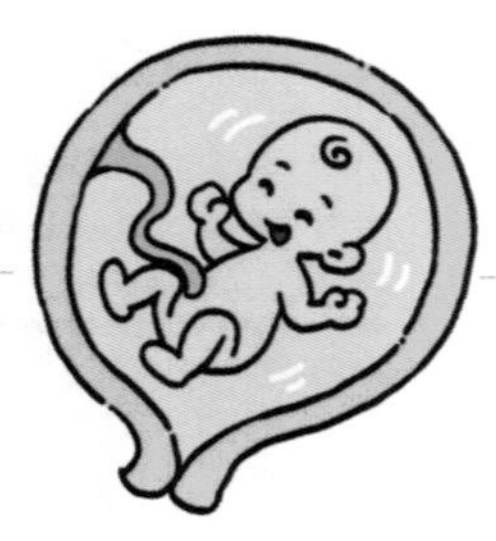

宝宝的生长发育日新月异

13~16 周： 胎儿的肝脏开始分泌胆汁，胰腺也开始产生胰岛素。大拇指与其他手指开始活动，生殖器官已经形成，用 B 超可以分辨出宝宝的性别了。

16~20 周： 感觉器官进入成长的关键时期，大脑开始划分专门的区域进行嗅觉、味觉、听觉、视觉以及触觉的发育，宝宝对触压有了感觉，可以明显感受到宝宝的胎动了。

20~24 周： 身体各部位比例越加完善，皮肤分出表皮层和真皮层。头发变浓，眉毛和睫毛开始生长。运动更加准确熟练，会吮吸手指，会弯曲手臂和胳膊。外界的声音可能惊醒宝宝。

24~27 周： 进入大脑发育的高峰期，大脑皮层表面的褶皱和沟回开始形成，处理视觉和听觉信息的大脑部分开始活动，眼睛能睁开，并能通过大脑感知明暗。

母性外现，浓浓孕味

你有没有发现身体开始变得没那么沉重啦？那个爱说爱笑的你似乎又回来了，你开始胃口大开，不过也要注意节制哦。你甚至跟没怀孕时一样，健步如飞，一切变得美好起来。

孕中期你的身体变化

难受的早孕反应消失，精力恢复，身体感觉轻松许多。
身体血液供应量增加，可能有发热、鼻塞和容易流汗等现象。
乳房罩杯增加，乳头及乳晕颜色加深。
受到孕激素的影响，头发变多，手、脚指甲生长速度变快。
腹部逐渐凸显，一看就知怀孕啦。
可能会有妊娠斑、妊娠纹、瘙痒等皮肤问题。
腹部变大，可能出现尿频、便秘、水肿、腰背疼痛等不适，需要调整生活细节来缓解。
体重增加，呼吸急促，要注意休息。

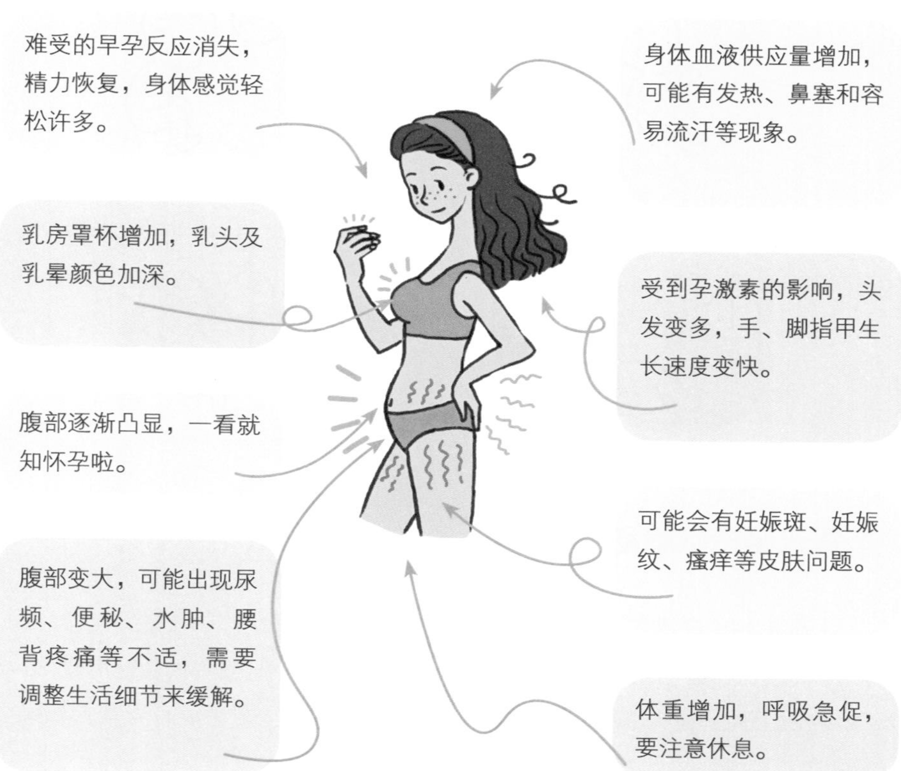

家庭监测胎动、胎心，呵护宝宝平安

一天之中的胎动变化

你知道吗，每天的胎动其实也是有规律可循的，感受一下，你是不是也跟大多数孕妇一样，宝宝白天动得少晚上动得多呢？

上午 8~12 时胎动均匀

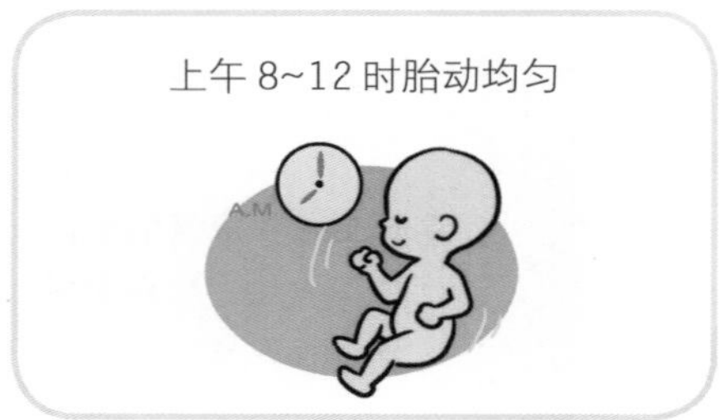

午后 2~3 时胎动最少

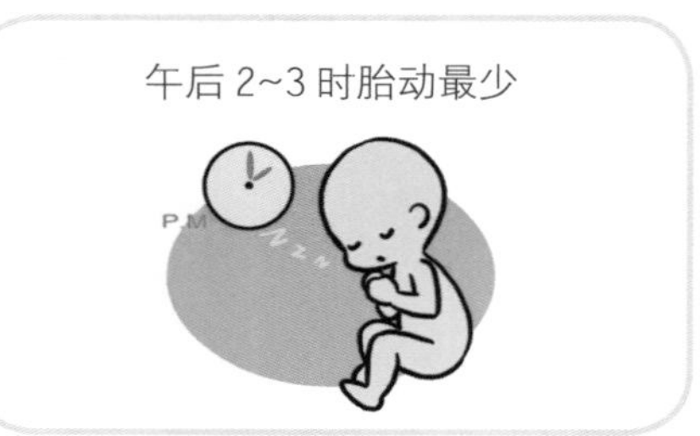

晚上 6 点以后就开始逐渐增多

P.M

到了晚上 8~11 时最为频繁

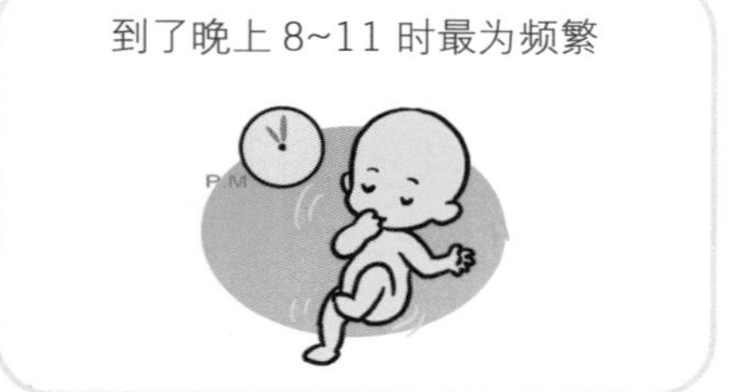

每天坚持数胎动

每天早、中、晚固定一个最方便的时间，各数一次胎动，每次进行 1 个小时。然后 3 次数到的数字相加并乘以 4，这就是宝宝 12 小时的胎动数。胎动 30 次或 30 次以上为正常；如果少于 20 次，说明胎儿在子宫内可能有异常；如果少于 10 次，则表明胎儿宫内缺氧。

整个孕期的胎动变化

怀孕不同时期胎动也有差别。在胎儿特别小时他不停地动，只是你感受不到；而到孕晚期，由于子宫空间相对于长大的胎儿来讲变得拥挤了，他就又不那么爱动了。

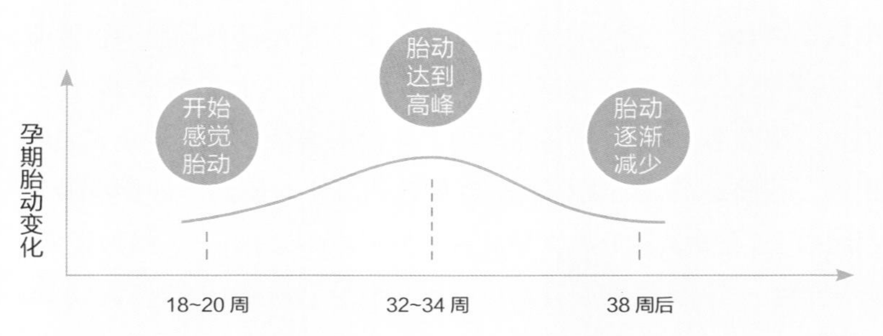

专家解说 expert interpretation

- 如果很忙，无法做到每日在固定时间内测 3 次胎动，孕妈妈可以在每晚 6~10 点测胎动 1 小时。若胎动每小时大于或等于 3 次为正常。若每小时胎动小于 3 次或胎动数比平时减少一半，以及胎动突然频繁，应继续再数 1 小时。如仍不正常，应速去医院诊治。
- 可用纽扣帮助计算胎动。每感觉一次胎动，就放一颗纽扣在盒子中，1 小时后数数纽扣个数就知道胎动次数了。
- 为了胎动计数准确，宜采用左侧卧位姿势，并保持环境安静，精神集中，心情平静。
- 胎动的强弱和次数，个体差异很大。有的 12 小时多达 100 次以上，有的只有 30~40 次。但只要胎动有规律，有节奏，变化曲线不大，就说明胎儿发育是正常的。

家庭监护胎心音

胎心音就是胎儿的心跳。孕妈妈排尿后仰卧床上，两腿伸直，家人用木听筒或听诊器在腹壁仔细听。每日可听一次或数次。每次听1~2分钟。

孕后3~4周，B超就可看到胎心搏动。8周后用多普勒胎心仪能听到胎心；16周后，用听诊器可听到胎儿心音；用胎心听筒要18周时才可听到。怀孕24周后且胎位正常时，听胎心音的位置多在孕妈妈脐下正中部，或脐部的左右两侧。孕晚期，俯耳于孕妈妈腹部便可清楚地听到胎心音。正常的胎心音为每分钟120~160次。胎心有、强为正常，无、弱为异常。一旦怀疑胎心音不正常，如胎心过快或过慢或音调低弱、快慢不规则，应立即前往医院做进一步的检查。需要注意的是，如果听胎心音时宝宝有胎动，那么可能超过正常范围值，另外，别把胎心音与孕妈妈腹内的杂音，如子宫杂音、胎动音等相混淆。

家中监护胎心音的方法，目前有三种：听诊器、胎心（音）仪、胎语仪。一般来说，听诊器监护胎心音难度相对较大，因为胎心音声音比较小，找准胎心位置不容易，听对胎心音，技术要求也比较高，一般人没受过训练往往做不好，但听诊器较便宜，采用这种方法费用最低。胎心仪和胎语仪都是采用多普勒听诊技术，胎心仪不仅可用来听胎心，还可以显示胎心率。胎语仪属于智能设备，只要和手机软件连接，就能够在家适时监测胎心音。使用时可听、录胎心音；计数胎儿心率和胎动；绘制监护曲线；还能通过网络分享给医生或朋友，所以现在选择使用的孕妈妈越来越多，不过运用这种方法监护胎心音，孕妈妈要有苹果或带安卓系统的手机。

产前检查项目解读

B超监护

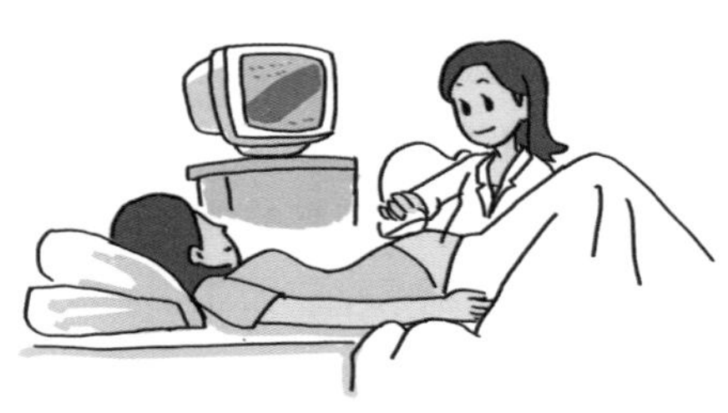

B超是监护宝宝宫内状态的重要方式，孕期不同阶段B超检查的内容不同，全孕期至少应进行4次。

根据每个孕妈妈的具体情况，医生会安排不同的B超检测项目，以保证孕期的顺利，所以有的妈妈可能整个孕期有5次B超，有的每次产检都要做B超。

孕期B超检查时间

时间	检查目的	最需要关心的检查项
5～8周 第1次	主要确定是否为宫内孕，有无胎芽及胎心，是否为多胎，排除宫外孕、葡萄胎等。	胎囊、胎心
11～13^{+6}周 第2次	检查NT（胎儿颈后透明带扫描）。	颈后透明带厚度，厚度 <3mm 宝宝异常的风险小
18～24周 第3次	系统筛查，排除胎儿形态方面的异常。	BPD（双顶径）、HC（头围）、FL（股骨长）、AC（腹围）
28～31^{+6}周 第4次	确定胎位、羊水、胎盘位置与功能，为确定生产方式提供可靠的依据。	羊水指数、胎盘位置、脐血流指数等指标

75 克葡萄糖耐量试验（OGTT）

这是妊娠 24~28 周时进行的一项妊娠期糖尿病（GDM）诊断检查。检查时前 1 天晚餐后禁食 8 小时以上，检查当天早晨先空腹抽血，然后 5 分钟内喝下 300mL 含 75g 葡萄糖的糖水，静坐 1 小时后抽血 1 次，2 小时后再抽血 1 次，测定血浆葡萄糖水平。如 3 项血糖值达到或超过下列参考值，即代表孕妈妈有妊娠期糖尿病。

75gOGTT 诊断参考值	空腹	服糖后 1 小时	服糖后 2 小时
	5.1mmol/L	10.0 mmol/L	8.5mmol/L

唐氏筛查

15~20 周时医生会安排做唐氏筛查，这是一种产前筛查方法，通过检测孕妈妈血清中甲型胎儿蛋白(AFP)、绒毛促性腺激素(hCG)和游离雌三醇(E3)的浓度，再结合孕妈妈的预产期、体重、年龄和采血时的孕周等，来计算出宝宝先天缺陷的风险系数。如果唐氏筛查报告显示结果为高风险，那么需做产前无创 DNA 检测或羊膜腔穿刺，以进行确诊。

羊膜腔穿刺

羊膜腔穿刺术又叫羊水穿刺术，一般进行的最佳时间是 16~22 周。这是一种介入性产前诊断方法。它是在超声引导下，以细针经腹壁穿刺羊膜腔取少量羊水。通过对羊水中所含胎儿细胞的 DNA 检测，发现胎儿染色体以及遗传代谢疾病。这种方法可检测出以唐氏综合征为主的染色体异常，也可检测出一些基因病，如地中海性贫血、血友病等，还可以检测出某些代谢性疾病。

产前无创 DNA

这种方法利用新一代 DNA 测序技术对孕妈妈静脉血中的游离 DNA 片段进行测序，并将测序结果进行生物信息分析，从而得到胎儿的遗传信息，以检测胎儿是否患染色体疾病。这种方法最大的好处是无创，不会对胎儿造成任何影响，而且准确率高。它主要用于筛查 21 三体、18 三体、13 三体。但它并不能代替羊膜腔穿刺。因为羊膜腔穿刺可以检测出所有的染色体，包括一些细微的异常。

ABO 溶血检查

如果孕妈妈是 O 型血，准爸爸不是 O 型血，而是 A 型、B 型或 AB 型中的一种，一般在妊娠 16 周左右，医生会安排做 ABO 溶血检查，检测血液中抗体的情况，以监测宝宝发生溶血的可能性。因为这种情况下，宝宝的血型可能为 A 型或 B 型，一旦宝宝体内的红细胞进入孕妈妈体内，孕妈妈体内会产生抗体，抗体如果通过胎盘进入宝宝体内就会破坏宝宝血中的大量红细胞，引起溶血，影响宝宝身体发育。

专家解说 expert interpretation

不是所有 O 型血的孕妈妈都会发生溶血。O 型血孕妈妈中，大约只有 1/4 左右的宝宝会和妈妈血型不合，而其中大部分发生在怀孕初期发生过先兆流产或者怀第二胎的妈妈身上。只要做好定期检查，是不需要过于担心 ABO 溶血问题的。

专家诊室

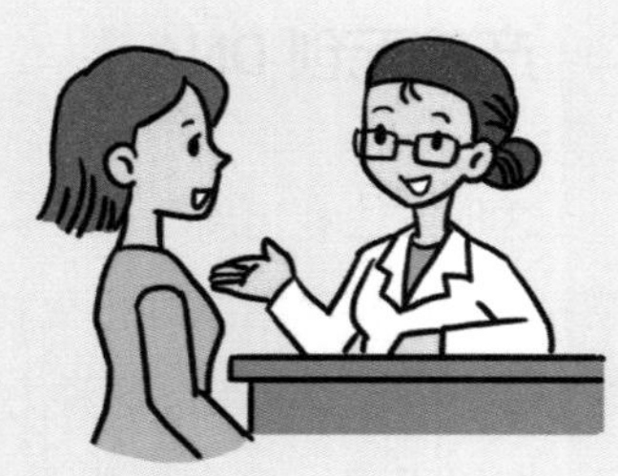

Q：我自己买个胎心监护仪在家用可以吗？有人说用多了不好？

A：一般个人买的都不是胎心监护仪，是多普勒胎心仪，就是听听胎心。我不建议孕妈妈买这个东西。月份小的时候你可能根本听不到，等到月份大了，数胎动就可以很好地检测胎儿的情况。

一般我们产科大夫用多普勒是不会听很长时间的，毕竟是电子产品，老听也不好。如果在家里，孕妇操作不熟练，大月份还好，小月份可能半天都找不到位置，徒增焦虑。即使是大月份，有的孕妇看到胎心率不在正常范围，便会不自觉地紧张，紧张又引起胎儿躁动，导致胎心率上升，恶性循环下严重的甚至会导致胎儿宫内缺氧。我就见到过自己在家摆弄胎心仪的早孕妈妈，十多分钟没找到胎心，一着急就跑到医院来了。

Q 我是 35 周岁的大龄孕妈妈，昨天做产检的时候医生告诉我不用做唐筛了，直接做羊水穿刺。好恐怖，我应该怎么办？

A：羊水穿刺确实有一定的风险，毕竟是在肚子上扎针嘛，静脉注射还有风险呢，但相对来说还是比较安全的。一般来说，如果孕妇家里有遗传病史，或者生过一个畸形的孩子，或者年龄大于等于 35 周岁，我们都会建议她直接做羊水穿刺。因为这些情况下的胎儿畸形率确实挺高的。

我就碰到过大龄妈妈怀畸形胎儿的。前一个病人她的羊穿是 1：32，高风险，做羊水穿刺确诊，只能引产了。但是大部分都没什么事。有一个病人 35 岁，她的孩子 NT 值大于 2.4，唐筛结果是 1：22，高危，但做羊穿的结果很好，没有问题。尤其是像一些心思重的孕妇，一旦孩子有一点问题，她自己忧思过度，都差不多要流产了，心理压力要大到那个程度，那还不如做羊穿早些安心。

Q 为什么我的肚子看起来比别人的小很多呢？

A：老听到有人说这个孕妇肚子怎么这么小，那个孕妇肚子怎么又这么大，其实孕妈妈肚子大小跟胎儿的生长发育关系不是很大。孕妇肚子大小跟孕妇的身高体重、肚皮的松紧、腹壁肌肉的薄厚有关系，跟子宫内羊水的多少也有关系。即使是相同孕周的孕妇，由于各自情况的不同，肚子的大小也不一样。所以，孕期跟别人比较肚子大小没什么意义。至于孩子的发育情况，我们不是在产检的时候会量宫高吗？而且还有 B 超，所以只要医生告诉你胎儿发育正常，就没必要纠结肚子的大小了。

孕中期营养不宜过量

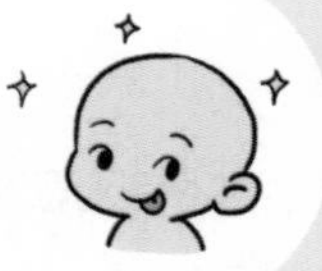

从孕中期开始胎儿就进入快速生长发育的时期，与之相关的子宫、乳房等器官也迅速发育，此时为了保证全面的营养素供给，孕妈妈需要相应增加食物量。但就调查显示，目前我国三分之二的城市孕妈妈孕期增重都超过了WHO推荐标准，营养过剩和营养不良一起成为了孕期营养的主要问题。因此，做好营养管理，吃对、吃好，科学合理地从饮食中获取营养成为孕中期健康饮食的关键。

管理孕期营养从监测控制体重开始

吃多吃少孕前BMI告诉你

BMI指数（又称身体质量指数，英文为Body Mass Index，简称BMI），是用体重千克数除以身高米数平方得出的数字，是目前国际上常用的衡量人体胖瘦程度以及是否健康的一个标准。具体计算公式是：

BMI（　　）= 体重（　　）kg / 身高（　　）m × （　　）m

例如：某孕妈妈孕前体重58kg，身高1.62m，其BMI=58/1.62×1.62=22.1。

孕期增重及饮食建议

孕前 BMI	< 18.5	18.5~22.9	≥ 23
类型	偏瘦型	标准型	偏胖型
体重宜增量	12kg ~ 15kg	10kg ~ 14kg	7kg ~ 10kg
饮食建议	应加大食量，防止营养不良，但要特别注重饮食的均衡。	食量稍增加，注意不要让体重急剧增长。	一定要严格控制食量，严防营养过剩，产生妊娠并发症。

做好饮食日记，绘制体重增长曲线图

每天记录早、中、晚餐的饮食内容，了解自己一天中所吃进的东西。体重监控是经济又容易操作的孕期营养管理方法，通过测量每周体重，绘制在体重增长曲线图上，可帮助孕妈妈控制体重，做好孕期营养管理。

按对应孕周和体重增加数在下表绘制体重曲线

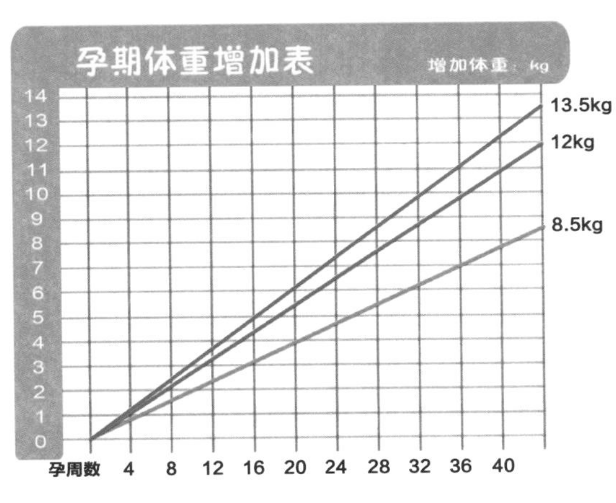

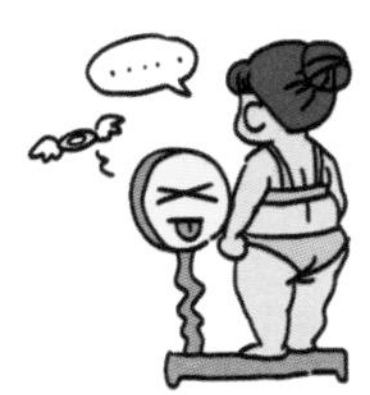

孕前 BMI 在 18.5 以下参考蓝色曲线

孕前 BMI 在 18.5~23.9 参考绿色曲线

孕前 BMI 在 23.9 以上参考红色曲线

掌握正确的体重增加方法

孕妈妈过胖和过瘦都会增加孕期母亲和宝宝出现异常情况的风险，而且孕妈妈的体重还直接关系到整个分娩过程的顺利与否，以及分娩后妈妈和宝宝的健康，所以控制孕期体重合理增长很有必要。为此孕妈妈要从下面这几方面来做好体重控制，使自己更健康，宝宝更安全，顺利度过整个孕期。

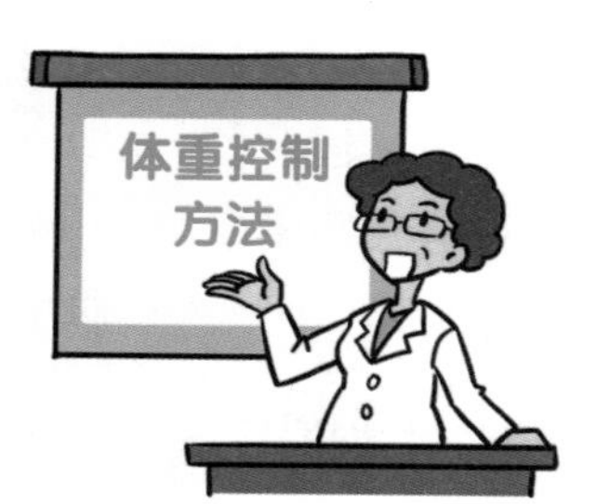

生活作息规律，早睡早起

晚睡晚起，很容易使体重增加。不规律的作息时间会影响人体的新陈代谢，使身体排出废物的能力降低，身体内废物堆积体重就容易增加。

以饮食、运动控制为主

饮食上以主食为中心，少食多餐。放弃主食，用零食来填饱肚子，更容易使体重增加。每天坚持运动是最有效的消耗热量、帮助消化的方法。

放松心情，释放压力

生活中难免会有一些不愉快的事情，及时释放不开心的情绪，不但有利于控制体重增长，还有利于宝宝生长发育。

学习营养知识，改变营养观念

学习营养学的相关知识，了解食物营养成分及卡路里量，借以控制热量的摄取。

常吃含铁丰富食物防止孕期贫血

妊娠期铁的需求量增加是孕妈妈缺铁的主要原因。以每毫升血液含铁0.5mg计算，妊娠期由于血容量增加需铁650~750mg。胎儿生长发育需铁250~350mg，因此，整个妊娠期需要铁约1000mg，孕妈妈每天至少需要4mg铁。

但是每天的饮食中，孕妈妈对铁的吸收利用率仅为10%，进入孕中、晚期最大吸收率也只能达到40%。因此，妊娠期轻度贫血也是比较常见的。一般来讲，可以通过饮食来补充，多吃一些含铁丰富的食物。如果效果一般，可以在医生的指导下服用硫酸亚铁、琥珀酸亚铁等铁剂。

孕妇贫血和孕周的关系

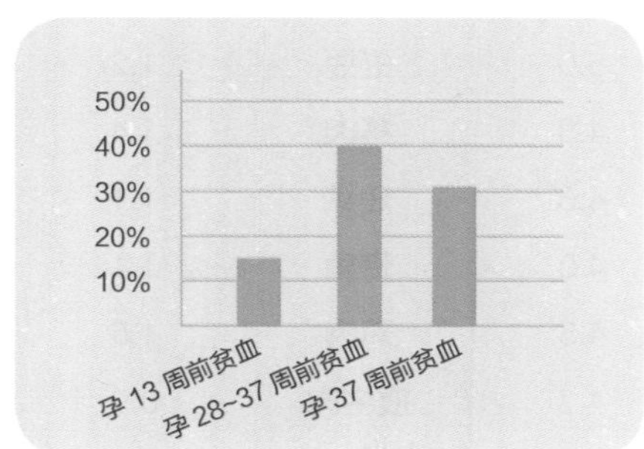

常见的补血食物

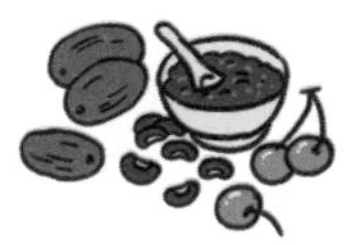

红枣、红豆、大红樱桃

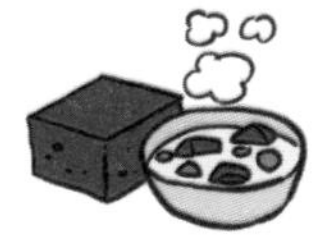

动物血液，如猪血豆腐汤

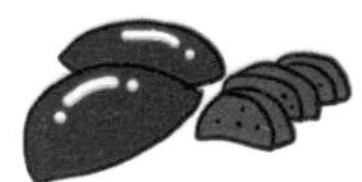

动物内脏，如猪肝、鸡肝等

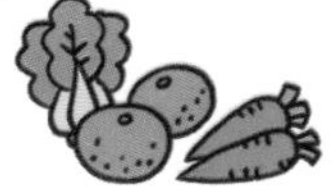

新鲜果蔬

专家解说 expert interpretation

含铁质的食物如肝脏、鸡蛋等，若能与柑橘、草莓、青椒等富含维生素C的食物一同食用，可以大大促进人体对铁质的吸收；而奶、咖啡、茶和抗酸剂等则会妨碍铁质的吸收。

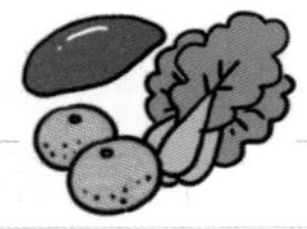

食物含铁表

食物名称	含量（mg / 100g）	食物名称	含量（mg / 100g）	食物名称	含量（mg / 100g）
黑木耳	185	黑豆	7.0	山楂	2.1
海带	150	蛋黄	7.0	菠菜	1.8
羊肾	111.0	南瓜子	6.7	韭菜	1.7
芝麻	50	鸡胗	6.6	干枣	1.6
紫菜	33.2	去皮蚕豆	6.2	萝卜缨	1.4
猪肝	25	豌豆	5.7	鲜蘑菇	1.3
海蜇	17.6	小米	4.7	海棠	1.3
虾皮	16.5	松子	5.2	黑枣	1.2
腐竹	15.1	鸡肝	5.0	豇豆	1.2
羊舌	14.4	荠菜	4.8	猪肉	1.4
海米	13.2	豆腐干	4.6	油菜	1.1
海参	11.4	红小豆	4.5	带鱼	1.1
黄豆	11.0	羊心	4.5	鸡肉	1.5
牛肝	9.0	面粉	4.2	瘦牛肉	0.9
青豆	8.5	金针菜	3.4	杏	0.8
芹菜茎	8.5	雪里蕻	3.4	胡萝卜	0.7
牛肾	8.4	兔肉	2.9	菜花	0.7
鸡心	8.2	鸡蛋	2.7	苦瓜	0.6
猪肝	7.9	糯米	2.6	芋头	0.6
干贝	7.3	猪舌	2.4	大白菜	0.5
冬菇	7.3	油豆腐	2.3	杏干	0.3

（注：家庭医疗百科 . [美] 六十一位医学博士著 . 傅贤波等，译 . 北京：中国人口出版社，1998.11）

补血小偏方

四红汤

材料：红枣10枚，红豆50克，花生红衣20克。

做法：加适量红糖，共同熬汤，和汤一起吃，补血效果好。

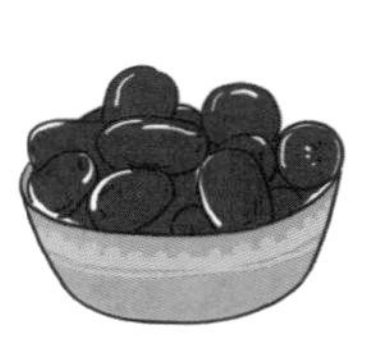

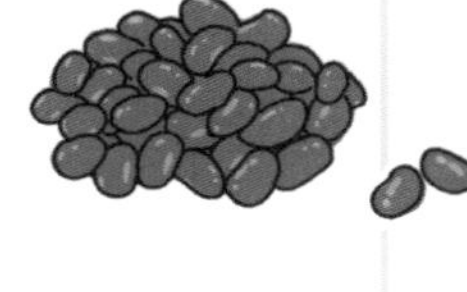

花生泥养血粥

材料：糯米100克，花生50克，黑芝麻少许。

做法：①花生、黑芝麻用搅拌机搅成泥末状。②锅内加适量清水，下入糯米煮开，再放花生泥、黑芝麻泥小火煮至熟烂，加蜂蜜适量调味即可。

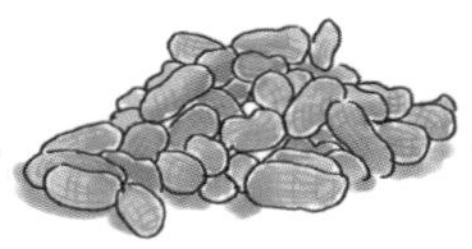

菠菜猪肝汤

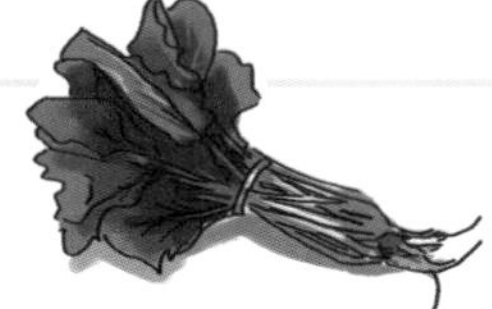

材料：猪肝200克，菠菜250克。淀粉、香油、盐、酱油、鸡精各适量。

做法：①猪肝洗净切成薄片，用干淀粉浆渍。②菠菜洗净切成段，根部剖开。③锅放在大火上，加一大碗水；等水开后，把猪肝一片片分开下锅，加入少许酱油、盐；等锅中汤开时，再加入菠菜段（先放梗后放叶）；等到再一次开时，加入适量鸡精、香油即可。

增加奶类食品补足钙质需要

孕中期是胎儿骨骼发育的关键时期，胎儿骨骼形成所需要的钙完全来源于孕妈妈，奶或奶制品不但富含蛋白质，也是钙的良好来源。作为日常补钙的主要食品，从孕中期开始，每日至少应摄入 250mL 的牛奶或相当量的奶制品。

下列食物含钙高

芝麻酱 1170
豆腐干（小香干） 1019
虾皮 991
榛子（炒） 815
奶酪（干酪） 799
豆腐干（卤干） 731
苜蓿 713
酸枣 435
芸豆（带皮） 349
河虾 325
千张 313
芥菜（雪里蕻） 230
黑大豆 224
豆腐丝 204

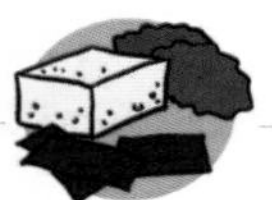

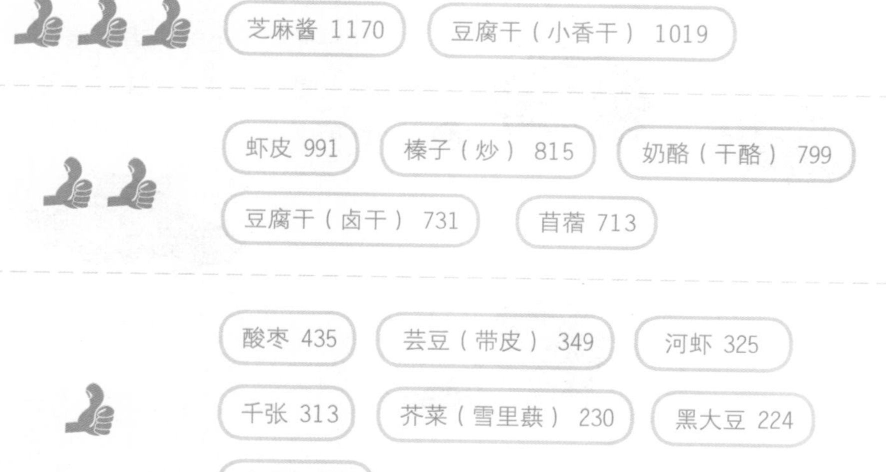

单位：mg/100g（可食部分）

少吃或不吃影响钙质吸收的食物

含有草酸的蔬菜： 菠菜、苋菜、竹笋等。如果吃这类食物，建议用水先焯一下，去掉涩味后再烹饪。

富含磷酸的食物：碳酸饮料、咖啡、汉堡包等含大量磷，磷会把钙“挤”出体外。

盐：过多的盐会影响身体对钙的吸收，同时还可能导致人体骨骼中钙的流失。

维生素作用大，食补安全易吸收

除了两种维生素可由人体自行合成外，大多数维生素可由食物提供，而有些食物可提供多种营养。理论上讲，怀孕时像孕前一样吃喝就可以保证必要的维生素摄入。但是胎儿发育不同阶段对某种营养素需求量会加大，这可能会导致母体维生素的轻度缺乏。因此，在怀孕期间调整饮食结构，保证必要的维生素摄入是非常重要的。

维生素 A

维生素 A 对精子的生成和胎儿的健康发育必不可少。我国推荐每日膳食中孕妈妈维生素 A 的摄入量为 1000μg。维生素 A 主要存在于动物性食物中。如果体内缺乏维生素 A，孕妈妈可能发生夜盲、贫血、早产，胎儿可能致畸（唇裂、腭裂、小头畸形等）。

维生素 B 族

维生素 B 族帮助人体将食物转化为能量，在新细胞形成过程中起主要作用。它们在孕早期细胞分裂最快时期是最重要的。其中，B_6 关系到婴儿神经系统的发育，而 B_{12} 则参与红细胞的制造。

维生素 C

维生素 C 能促进胎儿发育，同时还能帮助人体吸收食物中的铁。我国推荐孕妈妈每日膳食中维生素 C 供给量为 80mg。樱桃、杏、苹果、柑橘类水果，以及青椒、番茄、土豆、花菜、西兰花、白菜、卷心菜、菠菜等蔬菜都含有丰富的维生素 C。

维生素 C 在热、碱、氧等状态下容易流失掉。一般情况下，蔬菜在烹调过程中可损失 30％~50％的维生素 C。因此，要注意合理的烹调方式。蔬菜烹调时要先洗后切，切好就炒。

维生素 D

维生素 D 可以帮助宝宝骨骼和牙齿发育，主要是维生素 D_2 和维生素 D_3。我国推荐孕妈妈每日膳食中维生素 D 的供给量为 10μg。皮肤暴露在 D_3 紫外线下时，就会合成维生素 D。常晒太阳就可以保证身体合成足够的维生素 D。

维生素 E

维生素 E 是一种抗氧化剂，有助于修复损伤细胞。缺乏维生素 E 会诱发子痫，而各类坚果、植物油中则富含该营养素。

维生素不是吃得越多越好

营养品当中通常含有各种维生素，而你的身体可能并不缺乏那些维生素。有的人喜欢补充维生素 C、维生素 E 或维生素复合剂，其实只要没有明确的指征证明孕妈妈有某方面维生素缺乏，我们不建议在孕期自行服用维生素片。

食物中的维生素

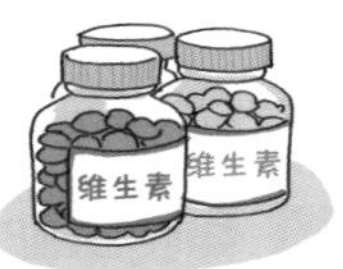

维生素	食物
维生素 A	鱼肝油、动物肝脏、奶类、蛋类、菠菜、辣椒、胡萝卜、苋菜、甘薯、柑橘、杏、柿子、芹菜、小白菜、韭菜等
维生素 B_1（硫胺素）	米糠、麦麸、芹菜、酵母、动物内脏、瘦肉、蛋类等
维生素 B_2（核黄素）	动物肝、肾、心以及蛋黄、鳝鱼、螃蟹、干豆类、花生、绿叶蔬菜、小米、面粉等
维生素 B_6（吡哆醇类）	谷类、豆类、蛋黄、肉、鱼、乳、酵母
维生素 C（抗坏血酸）	酸枣、山楂、柑橘、柚子、草莓、辣椒、油菜、卷心菜、蒜苗、菜花、西红柿等
维生素 D	鱼肝油、蛋黄、牛奶、肝等
维生素 E	各种绿叶蔬菜、植物油、谷类等

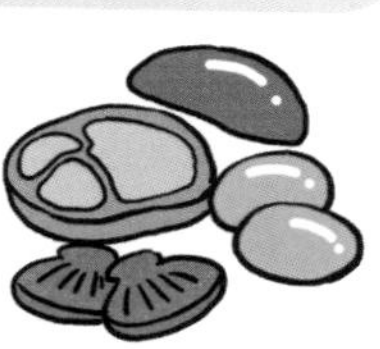

专家解说 expert interpretation

维生素最好从饮食中补充，如需补充维生素制剂应遵医嘱。维生素 C 是水溶性的，洗菜时，要避免浸泡；维生素 C 怕高温，烹调蔬菜时不宜温度过高或加热时间过长。皮肤经阳光照射亦会产生维生素 D，孕妈妈可以通过增加日晒和每天饮用一杯奶来补充维生素 D。

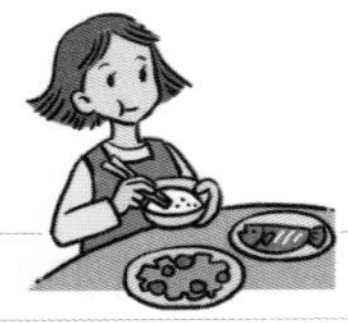

预防孕期水肿多吃补脾利尿食物

冬瓜

清热解暑，有利尿通便的作用，是含水量最高的蔬菜(96%以上)。其热量低，口味清淡，适合水肿、肥胖及体重增加过多的孕妇在夏秋季食用。但冬瓜性凉，体质虚寒的孕妇冬春季节不宜多食。

米糠

是稻谷去掉外壳后糙米表面上的一层薄皮，米糠性苦，味甘、平，无毒，有健脾胃、消肿利尿的作用。米糠B族维生素、维生素E、矿物质的含量远高于大米，特别适宜于因维生素B_1缺乏引起的维生素B_1缺乏病（脚气病）性妊娠水肿。

鲈鱼

性平，味甘，具有滋补、安胎、治水气的作用。鲈鱼肉中蛋白质和脂肪含量十分丰富，还有其他维生素、烟酸和钙、磷、铁等多种营养成分，孕妈妈可经常食用。

赤小豆

性平，味甘酸，消水通气而健脾胃。用赤小豆与鲤鱼同煮，加葱姜调味，放少许盐，可改善孕期水肿。

鲤鱼

性平，味甘，有利水消肿、下气、通乳、安胎的作用。

鲫鱼

性平，味甘，有健脾利湿消水肿的作用。体虚浮肿的孕妈妈，可用鲫鱼加冬瓜煨浓汤食用。

豆浆

性平味甘，有生津润燥之效，能降血压和利尿。豆浆富含植物蛋白和磷脂，含有维生素B_1、维生生素B_2和烟酸及铁、钙等矿物质。用淡豆浆数杯代水饮，持续数天，有利于消水肿、降血压，特别适宜低蛋白质性水肿或是有妊娠期高血压疾病并有蛋白尿的孕妈妈。

孕中期宜多吃鱼

鱼肉营养全面，易于消化，鱼肉不仅含有钙、铁、锌、碘和磷等微量元素，还含有丰富的维生素，每周都吃鱼的话，宝宝出生后患上湿疹的概率会下降三成。鱼中含有 DHA 和大量的维生素 A，不但能促进人脑发育及智能发展，亦是神经系统成长不可或缺的养分，吃鱼对促进宝宝视网膜发育有极大的帮助。鱼肉还含有很多优质蛋白，每 500 克鱼中蛋白质的含量相当于 600 克鸡蛋或 850 克猪肉中所含的蛋白质。此外，鱼类的脂肪含量相对较低，选择鱼类可避免动物性食物摄入量增加导致的孕期营养过剩，所以孕中期补充动物性食品宜首选鱼类。

吃鱼大有讲究

- 过度油煎炸焦了的鱼不要吃。因为煎焦的鱼会产生较多危害物质，而且鱼肉中的蛋白质也会被破坏。
- 吃鱼要吃新鲜而无污染的鱼，咸鱼最好别吃。
- 含汞量高的鱼类不能吃，如鲨鱼、箭鱼、鲭鱼、方头鱼等。
- 鱼未煮熟可能会导致寄生虫感染，未熟的鱼及生鱼片孕妈妈尽量别吃。
- 吃鱼前后喝茶，不利于营养成分的消化吸收。
- 鱼类可能有重金属污染，做鱼时，尽量搭配新鲜的蔬菜、水果，如西兰花、番茄、香菇、苹果等，可以促进重金属排出。
- 最好在杀死鱼数小时后再烹饪，因为放置一段时间后，鱼身上的剩余毒素挥发了，肉也变得味美鲜香，此时烹饪味道最好。

孕中期一天食谱推荐

孕中期是宝宝迅速发育、孕妈妈体重迅速增加的时期，因此孕妈妈在热能和营养素方面的需求比孕早期大大增加，同时孕吐消失，也使孕妈妈有了好胃口。但体重过度增加的风险很大，所以这段时间不能无限制的吃，而应在均衡饮食的基础上，减少高脂肪、高热量的食品，适量增加富含维生素食物的摄取。下面是孕中期一天的饮食餐单，供孕妈妈参考。

早餐： 什锦粥 + 鲜肉包 + 草莓

加餐： 腰果适量

午餐： 米饭 + 姜蒜炒羊肉丝 + 丝瓜汤 + 凉拌海带

加餐： 果汁 + 蛋糕

晚餐： 金银饭 + 核桃鳕鱼 + 清炒油麦菜 + 番茄鸡蛋汤

加餐： 牛奶

什锦粥

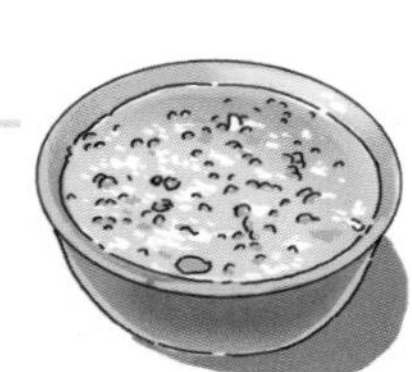

材料：大米 100 克，鸡脯肉、绿豆各 50 克。

调料：盐、胡椒粉各适量。

做法：①鸡脯肉切丁，加盐腌 5 分钟；绿豆放清水中浸泡半天。②大米淘洗干净，和绿豆一起入锅，加适量清水煮开，转小火煮至九成熟时，加鸡肉丁，煮至熟烂，加少许胡椒粉、盐调味即可。

功效：含丰富的蛋白质、碳水化合物及多种维生素，具有清热解毒、利尿除湿、舒筋活血、强筋壮骨、清心明目、增白健美之功效，对减轻妊娠烧心有很好的作用。

丝瓜汤

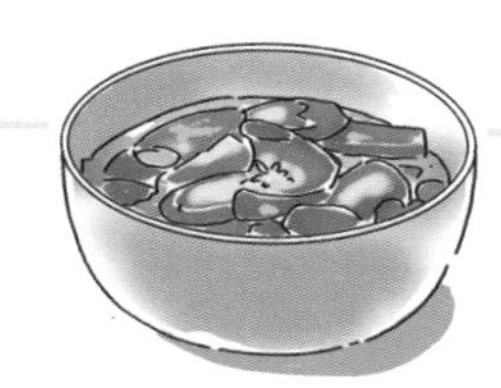

材料：丝瓜 200 克，鸡蛋 2 个。

调料：香油、盐、植物油各少许。

做法：①丝瓜去皮、洗净，切成滚刀片；鸡蛋打入碗内，搅拌均匀。②炒锅放火上，加入植物油，热后倒入丝瓜片，煸炒片刻后放入盐，然后加适量清水，水开后，倒入鸡蛋液，加入香油即可。

功效：富含蛋白质、维生素、碳水化合物、粗纤维、钙、磷、铁、钾等，有清暑凉血、解毒通便、祛风化痰、润肌美容、通经络、行血脉等功效。

姜蒜炒羊肉丝

材料：净羊肉 250 克，嫩生姜、蒜苗各 50 克，甜椒 2 个。

调料：黄酒、盐、酱油、甜面酱、水淀粉、植物油各少许。

做法：①羊肉洗净切粗丝，加黄酒、盐拌匀。②生姜、甜椒洗净切丝，蒜苗切段。③取水淀粉、酱油各适量，调成芡汁。④炒锅加油烧热，依次放羊肉丝、嫩姜丝、甜椒丝、蒜苗段煸炒，加甜面酱炒匀，兑入芡汁，翻炒几下即可。

功效：富含蛋白质以及钙、铁、磷、碘、镁等矿物质，具有补脾胃、补肝肾、补血温经的作用，是孕产妇冬季进补的佳品。

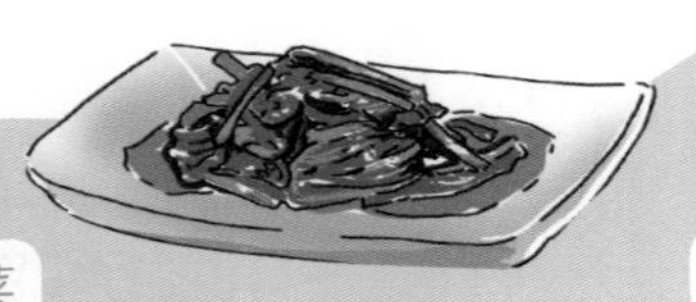

清炒油麦菜

材料：油麦菜 300 克。

调料：植物油、蒜、盐、白糖少许。

做法：①油麦菜洗净，切成小段。②炒锅大火烧热，加蒜末煸出味，下油麦菜快速翻炒，加盐和少许白糖，翻炒几下，起锅即可。

功效：富含维生素、钙、铁、镁、蛋白质等营养成分，可降低胆固醇、治疗神经衰弱、清燥润肺、化痰止咳、提高孕妇免疫力，对产后瘦身也十分有效。

金银饭

材料：大米 150 克，小米、红薯各 100 克。

调料：水适量。

做法：①大米、小米淘洗干净，红薯去皮，切成小方块。②锅内加适量清水，下大米、小米，大火烧开后转小火慢熬，待米饭七八成熟时，下入切好的红薯块，焖熟即成。

功效：含蛋白质、脂肪、碳水化合物，能补中益气、滋阴养血、健脾养胃、益精强志、通血脉、止泻，对孕妇十分有益。

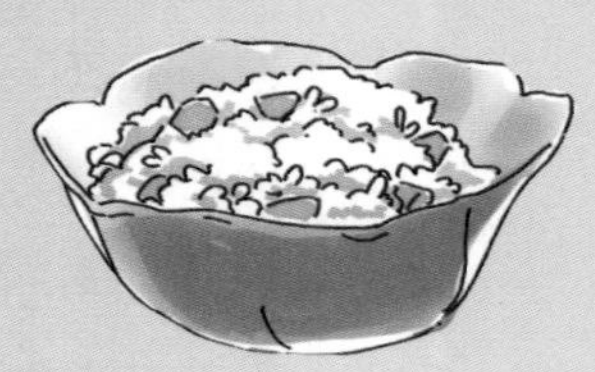

凉拌海带

材料：海带 250 克。

调料：红柿子椒丝、香菜各少许，蒜末、香油、盐各适量。

做法：①海带洗净，切成长约 3 厘米的细丝，入沸水焯一下，捞出后盛入碗中，加蒜末、香油、盐拌匀。②香油入锅烧热，投入红椒丝略炒，盖在海带丝上，撒上香菜即可。

功效：富含维生素、糖、钙、铁、碘、镁等，具有降低血压、利尿消肿、减少血管硬化的作用，可治疗妊娠水肿和缓解妊娠高血压、糖尿病。

核桃鳕鱼

材料：鳕鱼 400 克，核桃仁 2 个。

调料：葱丝、姜丝、盐、红柿子椒丝、料酒各适量。

做法：①鳕鱼洗净，核桃仁切成碎末。②鳕鱼放盘内，铺葱丝、姜丝、红椒丝，再撒核桃末，放入锅中隔水大火蒸约 10 分钟。③把盐和料酒加在蒸好的鳕鱼上，再用大火蒸 4 分钟，取出即可。

功效：富含蛋白质、维生素 A、维生素 D、钙、镁、硒等营养元素，可预防妊娠高血压、产后便秘。鳕鱼低脂肪、高蛋白，刺少，是老、少、孕产妇皆宜的营养食品。

番茄鸡蛋汤

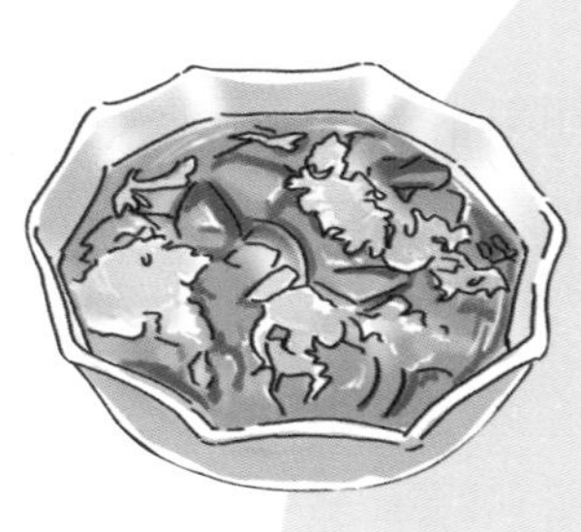

材料：鸡蛋 3 个，番茄 2 个。

调料：姜片、盐各少许。

做法：①番茄洗净切成块，鸡蛋打入碗中搅匀。②锅中加适量水，放入生姜 2 片一起煮。③水开后加番茄，再开转小火将鸡蛋倒入，加盐调味即可。

功效：富含多种维生素、蛋白质、胡萝卜素及钙、磷、钾、镁、铁、锌、铜、碘等多种矿物质，有清热生津、养阴凉血、调理肠胃、促进排泄、美白肌肤、延缓衰老的功效，可治口干舌燥、牙龈出血、口疮、口苦、妊娠高血压等病症。

专家诊室

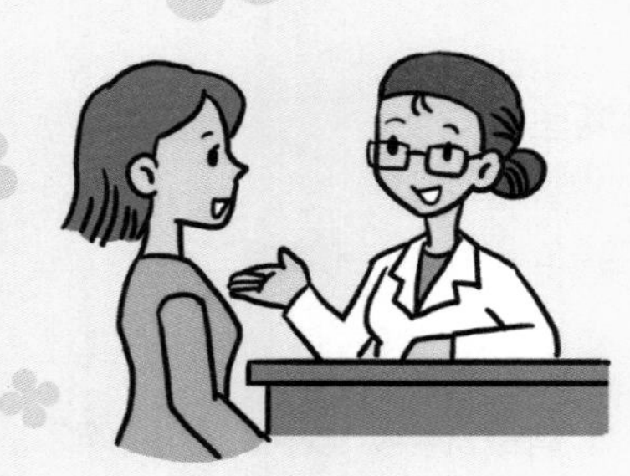

Q 孕期需要一直吃复合维生素吗？要吃到生吗？

A：一般我们建议育龄女性从备孕期开始吃叶酸，--直吃到怀孕后三个月，孕中晚期就不需要吃了。其他的维生素或复合维生素，我都不建议孕妈妈服用。一般正常的饮食就能保证孕妈妈和胎儿的营养需求。除非检查显示孕妇缺乏某些营养素，否则，我认为营养的摄入最好从食物中摄取，不需要专门服用维生素补充剂。还有孕妇奶粉，我也不主张孕妈妈去吃。

Q 糖妈在单位如何吃饭？医生就给了个小单子，里面提到要分餐，但是一天吃五六餐，在单位不好实现啊。

A：现在的糖妈真是挺多的，我们临床上都达到 10%左右了。人们生活条件好了，饮食结构也有了根本性的变化，吃得又多了点，所以妊娠期一定要做常规检查，及早发现及早控制。至于已经得了妊娠期糖尿病的，就需要控制饮食了。可以不用一天五六餐，一日三餐，在饮食上清淡点，有汤、主食和菜就行，每天餐后运动半小时，不喝饮料，不吃甜食，少吃主食，西红柿、黄瓜当水果吃。我有病人就是这样把血糖控制下来的。

最适合运动的孕中期

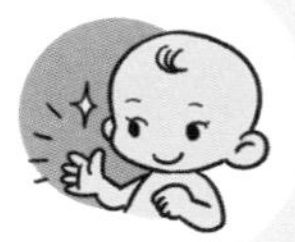

孕中期胎盘已经形成，对没有流产史、身体健康的孕妈妈来说，只要准备好就可以进行一些增强身体力量和提高肌肉柔韧性、张力的运动锻炼。孕中期适量运动有助于孕妈妈保持良好的心理状态和控制体重，能促进新陈代谢和营养的吸收，并帮助身体适应腹部膨大带来的重心转移问题。

最适合孕期的运动：散步（步行）

对孕妈妈来说，随时可以开始的散步是简单而有效的运动，散步不仅锻炼体力还愉悦心情，有助于孕期体重的控制，还能缓解和预防水肿、消化不良等孕期疾病。另外，走路能增加肌肉的力量和耐力，对正常分娩的帮助非常大。

散步（步行）方法

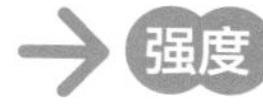

- 微微出汗（非夏天）或能连续讲话，不需要停下来喘气为宜。

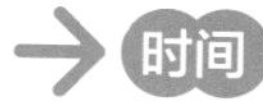

- 饭后 30 分钟再开始散步，空腹和过饱时不宜散步。
- 每次可持续 30 分钟以上，根据身体条件逐渐增加散步长度，感觉累的时候要立即停下休息，千万不要过度劳累。

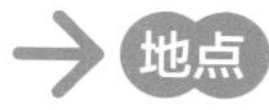

- 从熟悉的场所开始散步，比如从家走到上班地点或者家附近的绿地公园等。

衣着 ● 散步时要选择吸汗且透气性好的服装，穿舒适且有缓冲功能的鞋子，并注意适时补充水分。

走法

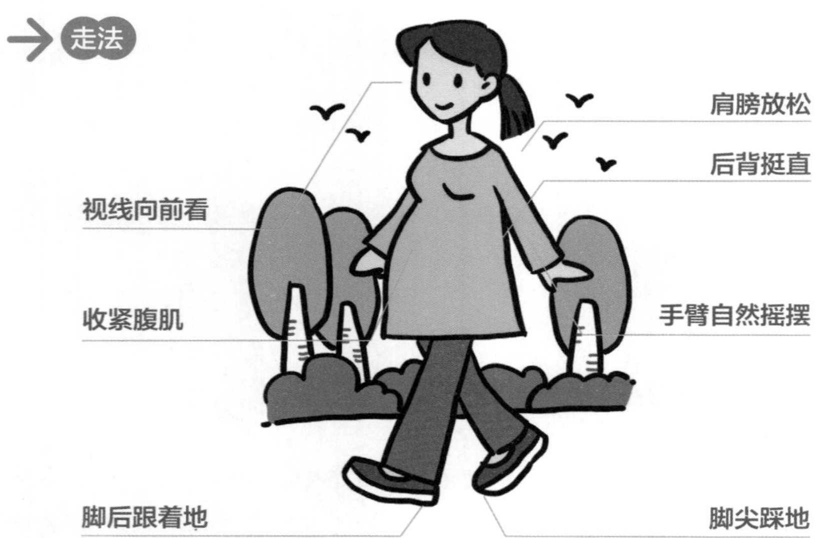

专家解说 expert interpretation

有下列情形之一的孕妈妈不宜散步

- 持续宫缩，每小时多于 6~8 次的。
- 有习惯性流产史或有早产史的。
- 胎动不好的。
- 呼吸系统有病或有心血管病，如高血压、贫血。
- 双胎、三胎或多胎妊娠、胎儿大小与月份不符、前置胎盘、宫颈机能不全者。
- 有过度肥胖或是医生建议少运动等情况的。

游泳是孕中期一种非常好的锻炼方式

游泳是一种非常好的有氧运动，能改善孕妈妈的心肺功能，促进血液流通，增强体力，提高身体的耐力和柔韧性，有助于正常分娩。相对于其他运动来说，游泳时水的浮力可以支持孕妈妈的体重，游泳时肌肉更放松，由于怀孕而加大的关节负担可以得到减轻。游泳时全身肌肉都参与运动，能促进血液流通，让宝宝更好地发育。

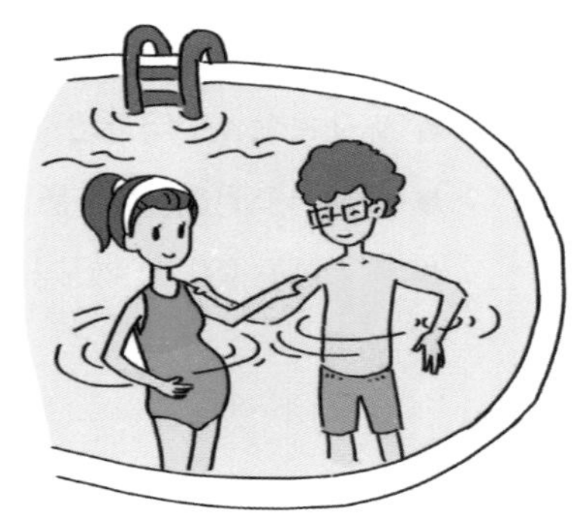

游泳的注意事项

游泳时动作要轻且缓慢，时间不宜过长，水不能过冷，以免肌肉痉挛。

下水前先做一下热身，下水时戴上泳镜。

游泳要选择卫生条件好、水质干净合格、人少的游泳池。

根据自己的体能安排游泳时间，定期进行，通常每周 1~2 次。

相对于其他泳姿，蛙泳比较适合孕妈妈。

避免去过于拥挤的泳池，防止被踢到腹部。

专家解说

expert interpretation

有以下情况的孕妈妈不宜游泳

- 怀孕未满 4 个月及超过 8 个月的孕妈妈。
- 有流产及阴道出血、腹部疼痛症状。
- 患有妊娠疾病的孕妈妈。

孕期瑜伽练习量力而行

练习孕期瑜伽可以增强体力和肌肉张力，增强身体平衡感，能提高肌肉组织的柔韧度和灵活度，改善腹部、腰部、背部和骨盆肌肉的紧张感，从而缓解由妊娠体重增加和重心改变而导致的腰腿痛。而且瑜伽练习中的呼吸控制方法，有助于减轻临产时的阵痛，帮助顺利地自然分娩。但怀孕时，身体激素的改变会使关节松弛，因此孕期练习瑜伽要避免做强度大的动作，最好在受过专业训练的孕妇瑜伽老师的指导下练习，这点对孕前没练过瑜伽的孕妈妈尤其重要。

关于孕期瑜伽练习的建议

1 侧重静心的瑜伽练习，能安定孕期情绪。

2 强化腰腹部力量的练习，能缓解腰背疼痛。

3 强化呼吸力的练习，使呼吸深长舒缓，有很好的助产作用。

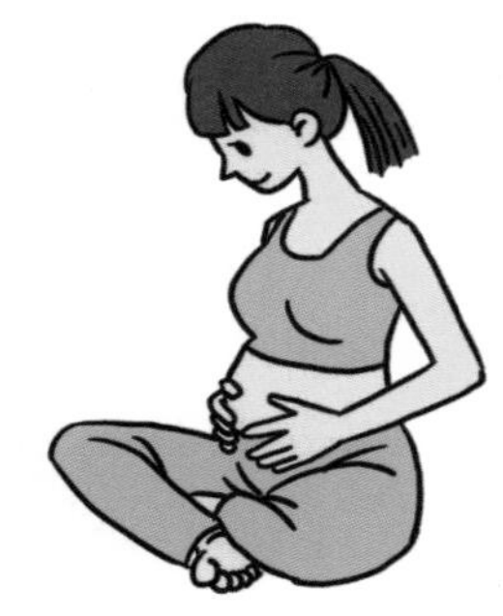

适合孕中期的瑜伽练习动作

促进骨盆内部血液循环的爬行练习

1

趴在地板上，用手掌撑地，双手、双腿打开至与肩同宽。

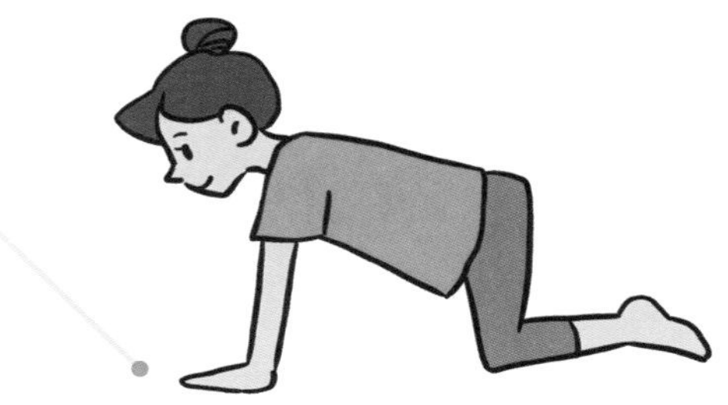

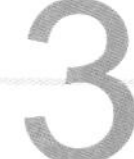

2

吸气，抬头，腹部向地板靠拢，下巴和臀部尽量向上顶，视线可看到天花板。

3

呼气，低头，背部弓起，下巴和臀部尽量向中心靠拢，视线可看到自己的腹部。

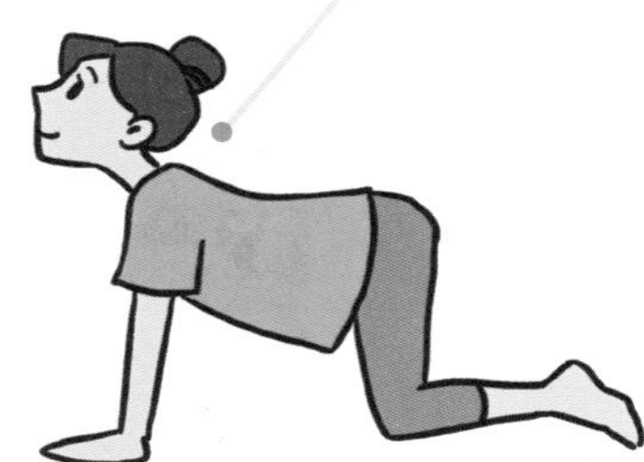

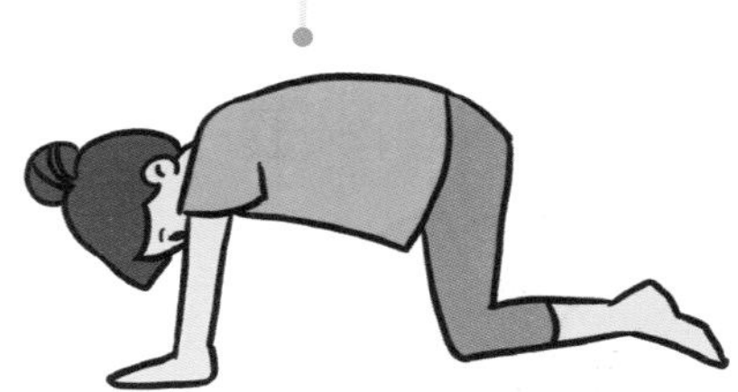

强化大腿内侧肌肉的腿部练习

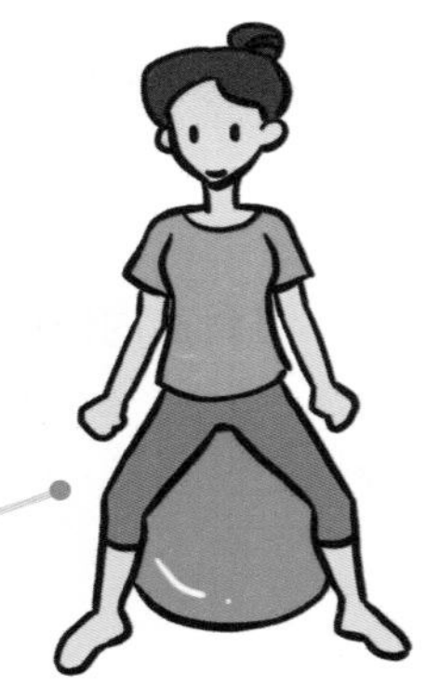

1

坐在球上，双脚向外打开，保持身体平衡。

2

利用球的弹力，身体在球上做轻微弹跳，弹跳过程中脚不要离地。用左脚靠近右脚，左腿膝盖靠在右腿膝盖上。

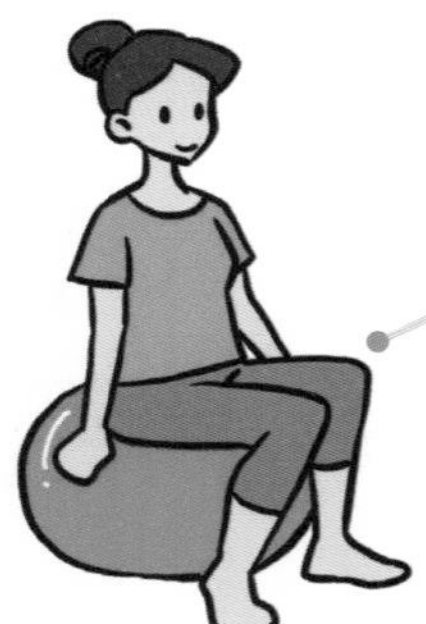

3

继续弹跳，换右脚靠近左脚，右腿膝盖靠在左腿膝盖上。

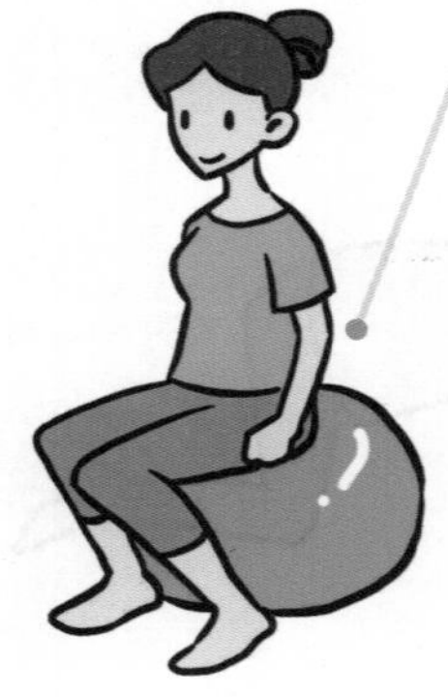

4

最后可在球上以顺时针或逆时针方向活动腰部。

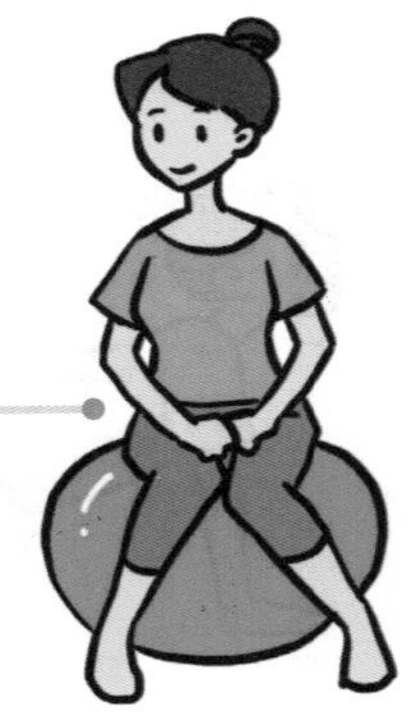

强化手臂及背部肌肉的上半身练习

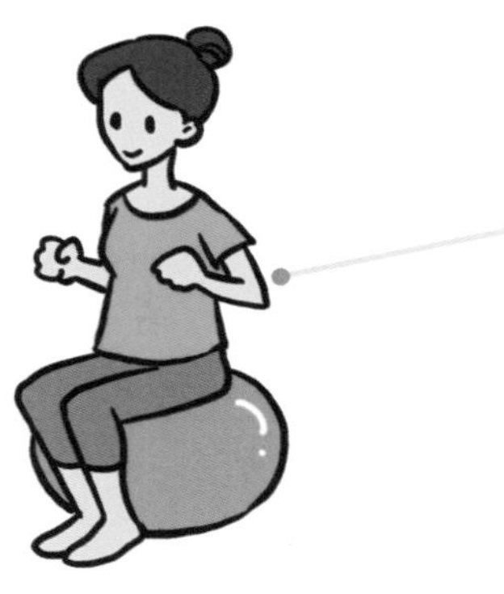

1

坐在球上，背部挺直，双手握拳，手臂弯曲向后拉伸，感觉肩胛骨用力。

2

拳头展开，双手手臂向上举过头顶后交叉，手掌朝向正前方。

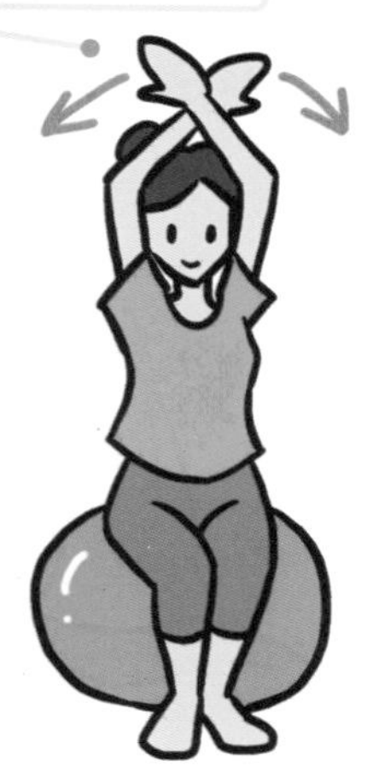

3

重新握拳，同样肩胛骨用力，双手手臂向后拉伸，回到 1 的姿势。

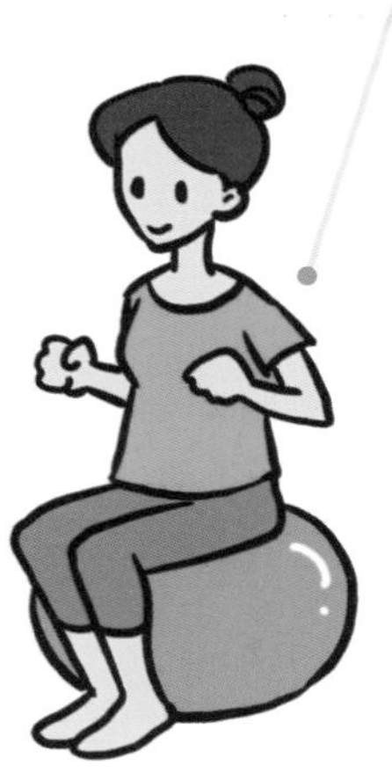

促进全身血液循环的侧压练习

1

坐在地板上，一只脚伸直，另一只脚的脚后跟靠在耻骨上，双手于胸前合掌。

2

呼气，双手举过头顶向上伸直，背部挺直。

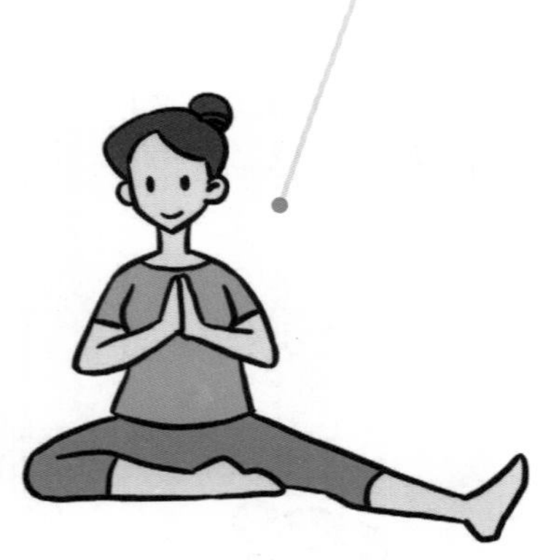

3

身体向伸直的脚一侧进行侧压，侧压过程中大腿保持不动。

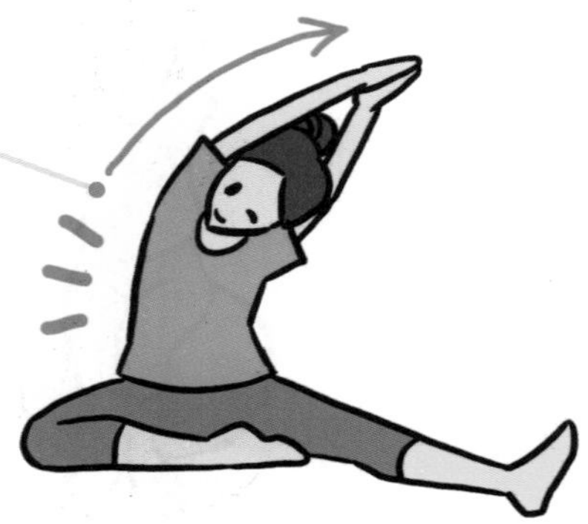

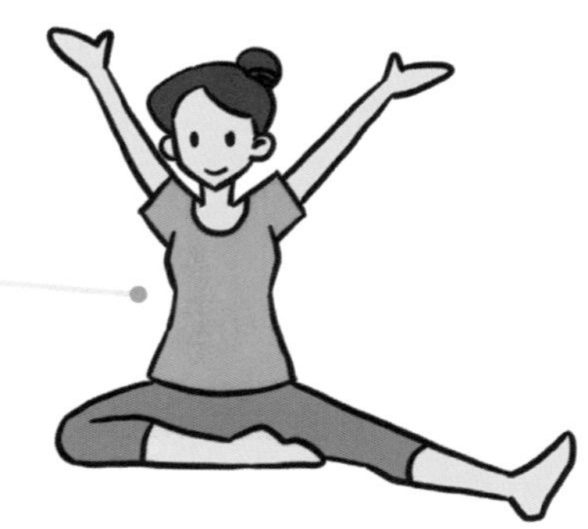

4

利用侧腹部的肌肉力量回到 2 的姿势，再将双手缓缓放下。

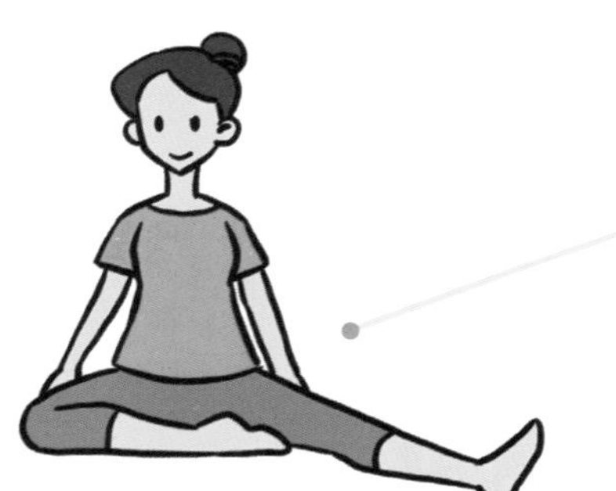

5

双手放下，休息片刻，以同样的方式向另一侧进行侧压。

专家解说 expert interpretation

以下动作需避免

- 后弯类动作
- 过度拉伸
- 深度扭转类动作
- 倒立动作
- 会压迫到大血管的躺姿动作
- 腹部着地的动作或收缩腹部

改善水肿的脚腕运动

水肿是孕中期常见的不适症状，除了调整饮食外，还可以通过针对性运动来调整。

脚腕运动的步骤

1

用家中的啤酒瓶等物品从脚踝部位向小腿肚按摩，特别是小腿后部的肌肉。

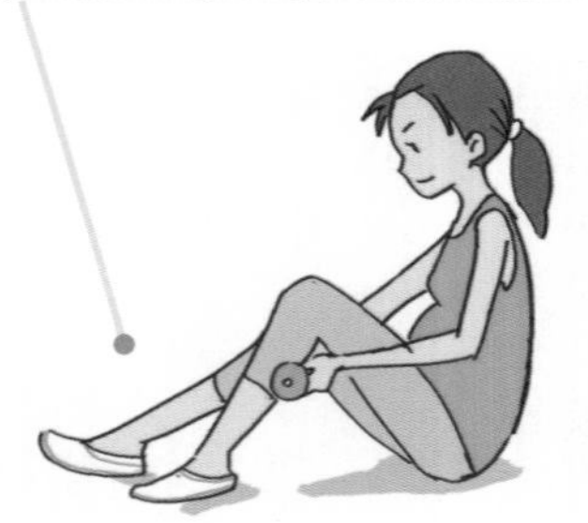

2

左腿在前，右腿在后，两腿前后分开站立，双手叉腰。右腿脚尖踮起，落下，重复做10次。换边进行相同动作。右腿做动作时左腿一定要保持伸直状态，不要弯曲。反之亦然。

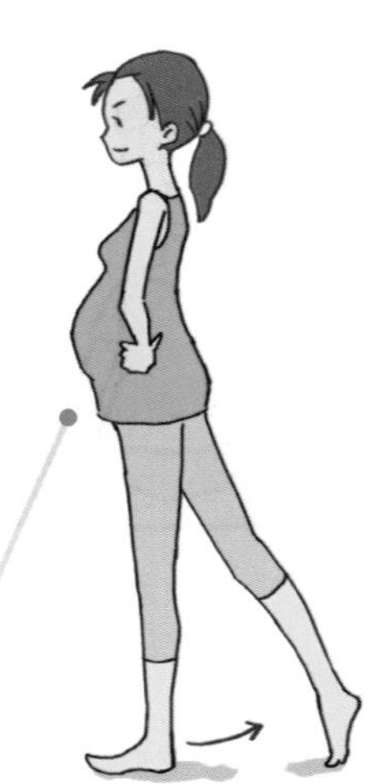

3

腿放在墙上，对消除脚腕部位的疲劳很有效果。孕妈妈可以在腰下放一个垫子，脚也不要抬太高。

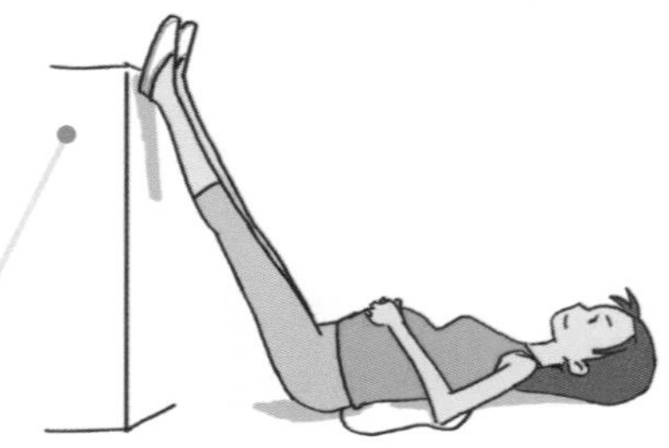

4

将臀部完全坐在椅子上，脚跟着地，勾脚尖；脚尖点地向下绷直，提脚跟。脚跟着地，旋转脚腕。

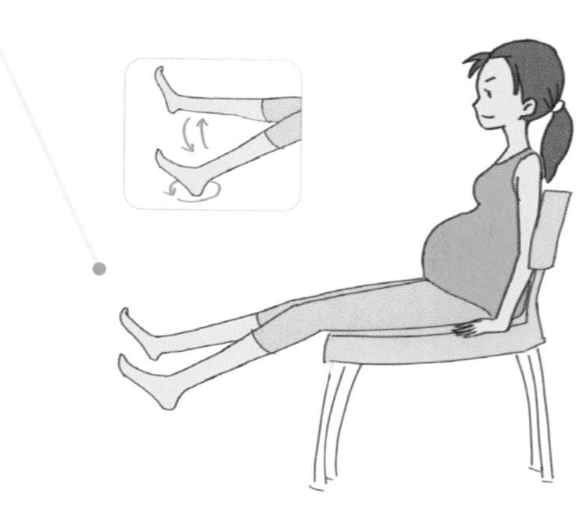

从孕中期开始骨盆底肌肉练习

骨盆底肌肉连接着尿道、膀胱、子宫和直肠，骨盆底肌肉练习也叫凯格尔练习，最初是妇科医生阿诺德·凯格尔在 20 世纪 40 年代用来辅助治疗女性尿失禁及膀胱控制减弱的。骨盆底肌肉练习能促进直肠和阴道区域的血液循环，预防孕期痔疮和尿失禁，缩短分娩的时间。建议孕妈妈最好从孕中期开始进行骨盆底肌肉练习。如果产后也能经常坚持进行骨盆底肌肉锻炼，可加快会阴侧切或会阴撕裂愈合，预防产后尿失禁，并增强阴道的弹性，让产后的性生活更加美满。

骨盆底肌肉练习方法

- 保持身体其他部位的放松，收紧和向上提拉阴道和肛门肌肉，感觉类似小便时中断尿流。要注意运动中只有骨盆底肌肉用力，其他如腹部、臀部和大腿要放松。

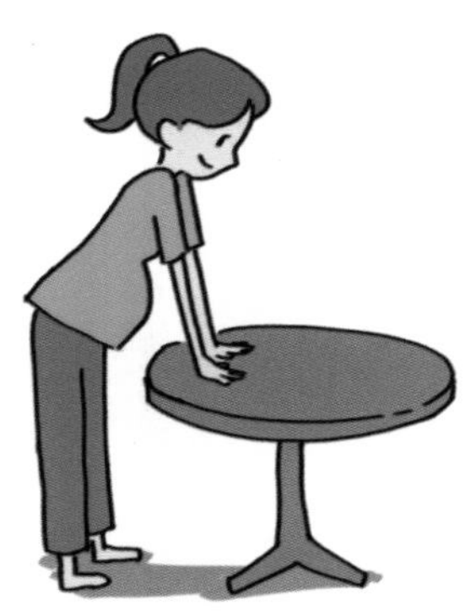

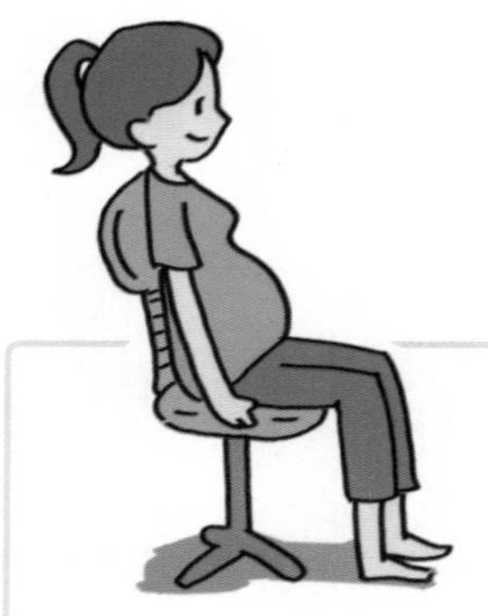

- 进行骨盆底肌肉练习时，先收紧骨盆底肌肉 8~10 秒，然后放松，然后再收紧，再放松，收紧和放松循环反复。收紧放松算 1 次，10~15 次算一组，一天最好至少保证做3组。

- 练习时不分姿势，站、坐、躺、卧都可以，一天中的任何时间、任何地点都可进行，比如早晨醒来时、看电视时以及睡觉前等。

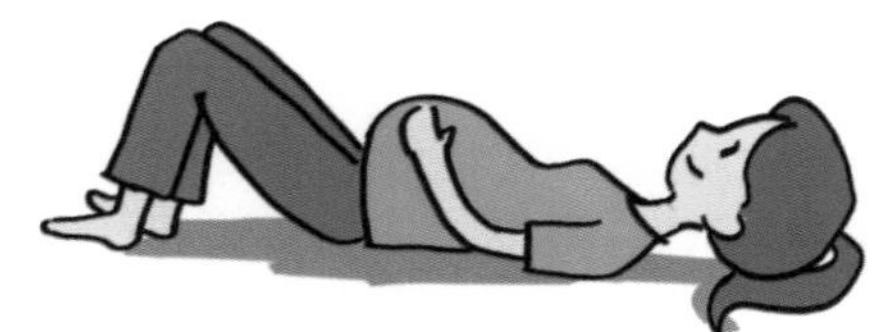

骨盆锻炼缓解孕期腰背不适

怀孕时膨大的子宫需要骨盆支撑，自然分娩时宝宝要通过骨盆才能出生，所以孕期需加强骨盆锻炼。一方面可增加腰部和骨盆肌肉力量，缓解孕期腰背不适，一方面可锻炼与分娩直接有关的关节和肌肉，为顺利分娩打好基础！需要注意的是孕早期孕妈妈不要做骨盆锻炼，因子宫在孕早期很不稳定，过度运动可能导致流产的发生，骨盆锻炼从孕中期开始为宜。锻炼时不要超越力所能及的限度，一旦感到太累或者有任何疼痛，要立即停止。

坐式盘压腿运动

步骤一

背部挺直，两脚掌合拢，脚跟贴近身体。抓住踝部，用两肘向下压迫大腿。如果感到盘腿而坐有困难，就在大腿下各放一个坐垫，或靠墙而坐。保持背部挺直。保持 20 秒钟。重复数次。

步骤二

吸气，伸直脊背，呼气，身体稍向前倾。

作用

放松耻骨联合与股关节，伸展骨盆底肌肉，增强背部肌肉力量，改善下半身的血液循环，使大腿及骨盆更灵活，分娩时胎儿可顺利通过产道。

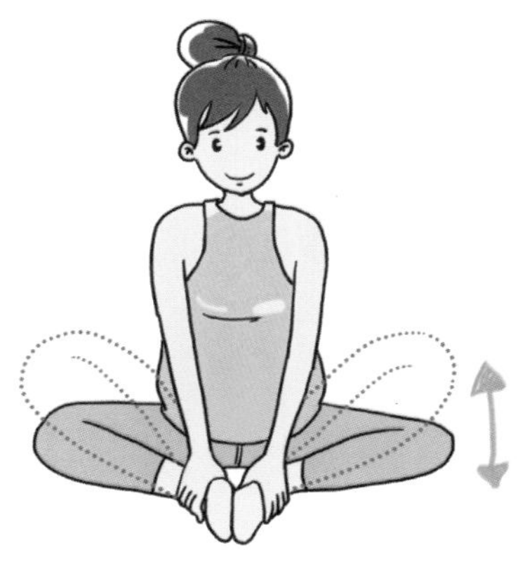

下蹲运动

步骤

背部挺直，两腿向外分开慢慢蹲下，两脚稍向外倾。试着将脚跟平放在地上，用双肘分别向外压迫大腿内侧，借以舒展大腿的肌肉。如果感到困难，可用手扶住牢固的支撑物:椅子或床架，再慢慢起来。只要觉得舒服，尽量保持这种姿势长一些时间。

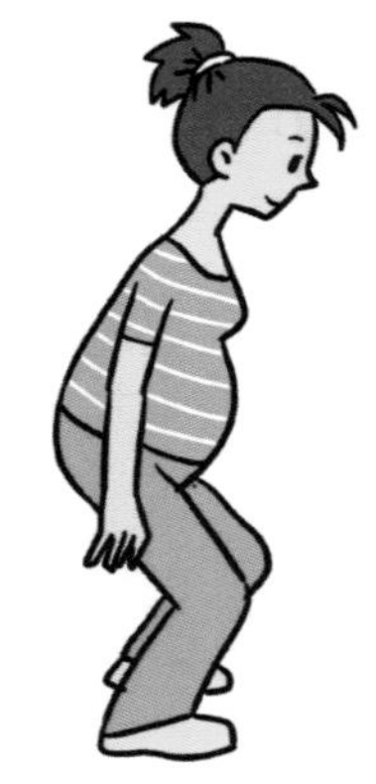

作用

使骨盆关节更灵活，增强背部和大腿的肌肉力量，缓解背痛。

跪式运动

步骤

双手双膝着地，吸气弓背，吐气，同时抬头，上半身尽量往上抬，反复10次。

作用

活动骨盆，增强腹部肌肉力量并使背部更加灵活，利于分娩。如果患有背痛，此练习可以减轻症状。

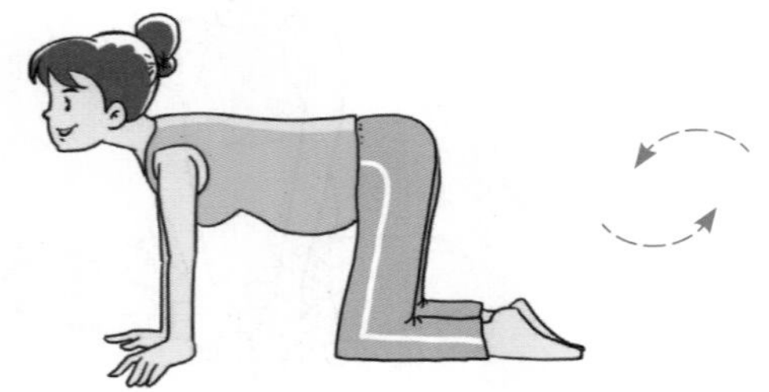

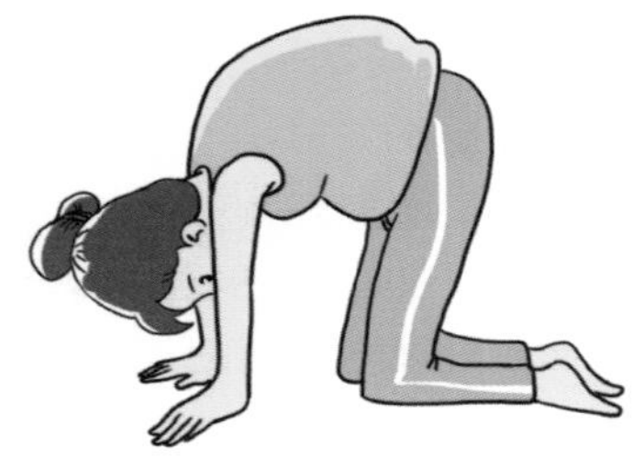

专家诊室

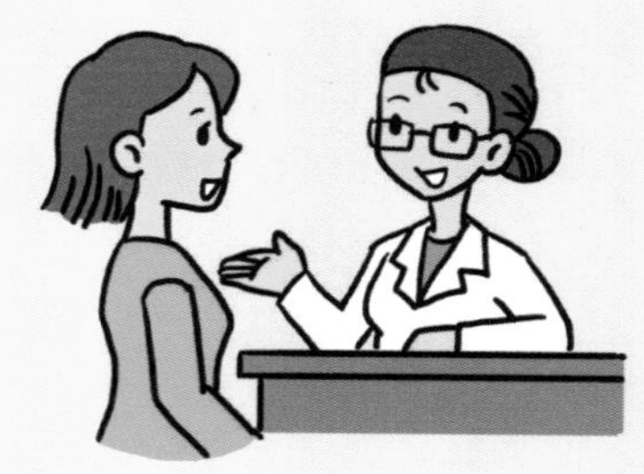

Q 孕期适度运动非常重要

我们都说孕期孕妇要坚持运动，而运动的最好时机就是孕中期。保持一定强度的运动有利于顺产，有利于保持体形，也会让你的孕期更顺利。缺乏运动的孕妇，会比较弱。稍不注意，甚至会造成不可挽回的后果。

有一个白领孕妈妈，平常都坐办公室，每天的运动就是晚饭后的半小时散步。24周排畸的思维彩超中，胎儿老是趴着不动。B超医生没办法，就让她爬爬楼梯，活动一下，让胎儿动一动。她也听话，立刻就从B超床上下来开始爬楼梯。这种情况很常见，通常孕妈妈吃点东西，爬爬楼梯，跟胎儿说说话，或者轻轻按压胎儿头部，胎儿就会动起来，B超大夫就能看得很清楚了。这个孕妈妈爬了半小时楼梯后，胎儿还是不愿意动。B超大夫没办法，只能打发她再去溜达溜达。又是半小时的爬楼梯过后，孕妈妈气喘吁吁地再次爬上B超床，这次胎儿还算给面子，终于转了个身，顺利完成了四维彩超。但是回家后这个孕妈妈就有了持续的阵痛。三天后，阵痛已经缩短到5分钟一次了，即使不停地打硫酸镁也没有办法抑制，最后子宫口开了，孩子没保住。

平常缺乏运动，猛然运动过量，真是非常危险的。如果平常就保持一定的运动量，情况就不同了。同样是爬楼梯，有一个孕妇，她因为太胖了，被我要求多运动，于是每天爬楼梯。最后都养成习惯了，不爬都不行。

Q 孕中期什么运动最好？能天天游泳吗？家里的长辈说游泳池里的寒气对宝宝不好，我没觉得水冷啊。

A：现在大家都推荐孕中期游泳，认为水的浮力能托起子宫，对孕妈妈和胎儿都有好处。我倒是不建议不会游泳的女性在孕期游泳，不是因为水里的寒气重，主要是安全问题。对水不熟悉的人在游泳池里容易滑倒，在水里没站住，都可能发生；游泳池里人多，可能与人冲撞。除非你游泳技术非常熟练，自己能把控好，下水前先对游泳池的环境以及周边环境做个很好的考察，并在家人的陪同下去。对于孕期运动，我认为最好的就是散步。当然在专业人员的指导下，也可以做一些孕妇瑜伽。

孕期生活调整

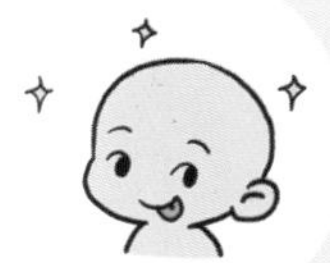

怀孕后腹部一天天变大，随着预产期的临近，孕妈妈更会感到身体不再像之前一样灵活方便，容易感到疲惫，所以有的孕妈妈在日常生活中就十分小心翼翼，完全把自己当病人特殊对待，这完全没有必要。怀孕不是病，只是一段特别的生命过程，只要认真对待，量力而行，确保安全就行。

行动的安全姿势

整个孕期孕妈妈的行与动都应当注意调整正确的姿势，在胎儿小的时候还不明显，到了中晚期，膨胀的子宫会影响孕妈妈的行动，长期姿势不正确容易造成孕妇不必要的疲劳和肌肉或骨骼损伤。

为了让孕妇能安全舒适地度过孕期，建议孕妇使用护腰枕。它可以托腹护腰，培养孕妇正确的睡姿，减轻孕期不适感。所以，孕中期开始，子宫膨胀腹部隆起的影响会改变身体重心，为了胎儿和自己的平安，孕妈妈需要改变日常卧、坐、站、行的姿势。

卧

从孕中期开始，随着胎儿的成长，子宫越来越大，采用左侧卧位，可以避免增大的子宫压迫大血管，影响胎儿的生长发育。

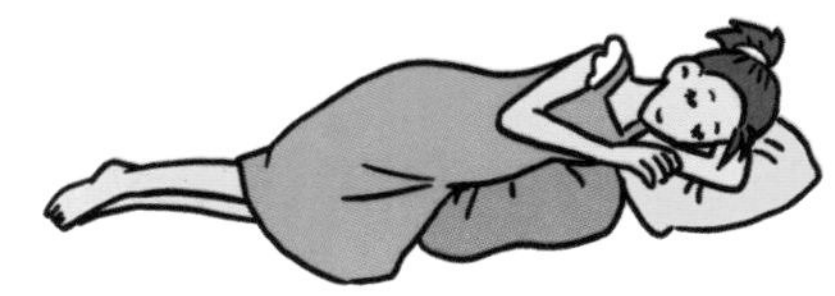

坐

深坐椅中

后背笔直靠椅背，大腿成水平状，膝关节成直角，双脚掌踩地。椅子不应过高或过矮，应以 40 厘米为宜。

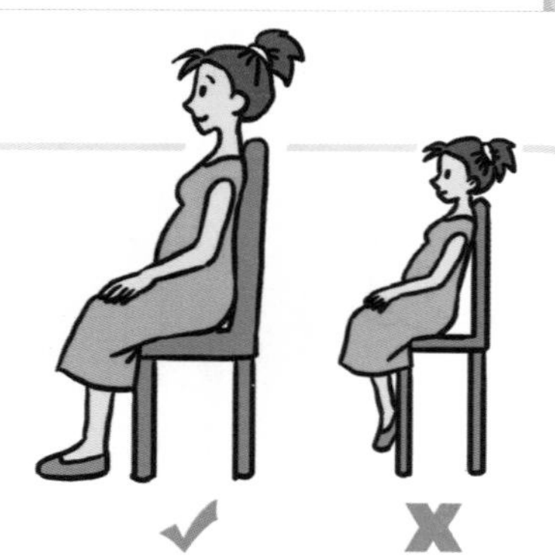

立位改为坐位

先用手在大腿或扶手上支撑一下，再慢慢坐下，然后脊背靠在椅背上，双脚平行叉开。

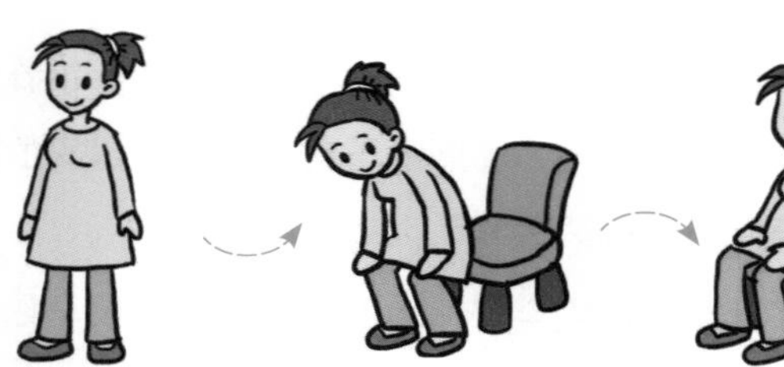

坐位改为立位

先用手在大腿或扶手上支撑一下，再慢慢站起。

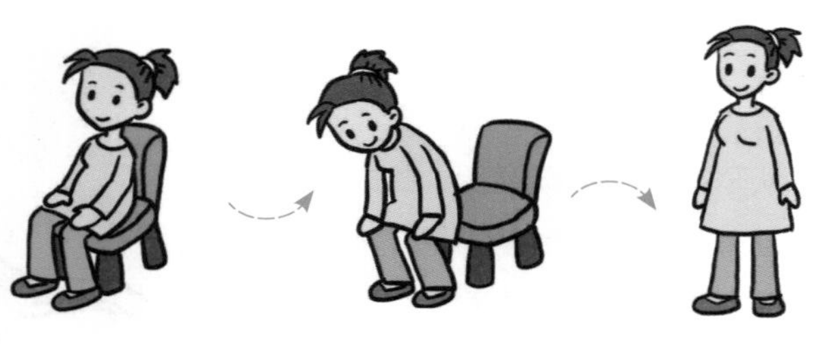

站

放松肩部，两腿平行，两脚稍微分开，距离略小于肩宽，双脚平直。

若站立时间较长，则两脚一前一后站立。

行

抬头
背部挺直
紧收臀部
步步踩实，保持全身平衡。
脚跟先着地

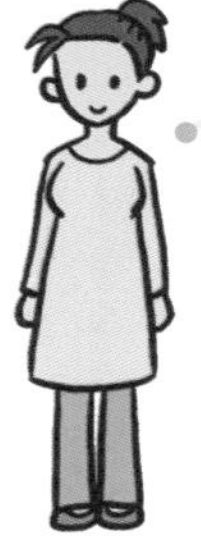

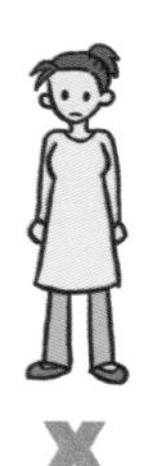

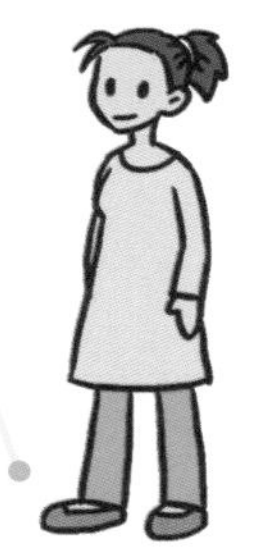

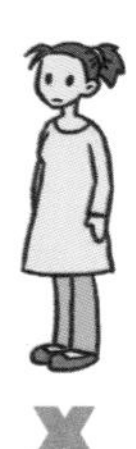

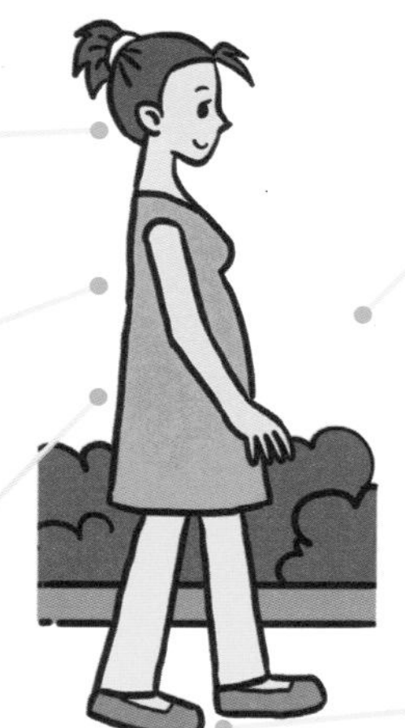

下蹲捡东西

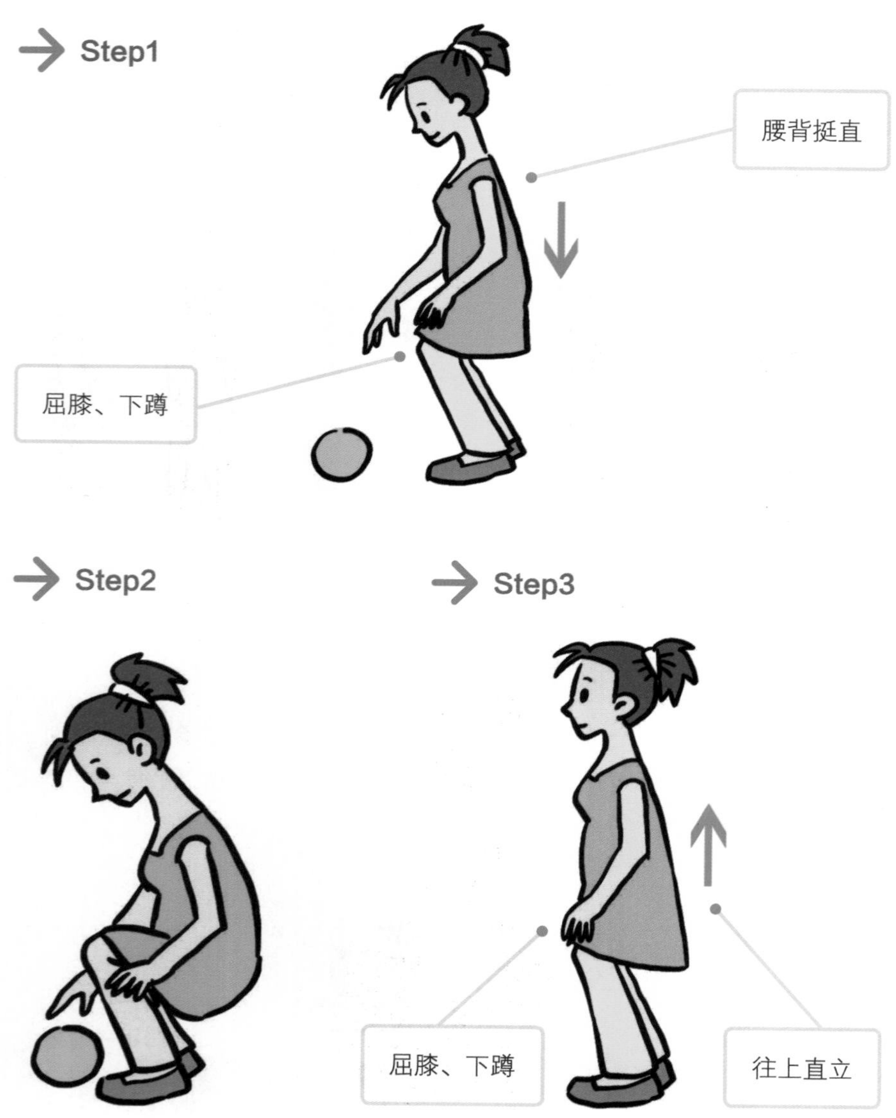

上下楼梯

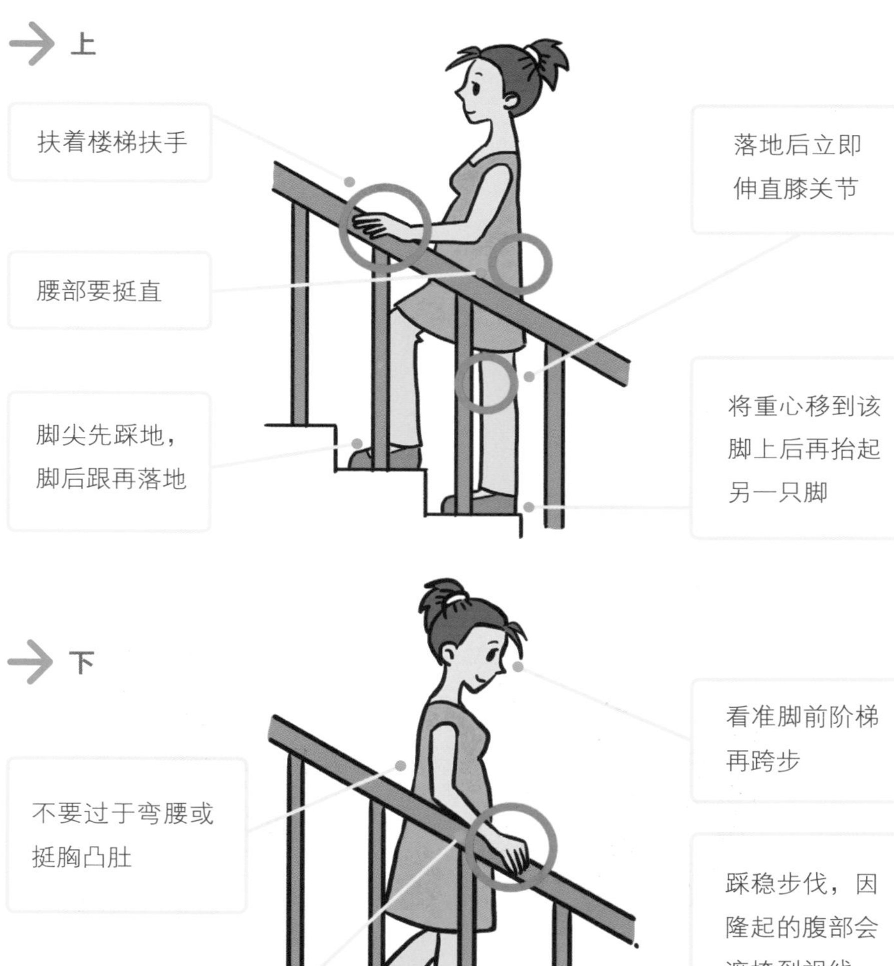

上
扶着楼梯扶手
腰部要挺直
脚尖先踩地，
脚后跟再落地
落地后立即
伸直膝关节
将重心移到该
脚上后再抬起
另一只脚
下
不要过于弯腰或
挺胸凸肚
手要扶着扶手
看准脚前阶梯
再跨步
踩稳步伐，因
隆起的腹部会
遮掩到视线，
所以要确定是
否踩实

家务劳动要注意安全

日常家务劳动既能改善生活环境，又有一定的运动强度，孕期适当做一做是可以的，但孕期身体状态毕竟不同以往，孕妈妈要量力而行，注意安全。比如，洗菜做饭时，手不要直接放到冷水里，最好套上胶皮手套，避免水温低对皮肤产生过分的刺激。

做饭时，厨房要通风环境良好，油烟机排油烟能力要强大，孕妈妈要避免长时间待在厨房里。在做其他家务活时，要尽量缓慢，注意不要压迫腹部，同时要量力而行，不要登高，也不要伸够、搬运重物，避免筋骨损伤等。避开大风、雨雪或者闷热等不良天气出门购物，选择购物地点时，也不要选择路途遥远、嘈杂拥挤的地方。

做家务的正确姿势

保持背部挺直
选择伸手可及的范围
保持背部挺直

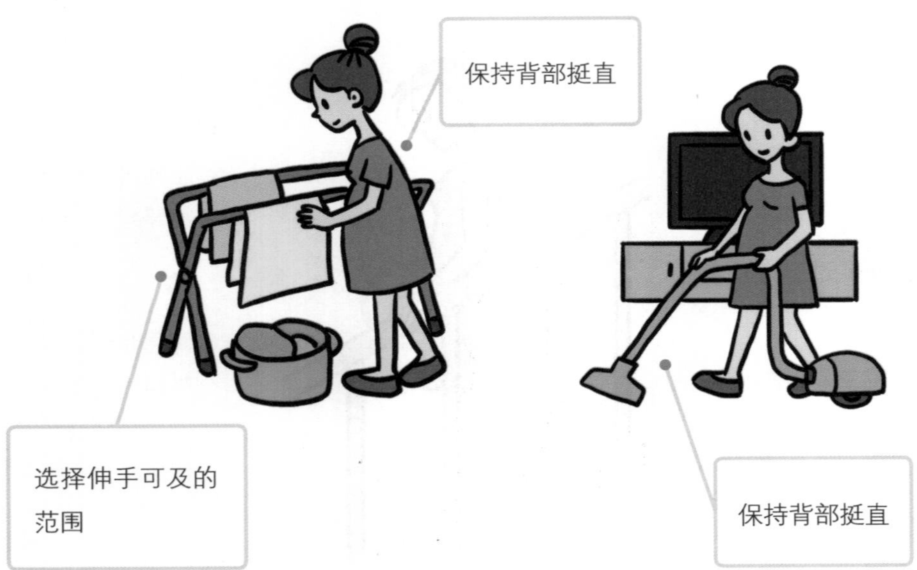

怀孕后开车的安全提醒

开车需要精神高度集中，尤其新手技术还不熟练，所以新手怀孕后一定不要开车。怀孕满 3 个月后腹部开始膨大，急刹车时方向盘容易冲撞腹部，且怀孕期间，人反应会变慢，所以，开车存在安全隐患。另外，开车时总坐着，不利于骨盆和子宫的血液循环。因此，孕妇尽量不开车，尤其是怀孕超过 6 个月的孕妈妈。如果必须开车，一定要注意以下几点。

孕期驾车注意事项

慢速

时速请勿超过 60 公里，避免紧急刹车。只开熟悉路线，而且连续驾驶时间不要超过 1 小时，并且不在交通堵塞的高峰时段驾驶。

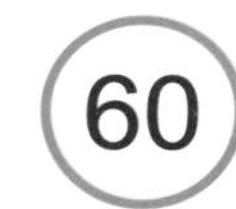

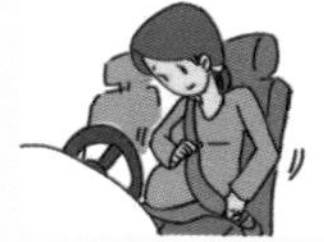

系好安全带

如果不喜欢安全带压迫腹部，可以将安全带从肩胛骨斜穿胸部中央后，避开腹部置于腹部下方。

位置适中

驾驶时身体不要靠方向盘太近，以免撞击时身体撞到方向盘。座椅靠背调节到最舒适的位置，并用靠垫减缓腰部疲劳。

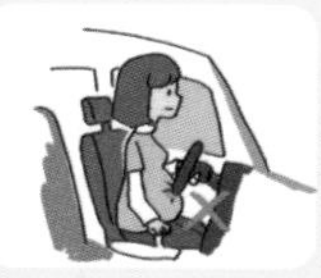

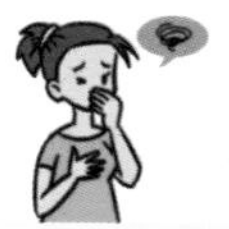

别（少）坐新车

别驾驶或乘坐新车。新购车气味重，可能有甲醛残留，不利于胎儿健康。

双胞胎孕妈妈需要更多照顾

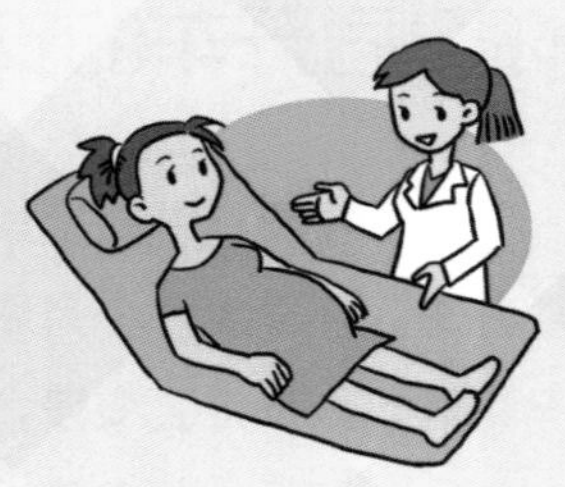

双胞胎的孕育过程比单胞胎要复杂得多，怀孕的风险也加大，因此，一旦怀了双胞胎，孕妈妈对日常起居、产检、饮食、运动等要更加注意。

生活中的特别保健

双胞胎宝宝比一个宝宝对 B 族维生素、钙、铁、蛋白质等营养物的需求更多，为了给胎儿提供足够的营养，双胞胎孕妈妈每天应额外多摄取 300 千卡的热量，并且孕期要更加注意均衡饮食和营养，避免贫血。

双胞胎较单胞胎怀孕的风险高，因此产检必须更谨慎和密集。特别是血压及尿蛋白的部分，是评估是否患有妊娠高血压的依据，平时应该多留意。在怀孕的第 4~6 个月，可能就需要每两周去医院一次，而最后几个月，可能每周都要去一趟医院，甚至需要住院。

孕晚期注意监测胎盘功能，避免胎盘功能不全影响胎儿发育。由于双胞胎较容易早产，所以孕妈妈在日常生活中的活动量必须有所限制，尽量多卧床休息，少提重物，预防早产。

怀上双胞胎，孕妈妈头晕目眩、呕吐、胃痛、失眠、劳累、腹痛、呼吸困难、骨痛、水肿等怀孕反应可能会比一般孕妇大很多。因此家人，特别是丈夫更要特别关爱孕妈妈，帮助孕妈妈做事，如穿鞋袜、走路多搀扶、减少孕妈妈的活动等。

同时孕育两个胎儿，双胞胎孕妈妈心脏的负担更重，血容量增加也比单胎多，妊娠后对叶酸需求更大，为了预防神经管畸形，双胞胎的孕妈妈更应注意叶酸的补充。

可能遇到的困难

1

怀孕症状更加强烈，怀上双胞胎头晕目眩、呕吐、胃痛、失眠、劳累、腹痛、呼吸困难、骨痛、水肿等怀孕反应可能会比一般孕妇大很多。

2

妊娠并发症风险大。相较于单胞胎孕妈妈，双胞胎孕妈妈发生贫血、流产、早产、高血压等妊娠并发症的可能更大，就高血压来说大概有10%~20%双胞胎孕妈妈会出现这种情况，概率是单胞胎孕妈妈的2倍。

3

双胎输血综合征，即TTTS。是指两个胎儿共用一个胎盘的情况下，当一个胎儿需要另一个胎儿输送血液，就可能导致一个胎儿血容量减少，发育受影响；而另一个胎儿获得了过多血液，体重增加。时间一长，使两个胎儿产生很明显的发育差异。

4

提早阵痛、早产。大多数孕妈妈会在怀孕的38~42周生产，而如果怀的是双胞胎，则可能在37~39周生产。早产是大多数多胞胎生产中可能出现的现象。

5

需要剖宫产。由于自然分娩风险大，超过50%怀有双胞胎的孕妈妈要进行剖宫产。

6

可能产后出血。分娩时由于子宫过度伸展，产后容易出血，需要做好高危产妇管理。

孕期保健宜顺应季节特点

一年当中，每个节气的更替都预示着气候的变化，立春标志气候转暖，春季开始；立夏代表气温增高，炎夏即将到来；立秋标志气温转低，进入秋天；大寒是一年中最冷的时候。气候的变化时刻影响着自然界中的万物。怀孕是一个特殊的时期，孕期保健也要顺应四时变化，随季节改变调整饮食、起居、运动、保健等方面，才能够真正做到身体调和平衡，孕育顺利健康。

Spring

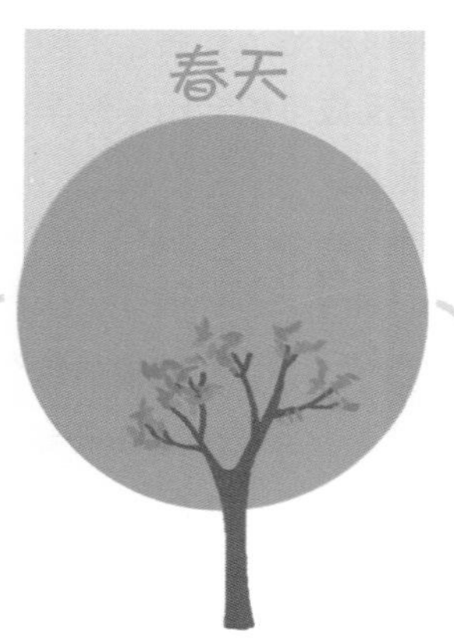

春暖花开防过敏

春季万物生长，阳气向外疏发，肝气最旺，饮食上应减酸增甘，健脾壮阳，注意水分补充。春季，空气中花粉含量高，体质敏感的孕妈妈容易花粉过敏，要特别注意。春季阳光紫外线含量是四季中最高的，孕妈妈还要防紫外线过敏。气候多变的春季，人的心理也容易被干扰，孕妈妈要自我调节情志，保持心情舒畅。容易春困的孕妈妈可早睡早起或午间小睡。乍暖还寒的天气里，孕妈妈还要适当春捂注意保暖，以防感冒。

Summer

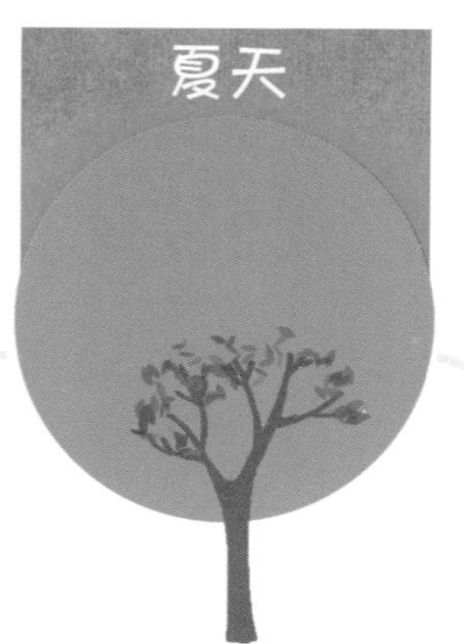

炎炎夏日防中暑

怀孕后由于新陈代谢的原因，孕妈妈本就比较怕热，炎热的夏季对很多孕妈妈都是考验，特别是一些气候炎热的地区。夏季饮食的关键是营养卫生，此外多吃一些清淡、易消化和富含维生素的水果蔬菜清凉解暑，为了防脱水平时可以多饮温开水、绿豆汤、酸梅汤等，少吃冷饮、冰糕类。炎热的天气中孕妈妈的服装款式宜简洁宽松，面料宜轻薄柔软，质地以天然材料为好。住所要保持良好通风，室温最好维持在 25℃ ~30℃，不可过度贪凉，过度调低空调温度或直接对着电风扇吹。孕妈妈中暑对宝宝影响很大，为避免中暑，不要在阳光直射及中午最热的时段外出。外出做好防晒措施，随身携带温水、清热解毒药（如清凉油等）及手机，一旦出现中暑先兆，要立即到阴凉、通风处，松开衣物，多喝水，同时积极寻求他人帮助。夏天出汗较多，要勤洗澡，勤换衣，保持身体清爽。天热体力消耗较大，易疲劳，要保证睡眠。夏季蚊虫多，外出要防蚊虫，尽量不去草丛多的地方，去时要穿长袖衣服。

Autumn

秋天

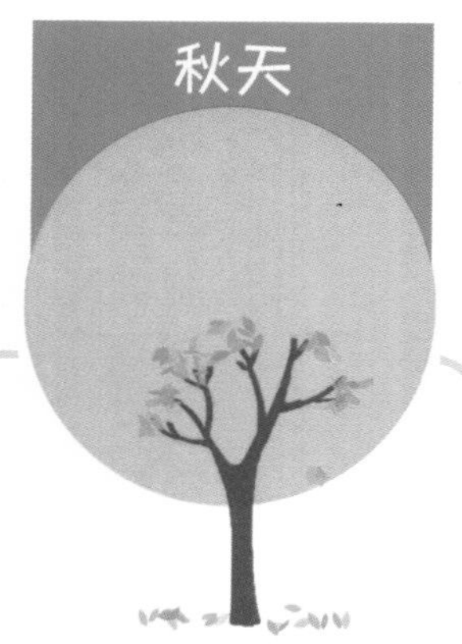

秋风瑟瑟防秋燥

秋季人容易口鼻干燥、咽喉肿痛、大便干结，皮肤变得紧绷，甚至起皮脱屑，这些随秋天而来的身体反应称为秋燥。秋燥最容易伤人的津液，要多喝水，多吃一些有滋阴养肺、润燥生津之功效的蔬菜和水果，如石榴、葡萄、大枣、荸荠等时令水果。另外，还可多吃些蜂蜜、百合、莲子、芝麻、木耳等养血润燥食品。韭菜、大蒜、葱、姜、八角、茴香等辛辣食物、调味品和油炸食品如炸鸡腿，吃多了会助燥伤阴，加重秋燥，要少吃甚至不吃。秋季新鲜瓜果多，但需要注意的是，食用一定要适量，过食或暴食不但影响健康，还增加患上孕期糖尿病的风险。而立秋之后，昼夜温差较大，不宜穿得太多、太暖，但凉了要及时添衣。

Winter

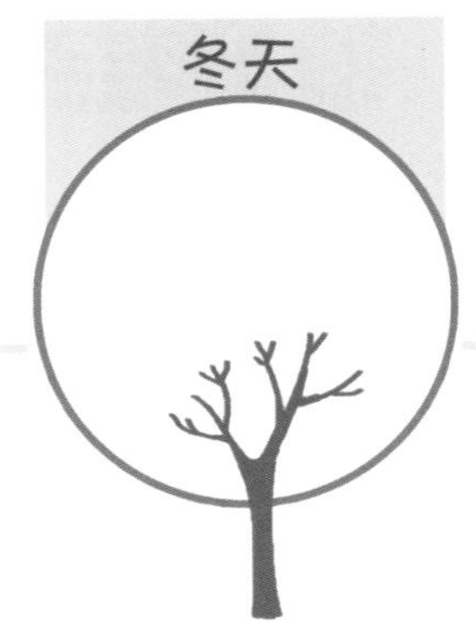

冬季寒冷注意保暖

冬季气候干燥寒冷，孕妈妈要注意防寒保暖。有寒风的日子，孕妈妈最好减少外出，如要外出应注意添加衣服，做好保暖措施。当然，保暖也要适当，在有暖气或者空调的地方，要适量减少衣服，防止身体冷热不适应而感冒。冬季人们经常待在密闭空间中，是各种传染性疾病流行与高发的季节，所以孕妈妈要避免去人群集中的公共场所，在家应开窗通风防室内空气污染。阳光中的紫外线能帮助人体内钙质的吸收，又有杀菌消毒的作用，对孕妈妈及胎儿都有益，所以阳光温暖时，孕妈妈可以到户外多晒晒太阳。

冬季外出多关注天气预报，怀孕后身体笨重，在积雪路面行走容易跌倒，因此要格外小心。天寒地冻时尽量不要外出，必须出行时除戴围巾、帽子、手套保暖外，选择一双保暖性能好、鞋跟高度适宜、鞋底防滑的靴子必不可少，既能防止脚部受凉，又能防跌倒。

室内的湿度以 30%~70% 为宜，一般北方地区冬季降水量少，空气干燥，室内湿度低，可用加湿器来增加空气湿度。

专家诊室

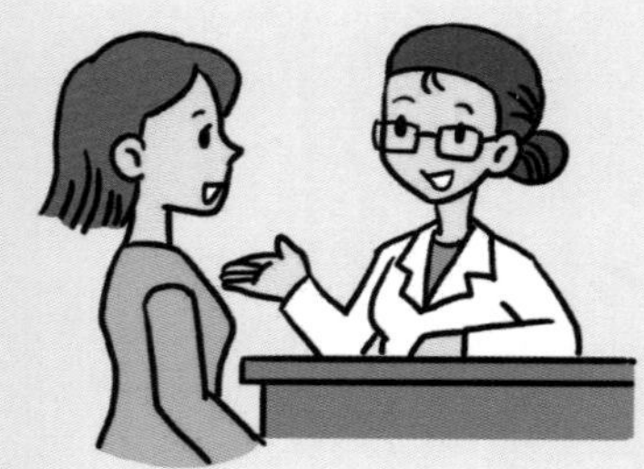

Q 怀孕中期需要大口大口地呼吸，有点缺氧的感觉，也怕宝宝缺氧，去检查了自己身体也没有什么问题，这是怎么回事呢？

A：这种情况的孕妈妈应该先去内科查一下，排除疾病因素。如果身体健康，可能就是怀孕后正常代谢比平时多了一点，同时子宫上升以后使得膈肌上抬，膈肌上升以后心脏需氧量更大一点，所以一般怀孕以后就容易感觉缺氧，在室内容易感觉憋气。这种情况可以通过生活习惯、睡眠、休息调节一下。

我自己就是这样的，怀孕的时候就憋气，老想开窗。而且不仅我这样，我们同事也这样，老想把窗户开着通风，即使寒冬腊月，窗户都一定要开着。

孕期“性”福

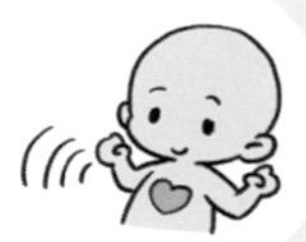

怀孕并非疾病，孕期有性欲，说明孕妈妈健康。适宜的性生活不仅有益夫妻双方情感的交流与和谐，也有助于孕妈妈情绪稳定，有利于胎儿成长。

孕早期应节制性生活

孕早期胎盘未完全形成，胚胎和胎盘在子宫内处于不稳定状态，最容易引起流产，所以最好节制性生活。

性生活过程中宜选择和缓的方式和动作，避免过于激烈、频繁，避免压迫到孕妈妈的腹部。如果孕妈妈由于早孕反应和其他不适导致性欲和性反应减弱，准爸爸要尊重和体谅妻子。

孕早期的性生活

孕中期可以快乐放松地适度性生活

孕中期胎盘已形成，宝宝在子宫内处于相对稳定的状况，流产的危险性减小。这个时期只要注意维持子宫的稳定，保护胎儿生长和发育的正常环境，孕妈妈是可以进行适度性生活的。

孕晚期不宜性生活

孕晚期孕妈妈膨胀的子宫对任何外来刺激都非常敏感，性快感可使子宫收缩，引起早产或产后大出血。而且性生活容易使胎膜早破、羊水感染，有研究发现早期破水的病例中，有 70% 的孕妈妈在之前 24 小时内有过性生活。性生活会将细菌带入阴道，会导致分娩后子宫腔创面的感染。调查证实，在产褥期发生感染的妇女，50% 在妊娠的最后 4 周有过性生活；而分娩前 3 天有过性生活的妇女中 20% 可能发生严重感染。另据国外的调查统计：分娩前最后一个月内，每周有一次或多次性生活的孕妇所生婴儿，感染疾病后死亡率高达 11%，而未进行过性生活的孕妇的新生儿疾病感染死亡率仅 2.4%。且新生儿罹患呼吸系统疾病、黄疸和窒息的比例也是未过性生活孕妇所生婴儿的 2 倍。所以，孕晚期，尤其是临近预产期，是不建议孕妈妈过性生活的。

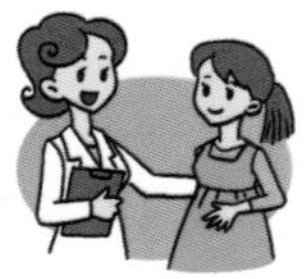

专家解说 expert interpretation

有下列情形之一孕期应暂停性生活

- 孕妈妈有习惯性流产史。
- 孕妈妈子宫颈闭锁不全。
- 孕妈妈曾产前出血或胎盘前置。
- 孕妈妈有流产征兆、早产历史或早期破水。
- 孕妈妈有不宜过性生活的疾病，如心脏病、阴道炎。
- 准爸爸有性器官的疾病而又不愿使用避孕套。

安全性生活提醒

性交前孕妈妈要排尽尿液、清洁外阴，准爸爸要清洁外生殖器。结束后孕妈妈应立即排尿并洗净外阴，以防感染。

准爸爸动作轻柔，选择不会压迫、撞击孕妈妈腹部的姿势。插入不宜过深，频率不宜太快，性交时间不宜太长，以免强烈刺激到子宫。

精液中的前列腺素会刺激子宫收缩，最好使用避孕套或做体外排精。

给准爸爸建议：孕期是女性一生中的特殊阶段，如果准爸爸能够温柔且有耐心地体谅孕妈妈的压力和不适，调节自己的性需要，找出令夫妻双方都能满足的性爱方法，一定会让夫妻生活更加和谐。

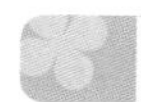

适合的体位

	初期	中期	晚期	特别提醒
正常位	适宜	不宜	不宜	应插入较浅，避免直接刺激宫颈口
前侧位	不宜	适宜	适宜	应插入较浅，避免直接刺激宫颈口
后侧位	不宜	适宜	适宜	优点在于不对女方腹部造成任何压力，对于孕晚期的妇女特别适用
女上位	不宜	不宜	不宜	不适合，插入过深，增加感染的风险
坐入式	不宜	适宜	不宜	适合腹部不太大的时期
后入式	不宜	适宜	不宜	孕中期谨慎进行。男性上身体重应由自己腿部支承，不可过分前倾，动作宜小，以防女方腹部受压
屈曲式	不宜	不宜	不宜	不适合孕期进行

孕晚期是宝宝为自己出生做最后准备的时期，孕妈妈肚子会越来越大，甚至可能会影响到日常起居，此时一定要注意安全。另外，随着预产期的接近，还要从心理上、物质上做好分娩准备。

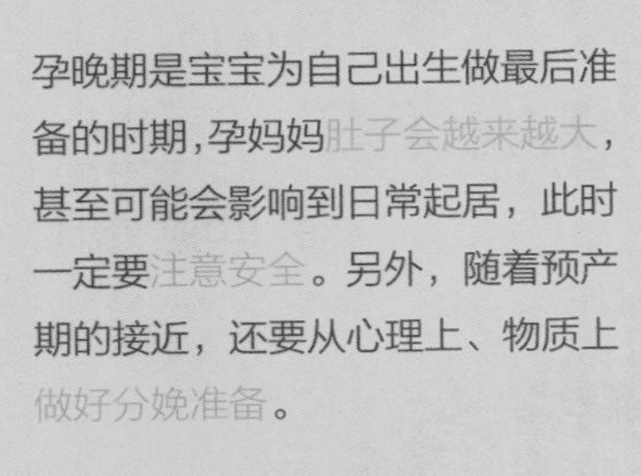

可以为即将出生的宝宝准备婴儿用品，也要为产后顺利进行母乳喂养护理乳房。

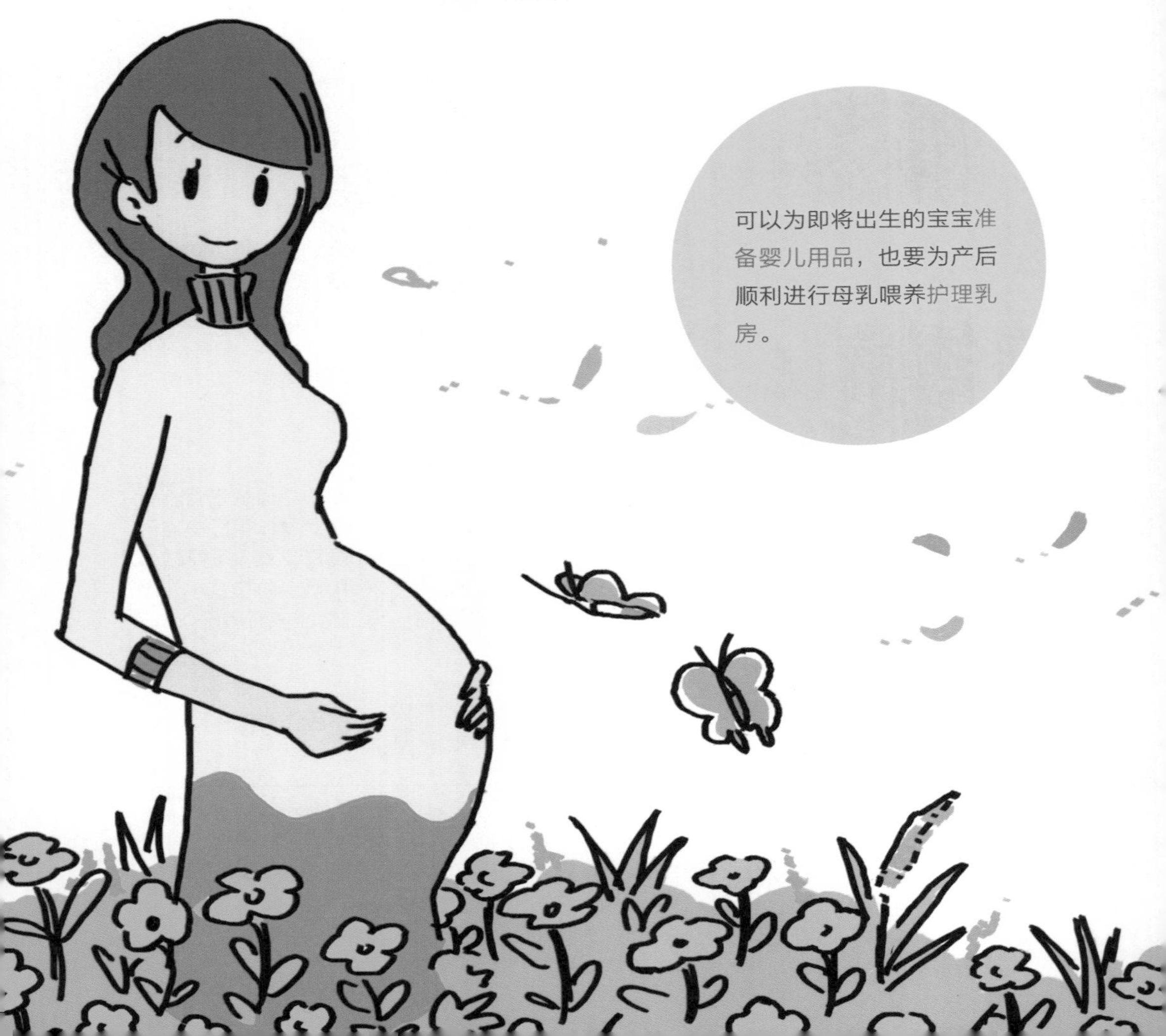

Chapter3

孕晚期

即将分娩

孕妈妈和胎儿变化及产检

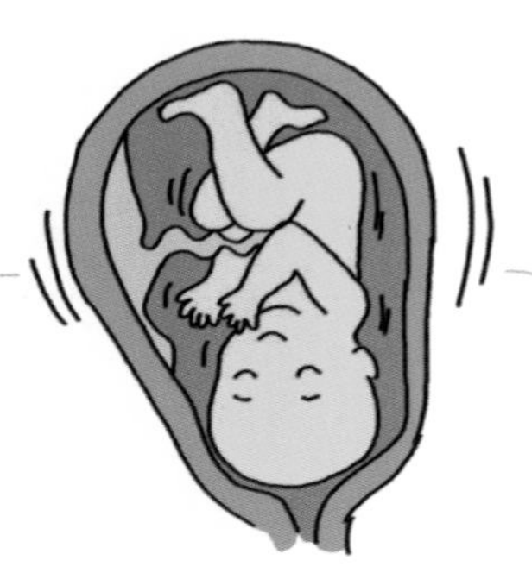

胎儿各项器官加紧发育，为子宫外生活储备能力

28~32 周： 内脏器官近乎完全形成，肺和胃肠功能接近成熟，具备一定的呼吸和消化功能。宝宝越来越大，子宫相对地变小了，前期非常活跃的胎动现在明显减少。

32~36 周： 宝宝已有完整的、能调节出生后体温的皮下脂肪；内脏功能、肺部机能调整完成，能适应子宫外的生活；头部朝下进入骨盆。

36~40 周： 宝宝内脏、肌肉、神经等非常发达，已完全具备在母体之外生活的条件，但后成熟的肺部，要在宝宝出生后几个小时内才能建立起正常的呼吸模式。为了分娩时宝宝顺利地通过狭窄的产道，虽然大部分骨头都在变硬，但是头骨还相当软，没有完全闭合。

身体为分娩做准备，孕妈妈的不适增加

孕晚期随着宝宝的发育，子宫迅速膨大，这会影响到孕妈妈的内脏功能，心、肺被挤压，令孕妈妈感到憋闷、呼吸不畅；胃部被挤压，食欲和消化受到影响；压迫膀胱，导致尿频、尿失禁。至孕34周左右后，宝宝头部开始下降，孕妈妈会感觉呼吸和进食轻松了，但尿频、尿失禁现象却未改善。而且随着临产期的接近，体重逐渐增加，腰部支撑压力和双腿负担加重，孕妈妈可能出现腿部痉挛及腰背部疼痛。

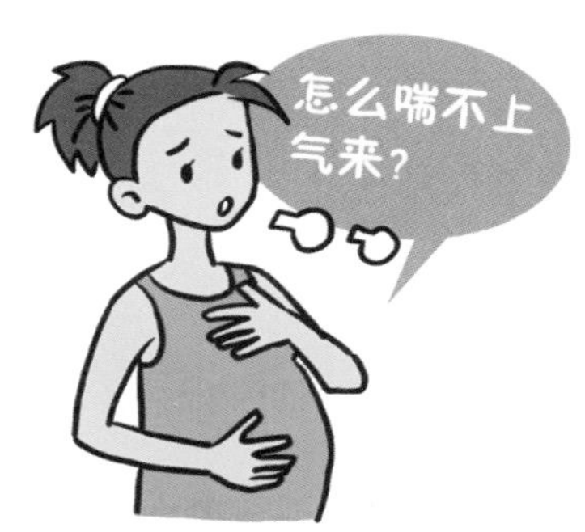

孕晚期产检是宝宝安全顺利出生的保障

孕晚期的产检内容除了常规孕期监护，如宫高、腹围、胎心、血压、体重、尿常规及查有无水肿等外，还有一些是为确定分娩方式、帮助顺利分娩而进行的检查，包括触摸胎位、阴道检查、骨盆测量、心电图等。从30周开始，每两周产检一次（30、32、34、36周），36周后每周产检一次（37、38、39、40周）。

触摸胎位

胎位对分娩影响非常大，28周前胎儿还较小，在子宫内的活动范围大，胎儿位置经常变换。32周后胎儿变大，胎儿在子宫内的活动空间相对变小，胎儿的姿势、位置会相对固定。孕晚期通过触摸法评估胎位，是顺利分娩的保证。

胎儿处于什么姿势

头位（头朝下）

有 95% 的胎儿在出生前会选择这一方位，这也是大自然造物的神奇。如果胎儿的背部朝向孕妇的腹部，叫作“枕前位”，这是最理想的分娩姿势；如果胎儿的背部朝向孕妇的脊柱，称为“枕后位”，这种姿势在分娩时可能需要产科医生手动来转动胎位以利于分娩。

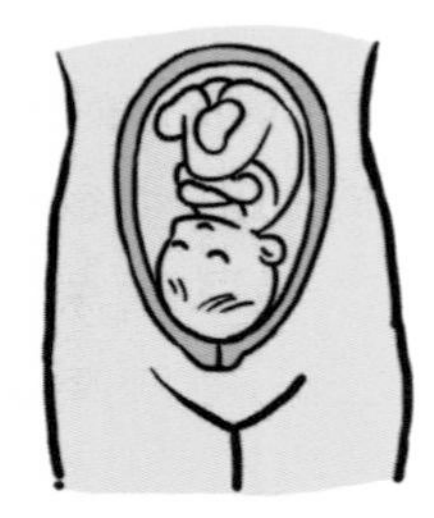

臀位（臀先露）

有 4% 的胎儿臀或者脚向下，称为臀位。在我国，为保证母婴安全，大部分医院会采取剖宫产。孕妇可以通过针对性运动，尝试调整胎儿的姿势。需要注意的是，如果分娩前孕妇出现了先破水情况，往往比头位的要危险。因为一旦破水，由于没有胎头抵住宫颈，羊水会快速流出，在宫口未开或未开全的情况下，可能需要采取剖宫产。

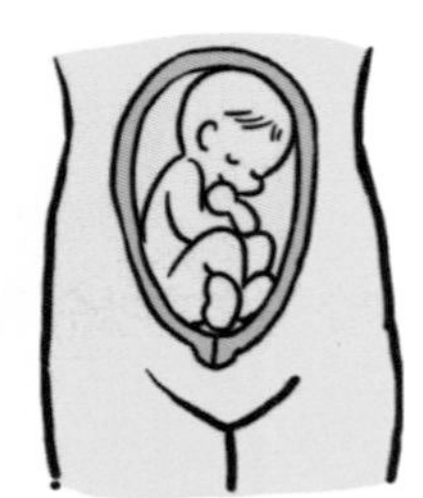

横位

有 1% 的胎儿是横卧于子宫里的，这种胎位叫横位或斜位。这样的位置胎儿是不能经阴道正常分娩出的。但是可以在 32 周后用翘臀法来尝试改变胎位。

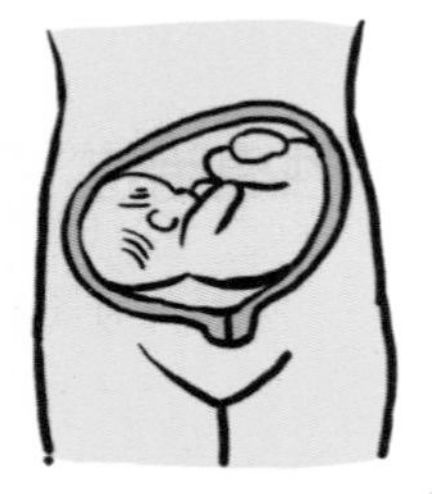

阴道检查

阴道检查也叫内诊，主要是对宫颈、阴道、外阴进行检查，从外而内，先是看外阴，然后检查阴道、宫颈和白带。孕初期和孕晚期都会进行阴道检查，孕晚期检查的目的在于通过检查阴道有无湿疣、血管扩张、阴道畸形等异常，以判定是否适宜采取阴道分娩方式。而且阴道也是产道，通过白带检查可防范胎儿通过产道时被感染。至于临产前的阴道检查则是检查子宫口是否张开，以备宝宝顺利娩出。

骨盆测量

骨盆足够大，能够容纳胎儿，是阴道分娩的首要条件。具有经验的医生通常在做阴道检查时，顺便用手测量一下孕妇的骨盆，就能完成这项检查工作。为了得出更准确的数值，有时医生也会借助 X 射线来测量骨盆，以估计胎儿是否能够经阴道顺利分娩。

心电图检查

一般在 32~34 周进行。这项检查的目的主要是了解孕妈妈有无心脏病及心脏负担情况，排除心脏疾病，确认孕妈妈身体是否能够承受分娩的负担。

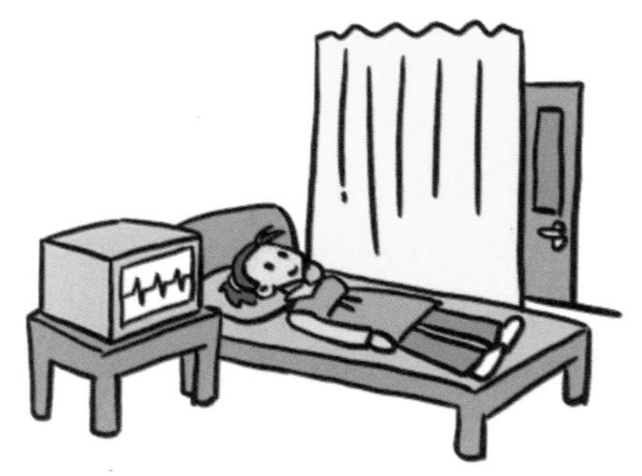

专家诊室

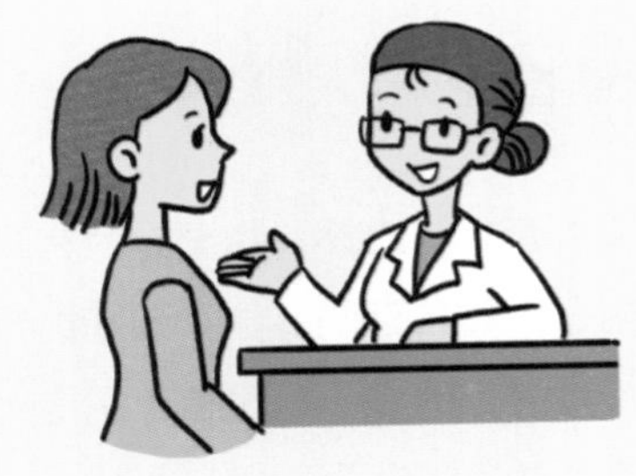

Q 30 周 +6 天的时候，有了宫缩，而且越来越严重，很难控制，这怎么办啊？

A：那就需要住院保胎了，在大夫监控下吃药、输液。

其实，宫缩跟妈妈的心情太有关系了。我的一个朋友，她在大排畸的时候发现孩子有问题，晚上就担心得几乎没有睡着觉，于是就发生宫缩了。第二天她打电话给我，我帮她找了一个认识的大夫又看了看 B 超单，那位大夫说孩子很健康没什么事。听到这个消息，她的宫缩就越来越轻了，没有吃药也没有输液就好了。

Q 脐带绕颈反方向转动能把他转回来吗？

A：不会，别做这些傻事啊，子宫过度受刺激会造成子宫收缩的。通常情况下脐带绕颈是因为脐带比较长，有一定长度才会绕呢，一般绕一周两周，一周的比较多，两周的也有，三周的很少，但是也有不绕颈的，不管是否脐带绕颈，也不管绕几周，孕妈妈都不必担心。因为在分娩过程中大夫会密切关注胎儿的情况，用胎心监护仪来检测胎心变化情况。一般情况下，胎儿脐带绕颈的孕妈妈也能正常分娩，但有的产妇在产程中胎心有变化，大夫很可能会劝她做剖腹产，这要听大夫的。在临床上，我经常遇见脐带绕颈的病人顺产。我自己也是，当时我女儿脐带绕颈一周，我也正常分娩了。

已经 32 周 +5 天了，宝宝双顶径 77mm 符合 30 周数据，股骨长 63mm，头小腿长，医生说如果足月了双顶径还不到 85mm 的话，不排除畸形智力问题。我们该怎么办?

A：没有其他办法，就是 B 超复查。前不久我的一个病人，都 32 周了，胎儿四肢短小，不排除宫内感染，只能引产了。类似于这种，我们应该追查原因。我一个朋友的孩子，她当时筛畸的时候都没什么事，是胎心监护时发现的问题，胎心监护特别平直，孩子是濒临死亡状态。如果不马上剖出来，孩子必然死亡；而且孩子还可能畸形，腹围超大很多。后来是在我们医院做的剖腹产，但孩子没能保住。事后追查原因，可能是弓形虫感染。他们家养了一只老猫，就在胎儿发现问题的前一段时间，老猫一直流鼻涕，可能就是猫被感染了，而猫又感染了孕妇，虽然孕妇当时没有任何的症状，但胎儿已经被感染了。

我们的孕妇有很多是非常有爱心的动物保护者，而我想说的是，在保护动物的同时，请先保护好腹中的胎儿，做好防御措施；尽管你的身边可能没有感染弓形虫的孕妇，但并不代表危险不存在。

合理营养，控制体重

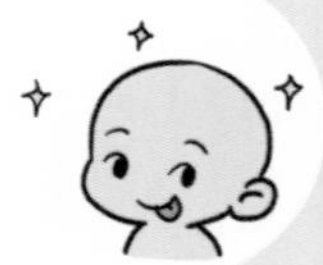

孕晚期是胎儿生长最快的阶段，如体重增长过快会使胎儿成为巨大儿，增加难产风险。所以孕晚期应从饮食控制开始，避免体重过快增加。

孕晚期饮食建议

孕晚期宝宝生长很快，对能量的需求达到高峰，这时孕妈妈需要为分娩和哺乳储备能量，所以孕晚期营养较孕中期应有所增加和适当调整。但此时如进食过多，导致营养过剩、体重超标，有可能引发妊娠期高血压、妊娠期糖尿病等并发症，增加孕育巨大儿的概率，增加分娩难产和剖宫产概率，得不偿失。

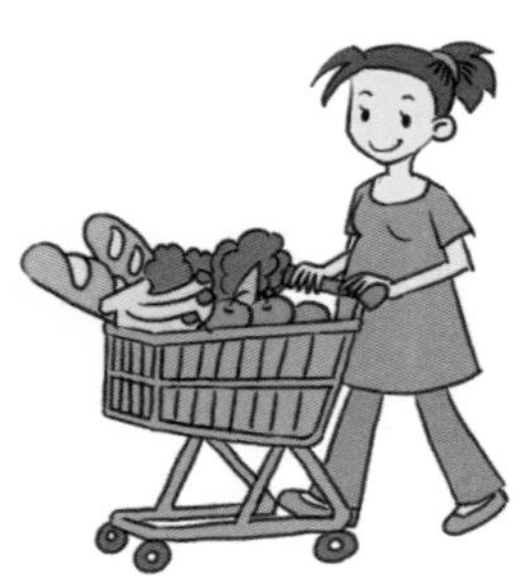

孕晚期饮食管理要诀

- 增加鱼、禽、蛋、瘦肉、海产品的摄入。
- 补充脂肪酸和 DHA。
- 多吃矿物质含量丰富的食物。
- 补充维生素和纤维素。
- 膳食多样化，少食多餐。
- 营养供给要适度，避免胎儿过大，造成分娩困难。
- 控制盐分的摄入。

多吃促进乳房发育的食物，为哺乳做准备

为了满足产后母乳喂养的需要，孕晚期孕妈妈要注意补充有助于乳房发育的食物，促进乳房第二次发育。

有助于乳房发育的食物

食物	作用
大豆	大豆和由大豆加工而成的食品中含有异黄酮，这种物质能够降低女性体内的雌激素水平，减少乳房不适。
银耳、黑木耳、香菇	能增强人体免疫能力，有较强的防乳腺癌作用。
海带	缓解乳腺增生，降低乳腺增生的风险。
坚果	丰富的维生素 E 能让乳房组织更富有弹性。
鱼类及海产品	有保护乳腺的作用。
牛奶及乳制品	有益于乳腺保健
玉米	能促进乳房丰满

玉米木瓜汁：木瓜去核去皮切粒，与玉米粒按 1∶1 的量，加鲜奶适量放入豆浆机搅打即可，可根据口味加适量糖调味。

花生红枣黄豆汤：花生、黄豆、红枣按 1∶1∶1 的比例混合，加适量水熬煮 1 小时左右即可。

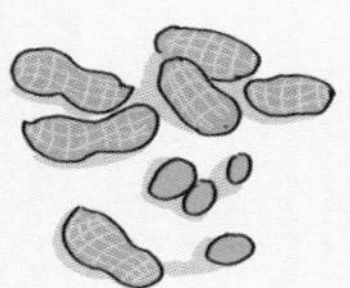

多吃含锌食物，分娩更顺利

分娩时如果子宫收缩有力，能帮助胎儿从子宫腔中娩出，缩短产程，减少分娩痛苦。研究证明，锌可以极大地增强促进子宫肌收缩的酶的活性，对分娩有很大影响。所以为了顺利自然分娩，孕晚期应多吃含锌量高的食物。

富含锌的食物
动物性食物类
牛肉
猪肉
羊肉
肝脏
蛋类
海产品类
牡蛎
鱼
紫菜
蛤蜊
豆类食物类
黄豆
绿豆
蚕豆
坚果类
花生
核桃
栗子
水果类
香蕉
苹果
蔬菜类
蘑菇
卷心菜

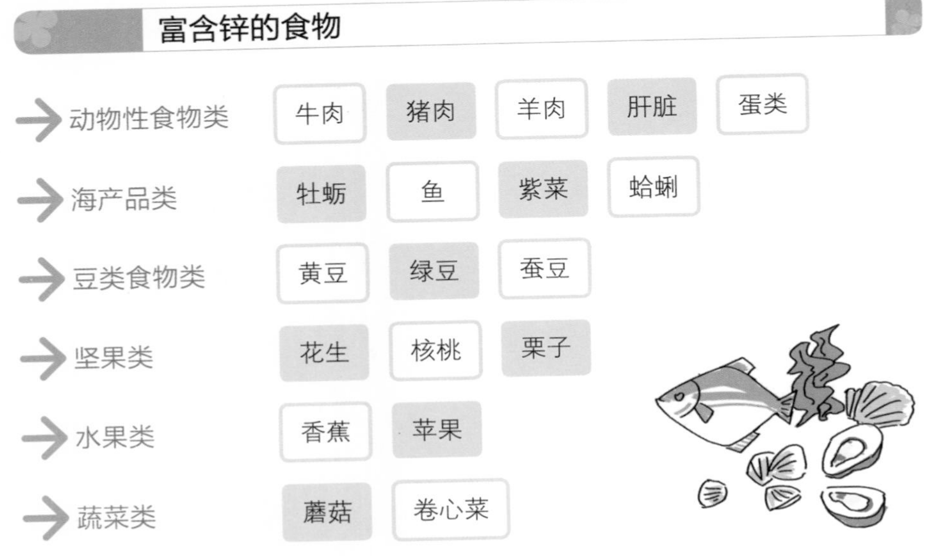

牡蛎——含锌最高食物

每百克牡蛎含锌为 100 毫克，孕妈妈可常吃牡蛎。

苹果——补锌益智果

苹果富含锌、碳水化合物、多种维生素等营养成分。孕妈妈如果每天吃 1~2 个苹果，就可以满足锌的需要量，有利于胎儿大脑皮层边缘部海马区的发育，能提高胎儿出生后的记忆力和智力。

孕晚期一天食谱推荐

孕晚期由于子宫增大挤压内脏器官，使胃肠蠕动减弱，影响胃肠道功能，因此一定要在营养均衡和能量供给的前提下，保证饮食质量和易消化程度。下面是孕晚期一天的饮食餐单，供孕妈妈参考。

早餐：三鲜蒸饺＋豆浆＋鸡蛋＋鲜橙

加餐：花生适量

午餐：米饭＋菠菜粉丝＋清蒸带鱼＋牡蛎紫菜汤

加餐：香蕉苹果奶

晚餐：炸酱面＋蒸鸡腿＋翡翠黄瓜

加餐：牛奶

孕晚期膳食要满足胎儿快速生长发育的需要，必须保证质量、品种齐全。但孕晚期体重不能过度增加，所以上面的餐单荤素兼备、粗细搭配，只在孕中期的基础上适当增加热能、蛋白质和必需脂肪酸的摄入量，限制了糖类和脂肪的摄入，并严格控制正餐之间的点心，以水果、牛奶、坚果为主，既保证了孕晚期必需的营养，又避免了淀粉和高油脂的食物摄取过多，导致体重增加。

孕晚期随着胎儿发育加快，妈妈的体重也会迅速增加，能量、蛋白质是体重增加的物质基础。所以孕晚期需增加鱼、蛋等富含优质蛋白的食物的摄入，其中鱼类除了提供优质蛋白质外，还可提供对胎儿脑和视网膜功能发育极为重要的 n-3 多不饱和脂肪酸。蛋类中的蛋黄则是卵磷脂、维生素 A、维生素 B_2 的良好来源。孕晚期饮食要保证每天 1 个鸡蛋，每周 2~3 次鱼类。

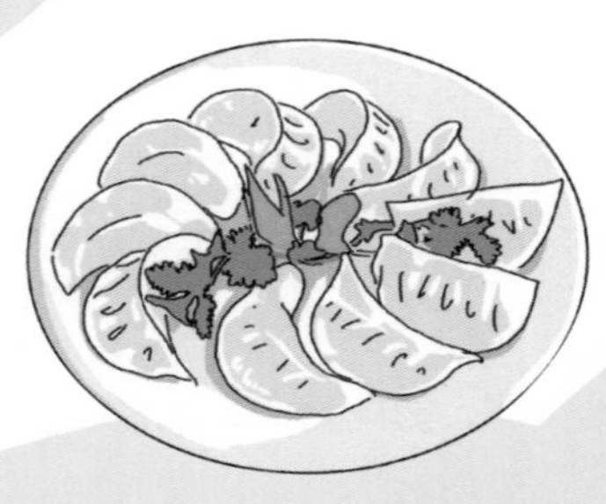

三鲜蒸饺

材料：面粉500克，猪肉400克，海米、水发海参、木耳、水发干贝各50克，葱末300克。

调料：酱油、香油、姜末、盐各少许。

做法：①面粉倒入盆内，加开水搅匀，调成烫面面团，揉好后搓条，下剂子，擀成圆片。②猪肉切小丁，加姜末、酱油、盐搅匀，放入切碎的海米、海参、干贝、木耳拌匀，加香油、葱末成馅。③左手托皮，右手上馅，包入馅心，捏成月牙形饺子，上笼屉，大火沸水蒸15~20分钟。

功效：富含蛋白质、碘、碳水化合物，可健脾开胃，增加孕产妇体力。

菠菜粉丝

材料：菠菜300克，粉丝150克。

调料：蒜末、盐、油各少许。

做法：①菠菜洗净切段；粉丝用温水泡软，切段。②菠菜段、粉丝段入沸水焯一下，捞出沥水，装盘。③锅内放少许油，烧至六七成热，放蒜末、盐煸出味，浇在盘上，吃时拌匀。

功效：富含维生素、矿物钙、纤维质等营养成分，可以促进胎儿生长发育、安胎养胎、增强疾病抵抗力及治疗缺铁性贫血。

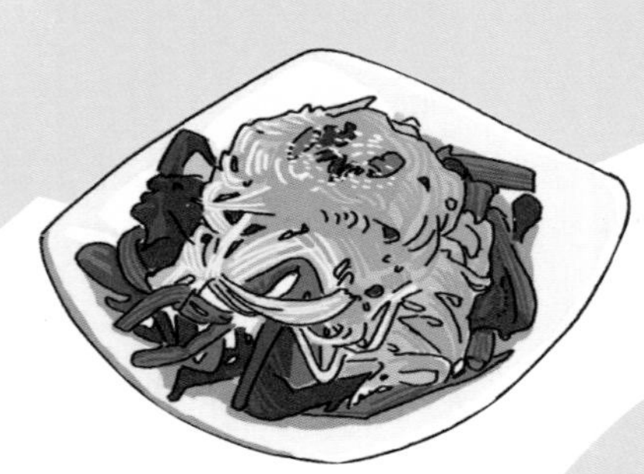

牡蛎紫菜汤

材料：牡蛎50克，紫菜少许。

调料：盐、葱段各适量。

做法：①牡蛎洗好，入沸水锅氽熟捞出控水，氽牡蛎的水留下备用。②锅内加适量氽牡蛎的水烧开，放牡蛎、紫菜，再开锅后，加盐调味，撒上葱段即可。

功效：富含多种氨基酸、维生素及锌、铁、铜、碘、硒等微量元素，能平肝潜阳、滋阴益血、养心安神。主治孕期失眠、眩晕耳鸣、自汗盗汗、胃痛泛酸，对妊娠糖尿病有一定的疗效。

清蒸带鱼

材料：带鱼1条，熟香菇片适量。

调料：葱段、姜片、葱丝、姜丝、花椒、八角、盐、香油各适量。

做法：①带鱼刮腹洗净，鱼身两侧斜剞“十”字花刀，再切段，用盐、鸡精稍腌渍，加花椒、八角、葱段和姜片。②入蒸笼置大火蒸10分钟取出，拣去花椒、八角、葱段和姜片。③将鱼汁倒入炒锅烧沸，加盐后淋到鱼上，再撒上葱丝、姜丝、熟香菇片，淋上香油即可。

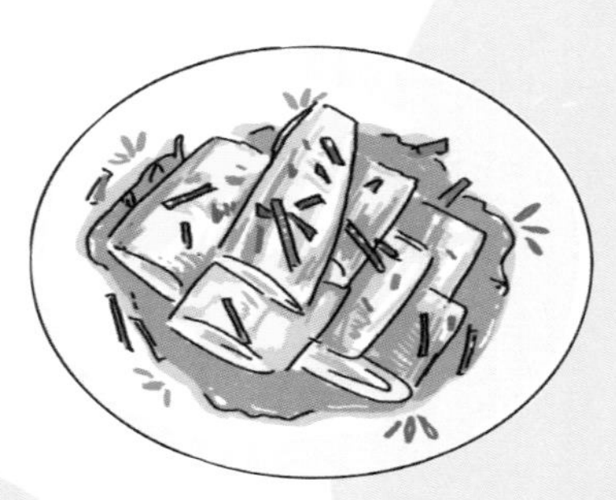

功效：富含B族维生素、镁元素等，可养肝补血、补益五脏，有利于预防妊娠高血压等疾病。

香蕉苹果奶

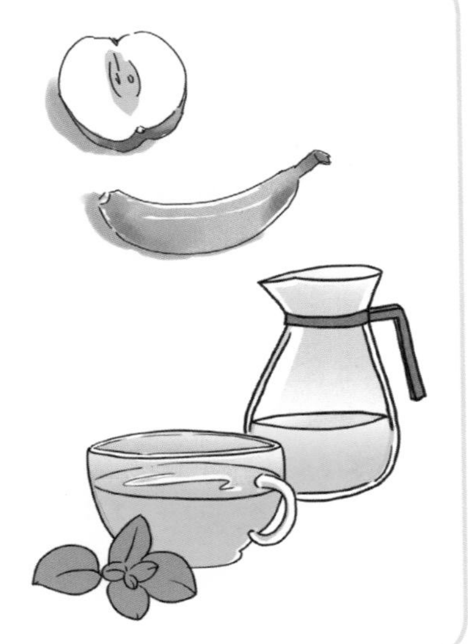

材料：香蕉 1 个，苹果半个。

调料：牛奶适量。

做法：①香蕉剥皮切块。②苹果洗净，去核去皮，切成块。③香蕉、苹果块、牛奶混合在一起放入搅拌机里，搅成奶汁即可。

功效：含有丰富的维生素及钙、磷、铁、钾等矿物质，具有很好的养颜润肤、祛斑作用。

炸酱面

材料：面条 250 克，猪肉丁 150 克，黄酱 40 克。

调料：葱末、黄酒、香油、植物油、白糖、酱油各适量。

做法：①炒锅加油烧至五成热，放葱末，煸出香味，再放猪肉丁煸炒片刻，加黄酱、黄酒煸炒。②炒至猪肉丁熟，待肉与酱分离时，加白糖、清汤少许，再续炒片刻，淋上香油。③开水锅下面条，面条熟后盛入大汤碗内，加入炸酱即可。

功效：富含蛋白质、脂肪、碳水化合物和膳食纤维，易消化，有改善孕产期贫血、增强免疫力、促进营养吸收等功效。

翡翠黄瓜

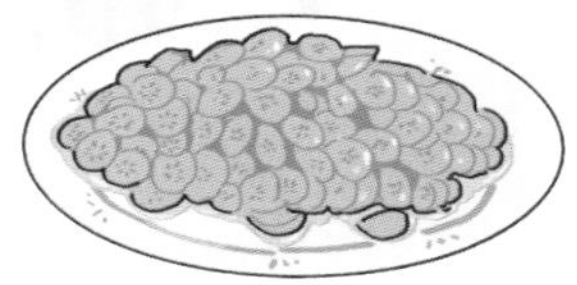

材料：黄瓜 150 克。

调料：蒜末、香油、白醋、酱油、盐各适量。

做法：①黄瓜洗净，切去头尾，顺长切成两半，剖面朝案板，用刀背拍打至黄瓜脆裂，斜刀切成块。②切好的黄瓜块放入碗中，滴入白醋，加入盐拌匀后捞出控水，放在盘中。③蒜末、香油、酱油调成味汁，浇在黄瓜上，拌匀即可。

功效：富含维生素，可清热利水、解毒消肿、生津止渴、有效缓解孕吐。

蒸鸡腿

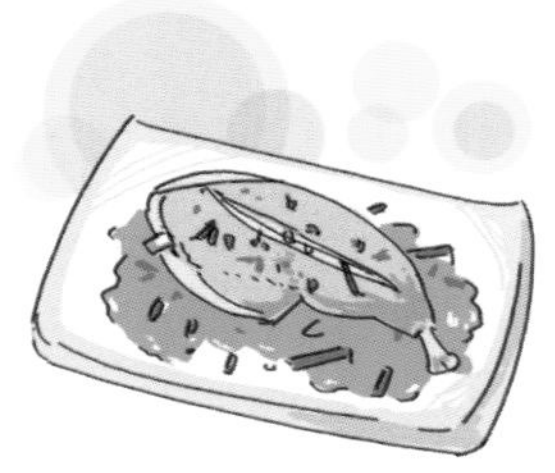

材料：鸡腿一个。

调料：料酒、生抽、姜末、葱末、盐各适量，白糖、孜然粉、香油各少许。

做法：①鸡腿洗净沥水，并在鸡腿上剖开一刀，方便入味。②用盐、白糖、料酒、生抽、孜然粉、香油、姜末、葱末涂抹在鸡腿上，腌渍 20 分钟以上。③腌好的鸡腿放入高压锅中，上汽后蒸 10 分钟即可。

功效：鸡腿肉中蛋白质的含量比例较高，有增强体质、益肝强肾、滋阴养血的作用，适用于脱肛、痔疮、子宫脱垂、血虚头晕等症。

专家诊室

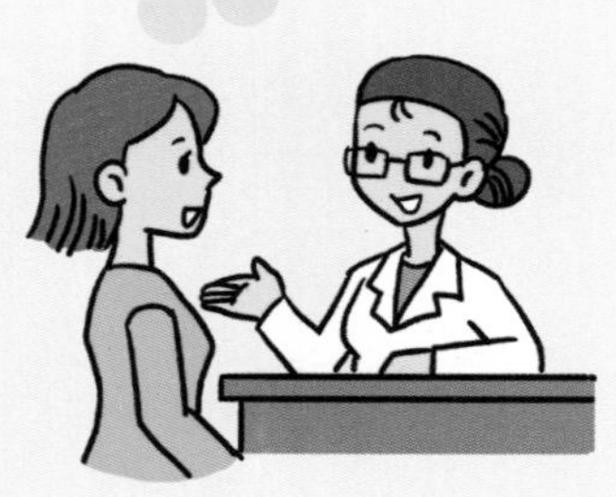

Q 怀孕后需要进补什么吗？我看到很多人说孕期吃燕窝对孩子好。

A：我不建议大补，一般是正常饮食就可以了。有的人说吃什么补品孩子皮肤好、聪明啊什么的，其实孩子的皮肤大多遗传自父母，智力则既有先天遗传因素也有后天的教养环境影响。至于孕期，孕妇能吃进去饭菜，不挑食不偏食，保持营养均衡，对孩子就有好处。有些补品吃了不但对孩子没有好处，甚至还有坏处。

Q 素食者如何保证孕期营养？

A：不必改变饮食原则，素食妈妈也可以生下健康的宝宝。但比起吃肉的妈妈，素食妈妈在用心搭配饮食时更要注意几点：可以多摄入各种豆类，以保证足够的蛋白质；增加奶摄入量以及非乳制品钙源食品，如深绿叶蔬菜、芝麻、杏仁、豆制品等，以满足钙的需要，为了保险起见，还可在医生指导下补充钙制剂；素食者容易缺维生素 B_{12}，除增加富含维生素 B_{12} 的食品，如豆奶、麦片外，还要补充维生素 B_{12}、铁、叶酸制剂；为保证维生素 D 的摄入量，要多晒太阳并进食强化维生素 D 食品，如牛奶和添加了维生素 D 的豆奶，或服用维生素 D 补充剂。

运动，让分娩更容易

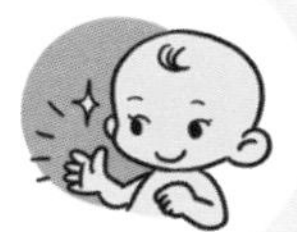

有些孕妈妈因为担心提前生产，孕晚期就不敢随便活动，停止了之前从事的一切工作和家务，一味地卧床休息，不参加任何活动。其实，这样做可能导致胎儿过大，造成分娩困难，不但没有必要，甚至危及母婴健康。事实上孕晚期注意劳逸结合，适量运动和劳动是很有必要的，能增进肌肉力量，促进机体新陈代谢，有利于缩短产程，从而顺利分娩。

瑜伽静坐：最好的放松

在大多数孕妈妈看来分娩都是一个艰难的考验，因此感到恐惧、紧张和不安，这很正常。瑜伽能帮助人们调节身心，尤其像瑜伽的静坐，不但能减缓身体的不适，还能平稳情绪，对孕妈妈更放松地面对分娩很有帮助。需要注意的是，练习时应动作舒缓、舒适，注意自我保护，避免摔跤、碰撞腹部，练习时如有不适立即停止，而且最好是能有专业人士在旁指导。

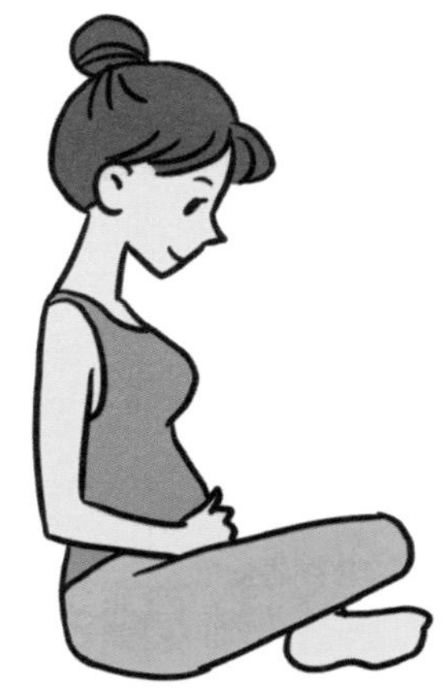

腹式呼吸改善心肺功能，调适心情

孕妈妈坐在椅子上，让背部挺直紧贴于椅背上，膝盖立起，全身放松，双手轻放于腹部。

如何吸气和呼气

吸气

嘴巴闭紧，用鼻子深长而缓慢地吸气，吸气时让横膈膜下降，腹部慢慢鼓起，不是胸部膨胀。越慢越好。全身要放松，肩膀不能抬。

呼气

胸部保持不动，最大限度地向内收缩腹部，把气流从嘴里长长地呼出来。呼气时应比吸气更缓慢。

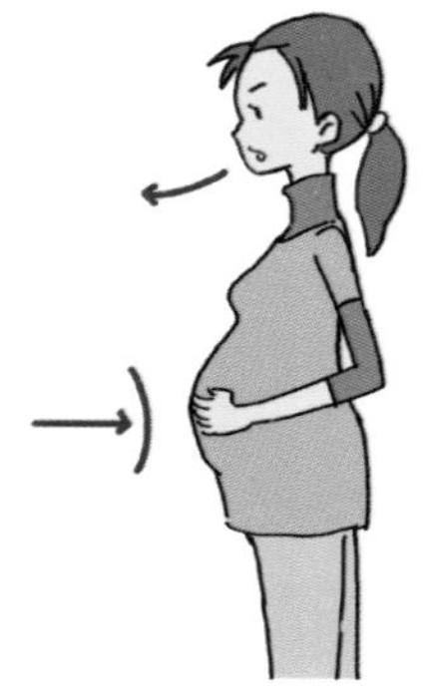

练习腹式呼吸需要心情平静、呼吸均匀，因为可以随时随地进行，因此它是最便捷的活动身体的方法。需要注意的是，用腹式呼吸法，呼吸时让横隔膜下降，把脏器挤到下方，因此是肚子膨胀，而不是胸部膨胀。腹式呼吸可以每天在早上起床前、中午休息时、晚上睡觉前各做一次。

专家解说 expert interpretation

妊娠第七个月后期，孕妈妈就可随时随地练习腹式呼吸法了。腹式呼吸法能扩大肺活量，让宝宝得到更多新鲜空气的供应，有益于宝宝健康成长。练习时要保持心情平静，全身放松，均匀呼吸，效果会更好。

助产运动

妊娠及分娩会给身体带来很大的压力，因此我们需要在身体方面多做一些准备，一方面有利于缓解孕期不适，另一方面还有利于分娩的顺利进行，更重要的是，孕期坚持运动在产后更容易恢复形体。

锻炼腹肌力量的练习

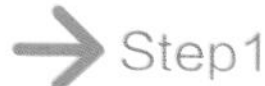

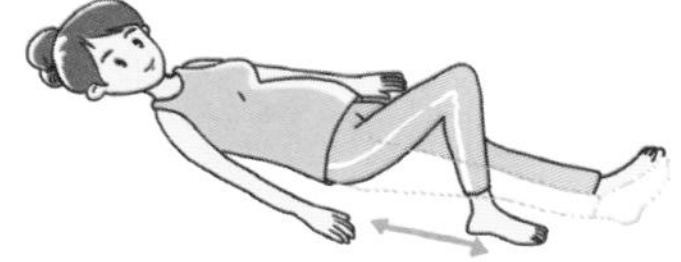

单腿曲起、伸展，再曲起、伸展，左右各 10 次。

Step2

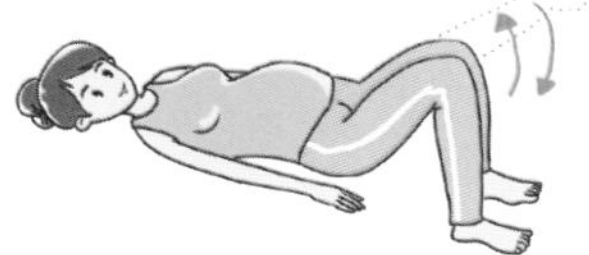

双膝曲起，单腿上抬、放下，再上抬、放下，左右各 10 次。

增加盆骨灵活度

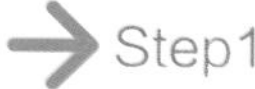

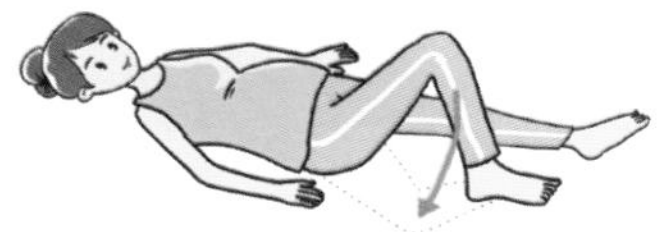

单膝曲起，膝盖慢慢向外侧放下，左右各 10 次。

Step2

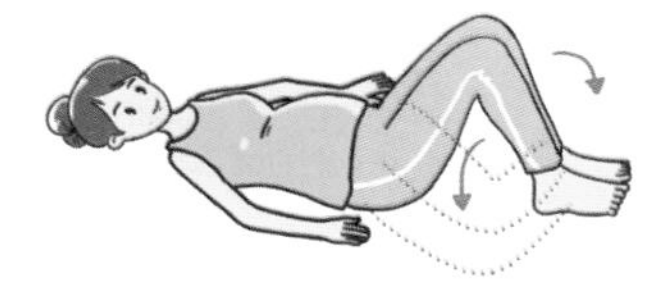

双膝曲起，左右摇摆至床面，慢慢放松，左右各 10 次。

提升盆骨肌肉力量的练习

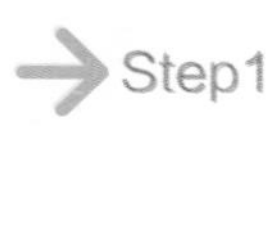

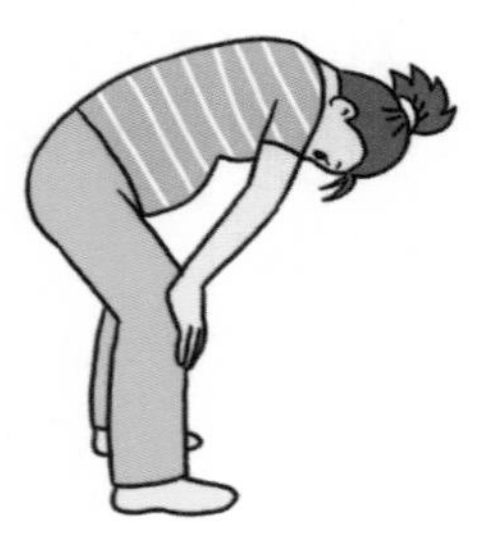

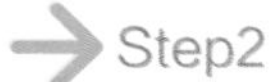

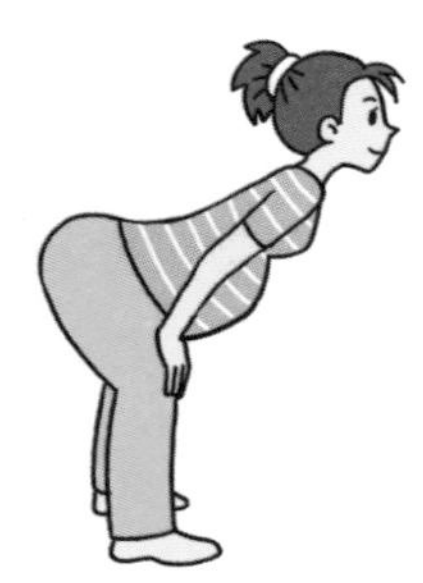

两腿打开与肩宽，两脚尖朝外，慢慢半蹲。双手支撑身体，头、两肩及背部下垂，脊骨弓起，然后头、两肩及背部一起向上挺起，脊骨直起。

扩展盆骨、产道的练习

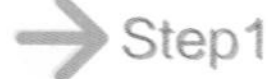

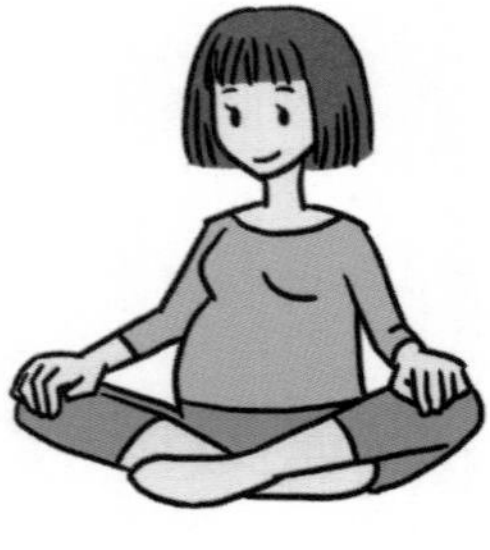

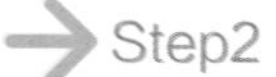

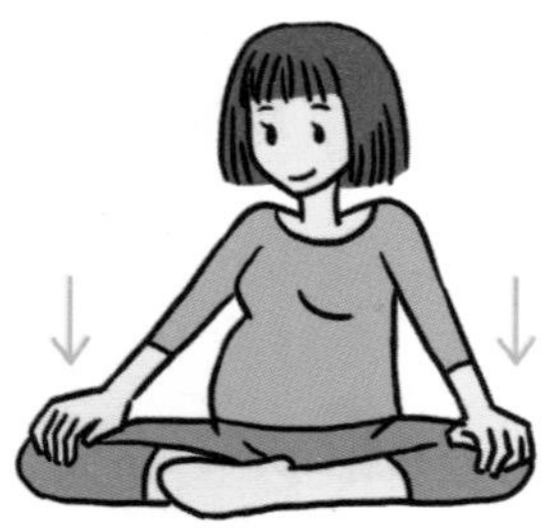

盘腿坐在地板上，背部挺直，双手轻放在两膝上，每呼吸一次就用手按压一下，反复进行。注意要用手腕向下按压膝盖，并一点点加力，尽量让膝盖接近地板。

专家诊室

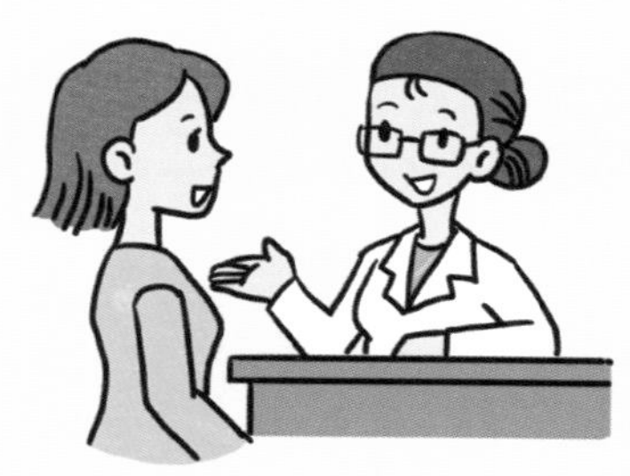

Q 32周了，还是臀位，如果坚持做膝胸卧位操的话，能转过来吗？

A：臀位32周以后能通过膝胸卧位转过来，34周以后就比较费劲了。

膝胸卧位一般32周开始，之前臀位不用管它。我以前有个病人，她怀的二胎，32周了还是臀位，就问我有没有什么办法让胎儿转过来，想自己生。我就告诉她：有，但可能有一定的风险，如果你还是想做，我告诉你方法。跟她讲清楚可能的结果，她同意后，就在床上帮她按正确的姿势趴好做膝胸卧位操。三天后她来医院，我摸了一下，胎儿头部高一些了，转过来了。后来B超确认，果然是转过来了，顺产是完全没问题的。

孕晚期生活调整

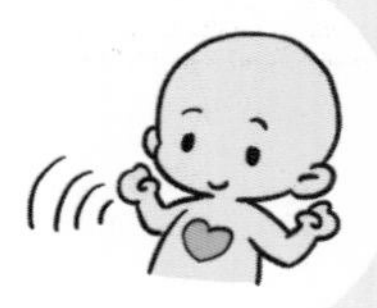

孕期睡眠直接影响胎儿发育，尤其是孕晚期，本部分主要谈改善睡眠的方法。

克服睡眠困难

孕期需要良好的睡眠，睡眠好可缓解精神压力、提高免疫力，有利于宝宝发育，还能避免产后抑郁，并帮助宝宝形成良好的“作息制度”。但进入孕晚期后，身体疼痛、尿频等不适，使不少孕妈妈遭遇到睡眠问题，如入睡困难、起夜与醒转的次数增加、睡眠质量降低等。

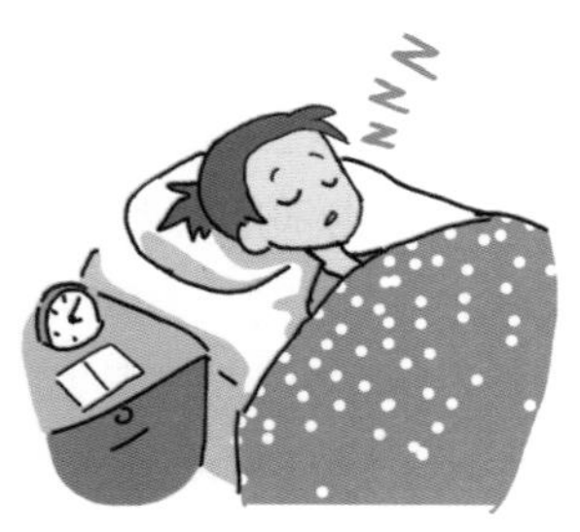

改善睡眠的方法

几乎所有孕妇都会有睡眠困扰，但我们还是可以尝试多种方法让身体感觉更舒适，从而改善睡眠。

- 难消化食物不利于睡眠，孕妈妈睡前最好不吃。可在入睡前两小时喝点牛奶加蜂蜜或蜂蜜藕粉，有安神和脾胃、补气血、助睡眠作用。
- 临睡前洗个热水澡或泡泡脚，有一定的催眠作用。
- 睡前保持心神安静，读书看报比运动更适合。

- 睡前可搓搓脚心，能滋阴补肾、颐养五脏六腑，保证睡眠质量。
- 睡前梳头能帮助入睡。

孕妈妈一天宜睡多久

睡眠时间的多少因人而异，孕妈妈因为身体各方面的变化，睡眠时间最好比平时多 1~2 小时，最低不能少于 8 小时。可能的话最好每天睡个午觉，但午睡不宜超过 2 小时，以免影响晚上的睡眠。

创造利于睡眠的环境

环境整洁

卧室安静、整洁，窗帘遮光性好。睡前开窗通风 30~60 分钟。

合适的床

一张宽大、软硬适度的床，洁净的纯棉床上用品，宽松舒适的睡衣。

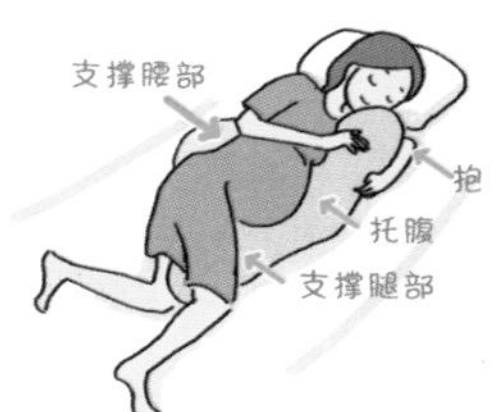

左侧卧位

这样做可避免子宫压迫静脉导致供血不足出现的仰卧位综合征。

创造利于睡眠的环境

睡眠困难往往跟精神紧张有关。冥想、听音乐都是放松心情的好办法。

预防早产

怀孕在 28~37 周发生的分娩称为早产。早产儿又称未成熟儿，由于各器官发育不成熟，体外生活能力较弱，调节体温、抵抗感染的能力很差，其生存能力也弱。早产一旦发生再来治疗和阻止，效果远不如提前预防好。

如何预防早产

● 坚持产检做好孕期监护

孕期监护能及早发现和治疗可能导致早产的疾病和异常妊娠，是预防早产的有效方法。

● 保持情绪稳定

研究表明，孕妇心理压力越大，早产发生率越高，特别是紧张、焦虑和抑郁与自然早产关系密切。

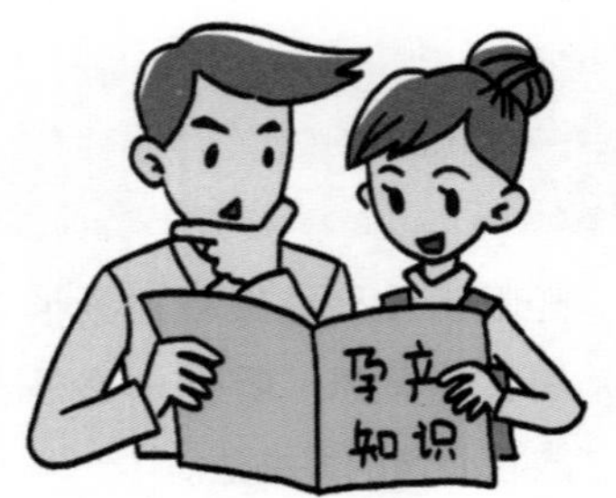

● 积极治疗孕期营养不良

营养不良可致宝宝生长受限，很容易引发早产。铁、铜等微量元素缺乏也易引发早产。另外，贫血的孕妇早产发生率亦偏高。

生活中避免下面 6 种行为

1
长时间持续站立或下蹲
2
孕期吸烟、喝酒和吸服可卡因
3
便秘时强力排便
4
胃肠道感染或者严重腹泻
5
体力活动过度用力
6
性生活不节制

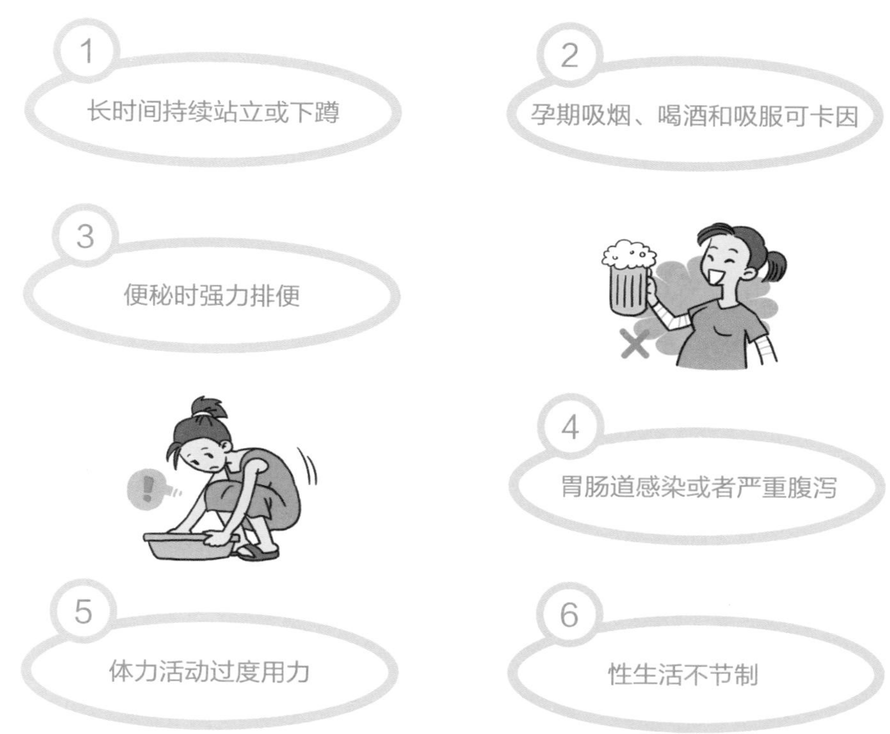

最好的治疗就是预防，为了防止早产，要做好孕期保健并避免上述六种行为。良好的生活方式和孕期合理摄取营养也不可缺少。另外加强心理保健，改善紧张、焦虑和抑郁等不良情绪，也能有效预防早产。

预防、减轻便秘从调整生活细节开始

孕期由于内分泌激素变化，使胃肠道肠蠕动减少，吃进去的食物在胃肠道停留时间变长，食物残渣中的水分都被大肠壁细胞吸收了，粪便会变得干硬，不易排出，所以孕期极易发生便秘。而孕晚期子宫的压力和运动量的减少，会让便秘情况更加恶化。为此，便秘的孕妈妈需要注意下面的生活细节。

尝试用以下方式来预防便秘发生

改变饮食习惯

多吃高纤维素的蔬菜、水果、全谷物，忌辛辣。

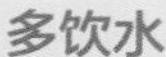

每天 8~10 杯，约 1200mL。

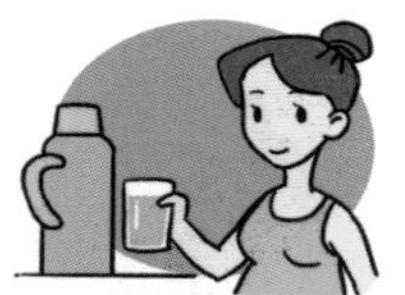

养成良好排便习惯

定时，不要用力过猛，不强忍便意。

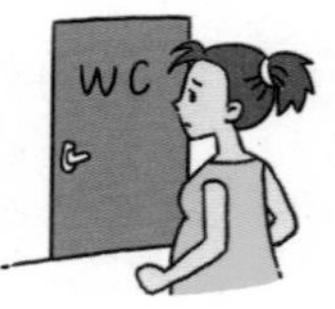

有规律地锻炼

从孕中期起坚持适合自己的运动。

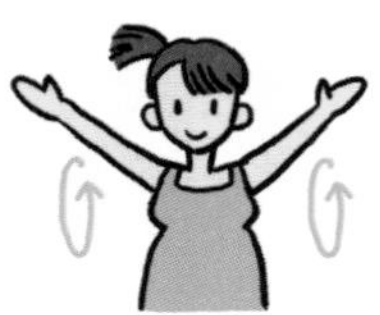

如果坚持上述方法还不能改善便秘，请参看 p236 页，孕期疾病・痔疮及便秘。需要注意的是，不要自行服用泻药、通便药、去火药，必要时可咨询医生。

产道护理很重要

孕妈妈的阴道是宝宝出生的通道，又叫产道。阴道的健康清洁直接关系宝宝的健康。怀孕后，激素分泌增加，身体新陈代谢旺盛，阴道分泌物增多，加上外阴潮湿和孕期抵抗力下降，如果不注意，孕妈妈就容易患上妇科炎症，给自己和宝宝带来痛苦和危害，所以孕晚期护理好阴道非常必要。

让产道保持健康的方法

- 便前洗手和便后洗手同样重要，如果手不干净，拿卫生纸擦私处时势必将手上的病菌带到私处，引起感染。
- 多饮水多排出细菌和毒素。
- 每天更换内裤，内裤换下要立即洗干净，并在日光下晾晒消毒。
- 孕期不能随便用药，如果白带量多且有臭味等异样要尽早去医院检查和治疗。
- 避免熬夜、长期伏案工作和久坐不动，以免产道潮湿和血液循环不畅，降低抵抗力。
- 怀孕后白带增多，每天用温水清洗私处保持清洁，可防止产道感染。
- 没有医生的指示，每天用清水清洗私处外部就可以了，不要随便清洗产道。

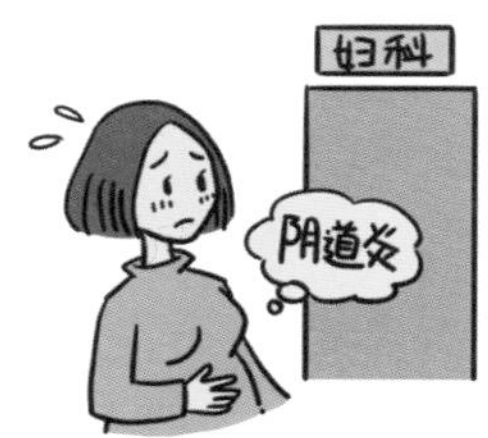

专家诊室

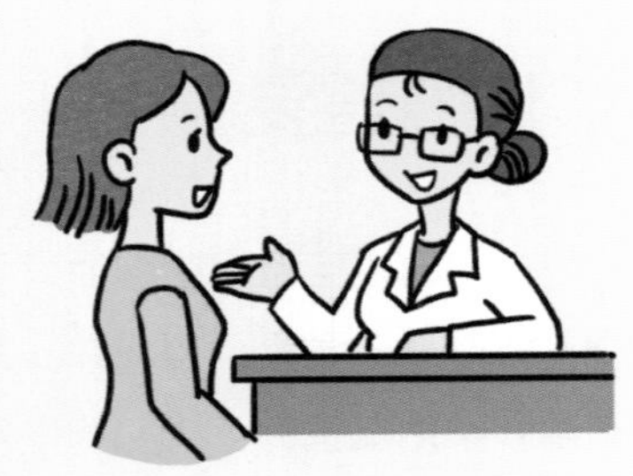

孕产书、孕妇学校都告诉我要左侧卧，否则胎儿容易压迫大血管。可是我以前都是右侧卧位睡觉的，换个方向根本睡不着。怎么办？

A：有的孕妇真的非常听话，让她左侧卧位睡，她就真的坚持整个孕期，结果我发现一个孕妇右下肢静脉曲张特别厉害，我说问她怎么这样呢？她说她也不知道怎么回事。我问她睡觉什么姿势，她给我比画一下是左侧卧。整个孕期就这一个姿势睡觉，累不累啊？

我觉得怀孕的时候就是自由卧位，左侧卧可以，右侧卧也行；左侧卧不能长期卧，老是右侧卧的人不妨左侧卧一下；习惯睡觉的时候翻来覆去的孕妇就是自由卧位，没问题。不要太强迫自己用什么姿势，怎么舒服怎么来。怀孕时子宫会旋转，老是左转右转，你要老是一个位置，子宫旋转也不好，还是让身体来调节自己的体位最好。

有人可能要问，那要怀双胞胎该怎么睡啊？依然可以采用自由卧位，左右侧躺都可以。

孕中晚期平卧会有仰卧位综合征的风险，因为平卧对腹动脉压迫比较厉害，会造成一种体位性的变化，建议还是侧卧。

孕期可以干家务活吗？

A：孕期可以适量地干家务活。当然，有些家务活我们是不建议孕妇干的。比如顶着肚子的，过去洗衣服会用肚子顶着搓板，这个孕妇就不应该干了。太用力的不能干，提重东西的不能干，比如说桶装纯净水喝完了，孕妇就不要试图自己去换水了。还有，家里老人经常告诫孕妇“不要登高，不要够物”，因为登高够物会有抻着肚子或者摔下来的危险。

孕期可以坐动车或飞机吗？需要经常出差的准妈妈怎么办？

A：坐动车和飞机一般情况下是比较安全的，安检的时候可以和安检人员沟通一下，看能不能手检，走专用通道，避免安检中不必要的辐射。如果是小月份的可以带一个超声波单子或者化验单，或者带一个医院的诊断证明都可以。

我在孕晚期得了阴道炎，有的人说不要治，因为用药对胎儿不好；但医生给开了药，我用不用呢？

A：临床上孕期阴道炎发病率最高的是霉菌性阴道炎，因为孕期菌群失调以后容易感染。一般霉菌感染应该治，大夫给药的时候会额外注意，对孩子没有影响的药他才会给，所以不用担心伤害到孩子。不治疗的话对孩子也不好，如果自然分娩的话可能造成孩子眼睛或口腔的局部感染。

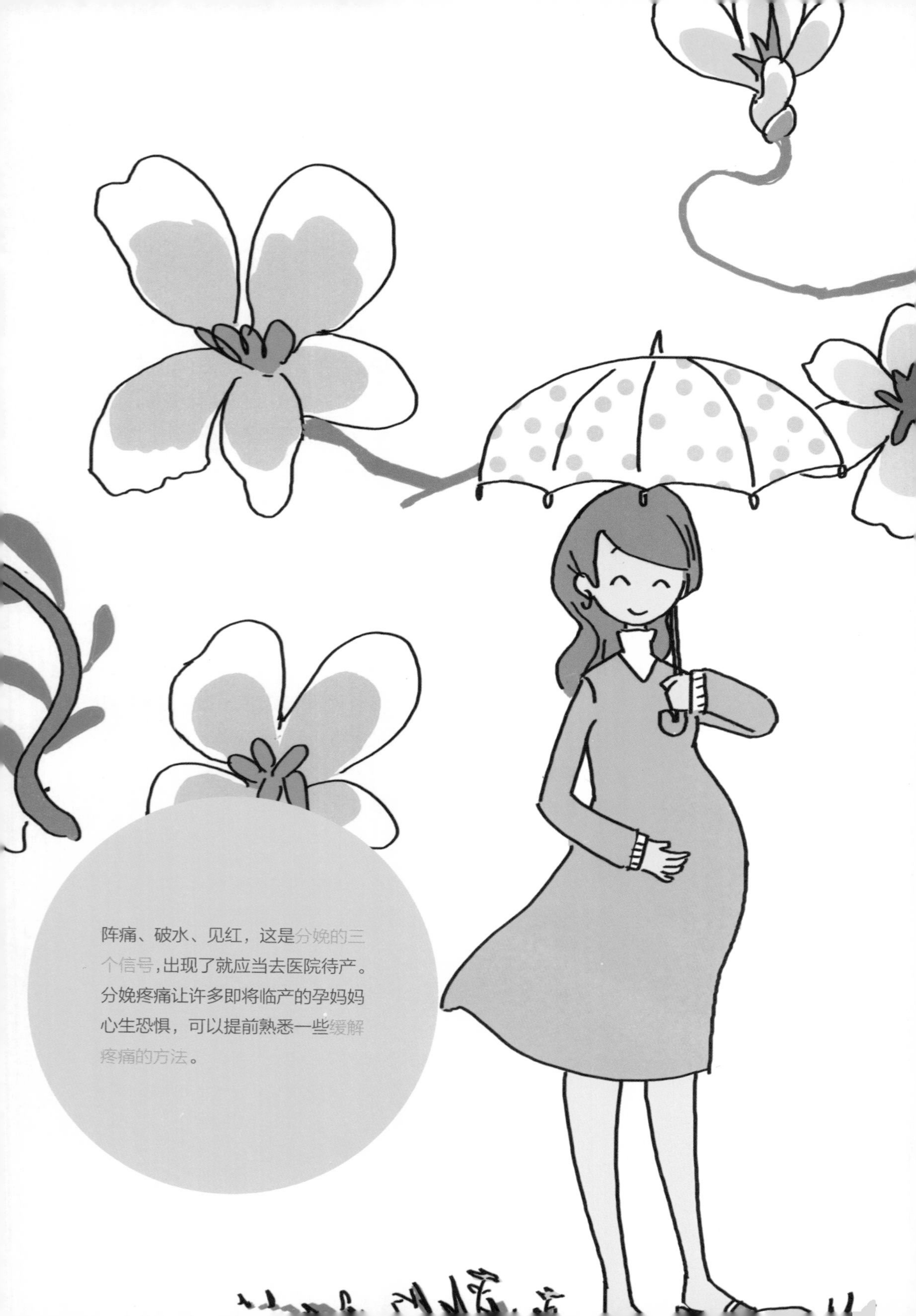

阵痛、破水、见红，这是分娩的三个信号，出现了就应当去医院待产。分娩疼痛让许多即将临产的孕妈妈心生恐惧，可以提前熟悉一些缓解疼痛的方法。

Chapter4

分娩

痛并快乐着

在分娩过程中，也要适当补充食物和水分，以保持体力。

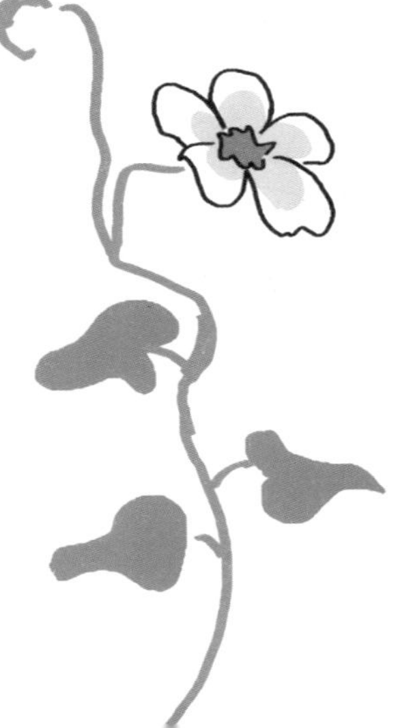

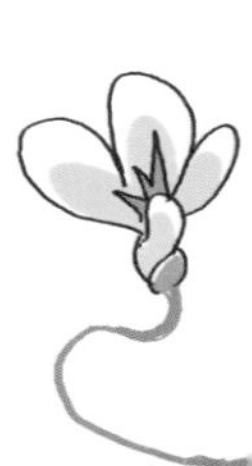

不慌不乱应对分娩

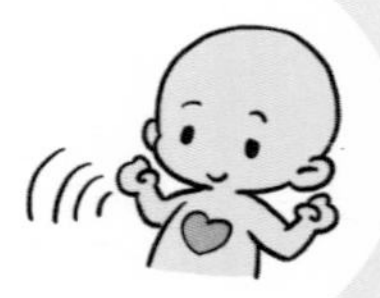

分娩前不少即将临产的孕妈妈都会紧张、心生恐惧。其实，做好准备，并通过一些方法让自己放松心情，相信自己能行，会让分娩变成一种美好的回忆。

孕妈妈分娩前的准备

放松心情保持精神愉快。保持信心，在精神上和身体上做好准备，用轻松愉快的心情迎接宝宝的诞生是顺利分娩的保证。虽然临近分娩孕妈妈都容易情绪紧张、忐忑不安，但仍应该做好调适，尽量保持心态平和稳定。实践证明，孕妈妈思想越放松，准备越充分，难产的发生率越低。

适当运动，充分休息。进入分娩阶段即使阵痛开始了，也要多走动，不要一动不动躺在产床上，因为保持身体的直立能够借助地心引力和骨盆运动使充足的血液流向胎盘，为即将出生的宝宝提供更多的氧气，降低宝宝在分娩过程中发生窒息的危险，有助于分娩的顺利进行。此外，分娩时体力消耗较大，充足的睡眠休息才能保证孕妈妈分娩时有一个好的能量储备。

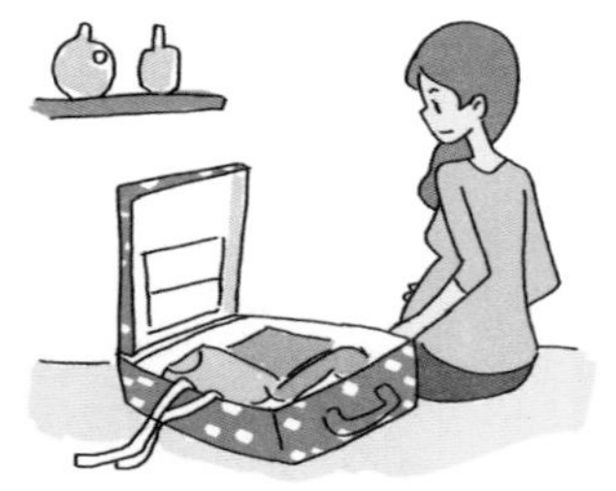

提前准备待产包。提前将分娩的用品准备好，集中放在一个提包内，一旦有生产先兆拿上包就可以走，不必慌乱地东翻西找。

为妈妈准备的物品

重要证件

包括产检手册、医疗保险卡(或生育服务证)、身份证，这些是入院时必须准备的。

衣物

睡衣、拖鞋(冬天宜选择能包住脚后跟的棉拖鞋)、袜子、帽子、外套、产后束腹带等，衣物以居家型为宜。

哺乳用品

哺乳文胸、防溢乳垫、吸奶器等，虽然在医院也许奶未必下得那么快，但有备无患。

卫生用品

如洗漱用品、护肤品、卫生巾、一次性内裤、纸巾等，易耗品可略多备一点。

食品

如巧克力、红糖、饼干，为分娩时补充体力。

其他

手机及充电器、自己随身喜好物品。

专家解说 expert interpretation

产褥期卫生巾最好多准备一些夜用的，尤其在早期，恶露量会比较大，且分娩消耗体力较多，产妇会有较多时间卧床。在面料方面，推荐使用纯棉质的，表面越细腻越好，在保证透气的同时，要减少巾身表面对外阴皮肤的摩擦和刺激。现在市面上有一种产妇专用的卫生巾卖，这种卫生巾幅面比普通卫生经更宽，表面更柔和，吸收部分的棉材料比普通卫生巾在标准方面更为严格，对于有产伤（阴道撕裂或者侧切）的妈妈们，更推荐使用这类产品。

为宝宝准备的物品

一般来说，医院会为宝宝们准备一些物品，有些医院会准备衣服、帽子和纸尿裤等，具体的可以提前了解一下自己生产医院的情况，孕妈妈们可以有针对性地准备一下。

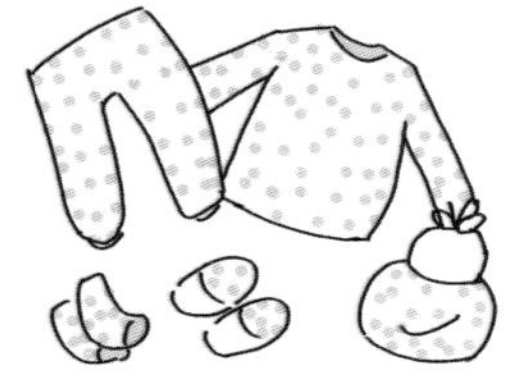

奶瓶和奶瓶刷

二大（240mL），一小（150mL）大的喂奶，小的喂水。

杯子和勺子

宝宝刚出生不能用奶瓶喂水或奶，避免产生奶嘴依赖，不利于母乳喂养。

衣物

婴儿和尚领内衣、包单、帽子、婴儿袜子、小被子。

护理用品

纸尿裤、护臀膏、爽身粉、婴儿柔湿巾。

专家解说 expert interpretation

独自一人生产突发时，保持镇定，做好下面几件事

- 计算阵痛间隔与持续的时间。
- 拨打 120 救护电话，电话联络丈夫、家人告知当前的状况，寻求援助。
- 确认入院必备的证件，拿上待产包
- 确认最快到达医院的交通路线，联系司机或等待 120 救护车。

准爸爸也需要做好准备

没有人天生就会做父母，父母对孩子的爱是自然发生的，但做父母的技巧是需要有准备的。做父亲也是一样，怀孕分娩不是孕妇一个人的事儿，准爸爸们其实也大有用武之地。在妻子进入分娩倒计时时，来看看准爸爸们需要准备什么吧。

保持联络。任何时候保持通信畅通，方便联络，尤其是不在孕妈妈身边时。

安排好交通工具。如果家里没有车，就要安排好夜里出行的交通工具，可以提前跟亲戚朋友打好招呼，用车时请他们帮忙。

提前安排好工作。宝宝可能在预产期之前或之后出生，准爸爸要提前安排好自己的工作，临近预产期，尽量别让孕妈妈独自外出。

了解分娩过程，准备突发预案。一般来说，出现见红、阵发规律性腹痛时，多为临产征兆，应该做好去医院的准备。如果有破水的情况，应让孕妈妈马上平卧，可以半躺在小汽车后座或索性叫救护车去医院。

保持镇定。第一次迎接新生命，任何人都会感到紧张，但准爸爸作为孕妈妈的精神支柱，即使紧张、忧虑也一定要学会放松自己，这样才能给临产阵痛的孕妈妈最大的安慰与支持。

护理协助孕妈妈入院待产。提醒并帮助孕妈妈放松，并让她尽量休息，当孕妈妈有任何不适状况时，积极与医护理人员沟通。满足妻子需要，帮她减轻身体不适，尽可能给予信心和安慰。

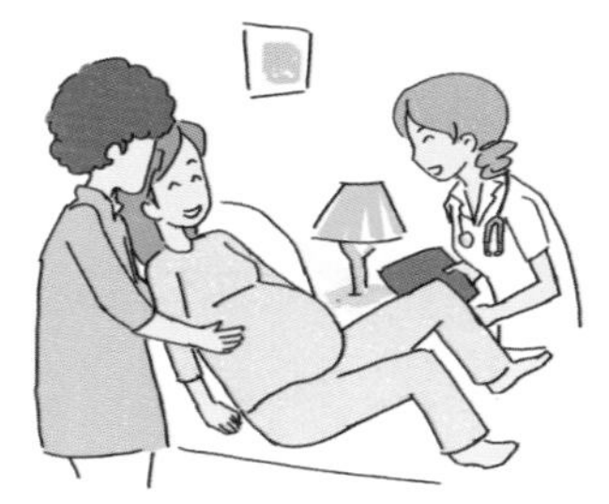

吃好才有体力分娩

子宫收缩有力，才能分娩出宝宝。分娩是非常需要体力的，所以临产时孕妈妈更要注意吃饱喝足，才有力气生产。

多吃易消化、能增加体力的食物。鸡蛋挂面、蛋糕、面包、粥、鸡蛋羹等食物易消化且能够快速补充分娩体力，阵痛间歇时孕妈妈可以适量食用。巧克力营养丰富，能快速增加体力，是最佳分娩食品。比较适合在分娩过程中补充体能用。

多吃利窍滑胎的食物。中医学认为，初产、宝宝偏大孕妈妈进入临产阶段以后，在饮食上应多吃利窍滑胎的食物，可以促进分娩、缩短产程、减少产痛。这方面的食物有冬葵叶、苋菜、马齿苋、牛乳、蜂蜜、慈菇等。

不大吃大喝，不吃油腻、油炸、油煎食品和豆类食品。这类食物不但会产生气体、难消化，不易转化成能量来补充分娩过程中大量消耗的体力，而且还可能导致肠胃不适，影响分娩，所以产前最好别吃。

补充水分。分娩过程中消耗水分较多，宜适当补水，可喝水、牛奶、果汁或吃水分比较多的水果。果汁、藕粉、红糖水等流质食物，不仅补水还能弥补分娩消耗的体力。

分娩前不宜吃的食物

煎炸食品　豆类食品　黏腻食物　坚果类

增加产力汤

350克优质羊肉、100克红枣、100克红糖、15~20克黄芪、15~20克当归加1000毫升水一起煮，在煮成500毫升后，倒出汤汁，分成两碗，加入红糖。在临产前三天开始早晚服用。这个汤能够增加体力，有利于顺利分娩，同时还有安神、快速恢复疲劳的作用。对于防止产后恶露不尽也有一定作用。

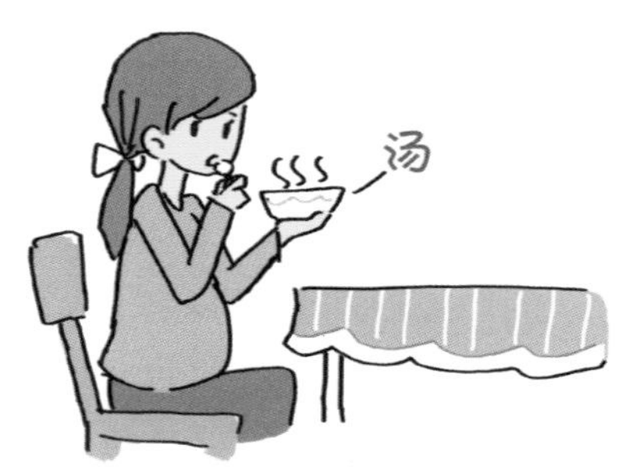

专家解说
expert interpretation

一般来讲，产妇从出现阵痛到进产房分娩少则几小时多则十几小时，因此在阵痛的过程中，要抓紧时间进食，千万不要因为疼痛就完全不吃东西。要知道，最消耗体力的分娩是第二产程，即宫口开全到娩出婴儿。如果我们之前到饭点不吃东西，会影响分娩时体力储备。在阵痛过程中，可以吃一点易于消化的食物，干稀都行。而进入分娩室（产房）后，可以带一些巧克力进去，放在床头随时补充体力。也有些产妇备了些类似"红牛"这样的功能性饮料，补充体力的同时补充水分，这也是可以的。

自然分娩

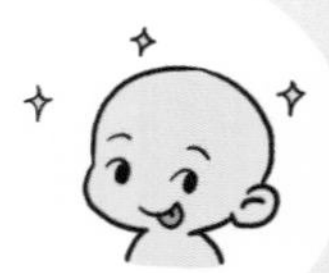

自然分娩过程中子宫有规律地收缩，使宝宝胸廓受到有节律的压缩和扩张，有利于宝宝呼吸的建立，能大大降低出生后肺炎的发生率。免疫球蛋白在自然分娩过程中，可由母体传给宝宝，能大大提高宝宝的机体抵抗力。而且自然分娩时，宝宝的皮肤及末梢神经受到产道挤压，敏感性增加，日后身心发育更协调。而孕妈妈采用自然分娩，产后恢复快，产后后遗症少，母乳喂养的成功率更高。自然分娩好处很多，孕妈妈们切不可因赶潮流而选择剖宫产。

临产信号

在出现真正临产征兆前，你的身体可能会有一些如下的感受：

子宫底下降。临产前两周左右，子宫底会下降，这时孕妈妈会感觉下腹坠胀，上腹部轻松，呼吸比之前舒畅，胃部受压的不适感觉减轻了许多。

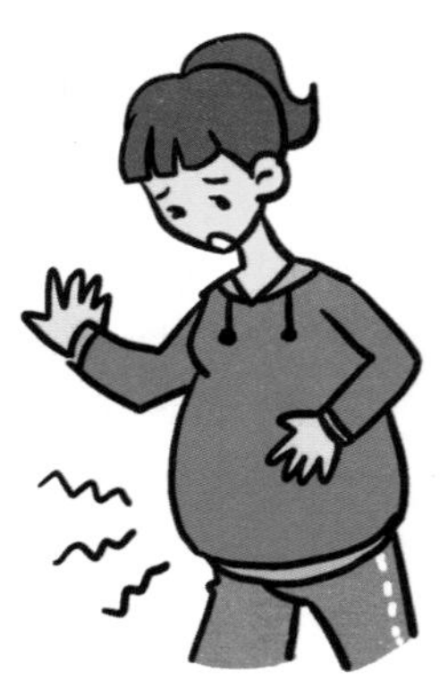

下腹部有受压迫的感觉。宝宝下降到骨盆入口处，孕妈妈膀胱和下肢压力增加，出现尿频、腰酸腿痛、走路不方便等现象。

出现这些症状时，离你和宝宝见面的日子就真的不远啦。

真正临产征兆出现后，你该做什么?

我们可能常听人提起破水、腹痛或者见红之类的症状就是快生了，但是没有人会确切知道到底哪一项会先到来。有些人是先破水，有些人是先见红，有些人则是先出现规律性宫缩。因此，我们现在需要明确的是，下列症状到来时，我们应该做些什么。

破水

阴道流出羊水，俗称“破水”。分娩时子宫强力收缩，子宫腔内的压力增加，子宫口扩大，宝宝头部下降，胎膜破裂，羊水从阴道流出。破水标志离宝宝降生已经不远了。

立即去医院

有的人可能只有很少的几滴羊水流出，有的人量却很大。如果孕妈妈在家破水，应立刻脚高头低躺着去医院。

见红

临近分娩子宫胎膜与宫壁分离，会有少量出血，与子宫黏液混合，自阴道排出，称为见红。

选择入院时机

初产妇一般会在见红后 24 小时内开始分娩，但也有少数人见红后几天才分娩。因此，建议见红后开始出现规律性宫缩再选择入院，在这之前有足够的时间洗个澡并在家休息。

规律性宫缩

腹部规律阵痛开始时，一般疼痛持续 30 秒，间隔 10 分钟。以后疼痛时间逐渐延长，间隔时间逐渐缩短。

选择入院时机

如果早期有规律宫缩，但间隔时间长，痛感不强，可以在家等到出现上述情况后再入院。

区分真假宫缩

孕妈妈产前 2~3 周可能会出现宫缩，让有的孕妈妈误以为是分娩的时候到了。这是临近分娩的征兆之一，但却与分娩时的真宫缩不一样。假性宫缩出现的时间无规律，程度也时强时弱。真宫缩则有规律，程度会越来越强，持续也更久，次数更多，不会因为休息就停止。同时还会伴随见红、破水等症状。

影响分娩方式的因素

孕妈妈要相信自己能够自然分娩，只要产检显示胎位、骨盆大小等各项指标都很正常。可以这么说，能不能自然分娩孕妈妈的信心很重要。

真假宫缩的分辨

区分特征	真宫缩	假宫缩
宫缩频率	有规律的宫缩会越来越强，持续也更久，次数更多。	频率不会变化，程度也不会逐渐加强。
位置	一般发生在腹部下方，往往还扩散到背部下方。	可能发生在前面，也可能发生在腹部下方。
痛感	紧绷、拉扯的痛，会越来越强，越来越痛。	痛感轻微，多是一种不适或不舒服。
有无消失	不会因为休息而消失或减轻。	休息一下，或者洗个热水澡宫缩就会缓解，甚至消失。
有无其他症状	宫缩时硬得像个球，但无其他症状。	宫缩时可能还伴随见红、破水等症状。

分娩四要素

产力

产力是将宝宝及胎盘等附属物排出子宫的动力。包括子宫收缩力、腹肌和膈肌的收缩力以及盆底肛提肌的收缩力。子宫肌的收缩力最重要，在分娩过程中始终起主导作用，腹肌、膈肌和肛提肌则在第二产程时起辅助作用。

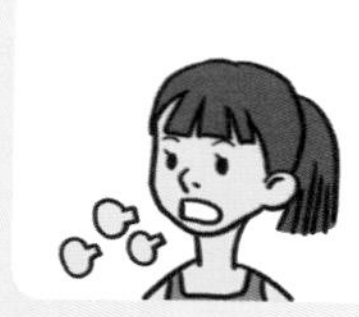

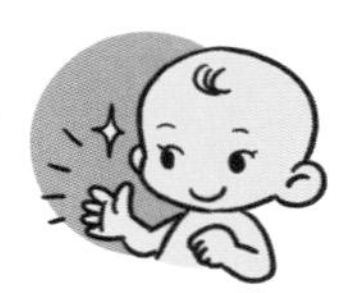

胎儿

宝宝的大小、胎位和有无畸形是影响分娩过程的重要因素。如胎儿为巨大儿，则容易难产。胎位不正也会影响分娩。

产道

是宝宝分娩时通过的通道，包括骨产道和软产道。骨产道主要是骨盆，分娩过程中组成盆骨的各个部分会有轻微移位，适应宝宝娩出。软产道由子宫下段、子宫颈、阴道和骨盆底软组织组成。

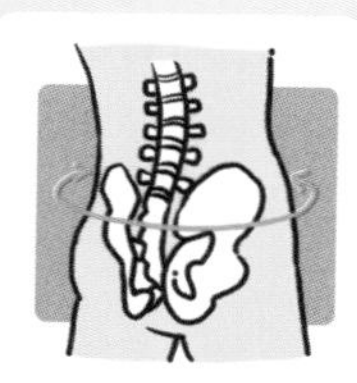

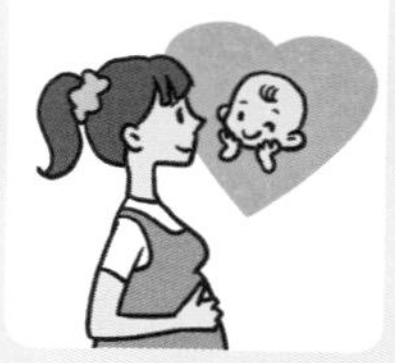

精神和心理因素

分娩过程中精神和心理因素对产力有明显影响，进而影响到产程的进展。如果孕妈妈事先学习分娩知识，克服分娩的恐惧和焦虑，能有效减轻产痛，缩短产程，减少产后出血。

自然分娩的三个产程

分娩的全过程可以分为三个产程：第一产程又称宫颈扩张期，第二产程又称胎儿娩出期，第三产程又称胎盘娩出期。下面，我们详细介绍分娩的三个产程。

第一产程

第一产程又称宫颈扩张期，会经历4个阶段，初产妇需11~12小时，经产妇需6~8小时。

一是规律的宫缩。开始时，每次宫缩持续约30秒，间歇5~6分钟。之后，宫缩持续约50~60秒，间歇2~3分钟。宫口近开全时，宫缩持续1分钟或1分钟以上，间歇期1分钟或稍长。

二是宫口扩张。随着宫缩加快，宫口逐渐扩张，直至宫口开全。初产妇宫口扩张较慢，约需11~12小时。经产妇宫颈较松，宫口扩张较快，约需6~8个小时。宫口扩张的速度不是均匀的。宫口扩张3厘米以前，平均2小时宫口开大1厘米；宫口扩张3~10厘米，平均每小时宫口开大2厘米。

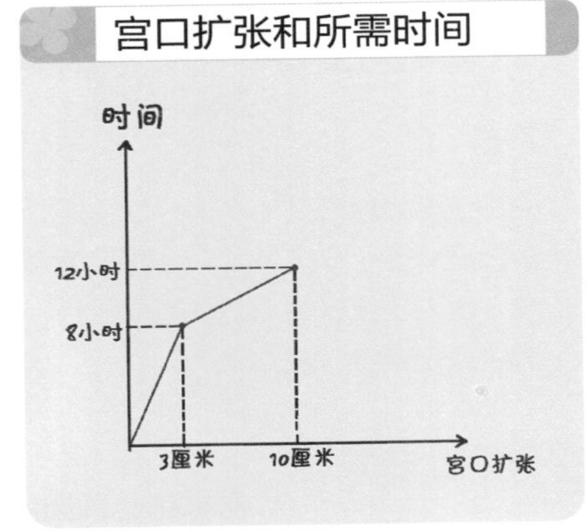

三是胎头下降。这时，医生会定时进行阴道及肛门检查，以确定胎头颅骨最低点的位置。

四是胎膜破裂。宫缩继续增强，当羊膜腔压力增加到一定程度时自然破膜，多发生在宫口近开全时。

第二产程

第二产程指从宫口全开，到胎儿娩出。初产妇需 1~2 小时，经产妇通常数分钟即可完成，但也有长达 1 小时者。

当宫口开全，准妈妈会有排便的感觉。这时，要用力配合宫缩，有意识地施加腹压。先深呼吸，待空气吸入胸腔后先憋住，然后像排便时一样，向肛门的方向用力。注意，不要让身体向后倾，这样会改变产道的弯曲角度，增加分娩难度。在第二产程中，胎头露出后，宫缩强烈时，不要再向下用力。应张口呼气，以解除过高的腹压，避免会阴撕裂。宫缩间歇时，在吸气同时向下用力，使胎儿缓缓娩出。

第三产程

第三产程又称胎盘娩出期，从胎儿娩出到胎盘娩出，需 5~15 分钟，不超过 30 分钟。胎儿娩出后，宫缩会有短暂性的停歇，这个时间大约是 10 分钟。之后，又会出现宫缩，以排出胎盘。这时可按照第二产程的方法用力，加快胎盘娩出，减少出血。

宝宝是这样出生的

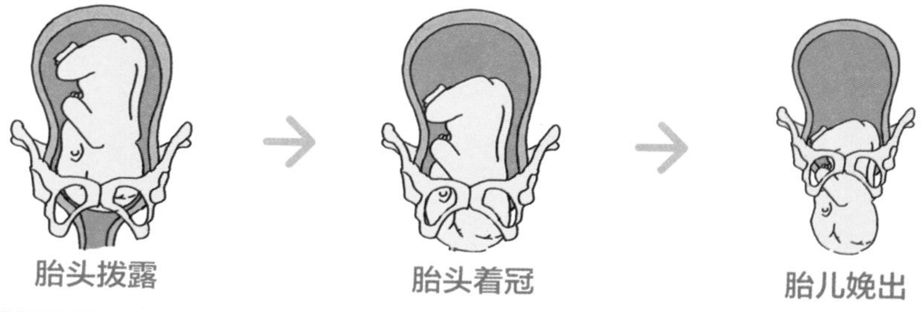

胎头拨露 → 胎头着冠 → 胎儿娩出

会阴侧切术

分娩时，当宝宝离开子宫，通过阴道出生时，为了减少妈妈会阴部的撕裂伤，医生可能会做会阴侧切术，会阴侧切可缩短胎儿头部在阴道口被挤压的时间，减少胎儿缺氧的发生，而创口比撕裂伤口规整，易于产后恢复。根据伤口及缝合的不同，会阴侧切伤口一般 2~4 周就可以愈合。

切口位置

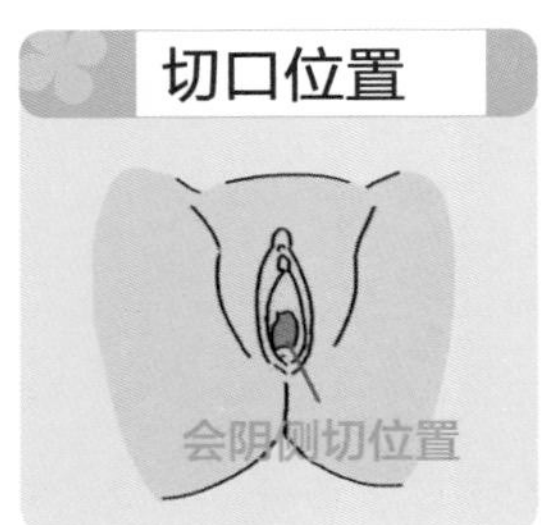

会阴侧切术后护理

保持伤口的干燥。每次大小便以后要立即用净水清洗，以免污染伤口。

伤口肿痛严重的女性，可以在水中加入优碘坐浴，或用烤灯加快复原速度。

不要用力排便，避免提重物。产后的 1 个月内都不要做需要耗费大量体力的家务和运动。

产后 6 周内，避免性行为。

专家解说 expert interpretation

第一产程是三个产程中时间最长的。这个阶段，孕妈妈要避免阵痛开始就大声喊叫而消耗体力。可补充一些高热量的食物，如巧克力等，以增加能量。

剖宫产

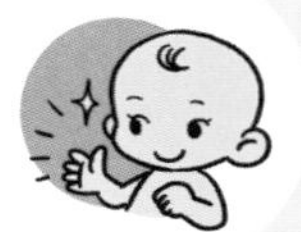

剖宫产是通过手术从腹部切开子宫，娩出胎儿及其附属物的方法。剖宫产是解决难产和重症高危妊娠、高危胎儿时最快捷、最有效的方法。随着现代医疗技术水平的提高，剖宫产手术的安全性大大提高，在降低母婴死亡率和病残率方面确实起到了很大的作用，但剖宫产属于人为创伤，与自然分娩相比确实有一些不良影响，建议孕妈妈只在有剖宫产适应症时再采用，并注意术后恢复。

是否选择剖宫产应听取医生的建议

作为一种较为快捷娩出胎儿的方式，剖宫产在某些情况下成为保证宝宝健康的重要手段，如宝宝胎心不好，如果立刻实施剖宫产手术，宝宝安全分娩的概率就大大增加。不过剖宫产毕竟是手术，存在麻醉、失血量大、伤口感染和再次妊娠分娩子宫破裂等风险。也有研究证实由于剖宫产出生过程胎儿没有经过产道挤压，出生后比自然分娩的宝宝更爱哭闹、不合群、注意力不集中等。此外，产道中有很多有益菌，剖宫产宝宝没法得到这些有益细菌的保护，出生后更容易发生过敏。没有家族过敏史的宝宝，如是剖宫产出生，那么他患过敏的风险增加了23%，若家中直系亲属有过敏史，宝宝患过敏的可能性将提高3倍。因此，孕妈妈应在医生仔细评估了身体状态后，再决定是否选择剖宫产，一味坚持自然分娩或剖宫产都是无益的。

剖宫产的子宫切口

最常用的皮肤切口是横式的，即“比基尼”式。它的位置大约在阴毛的上方，这种切口疤痕小，不容易觉察。目前较少采用直切口，除非是子宫下段延伸不充分，无法在该处做切口。

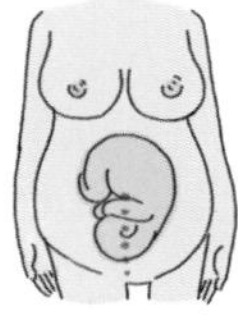
纵切

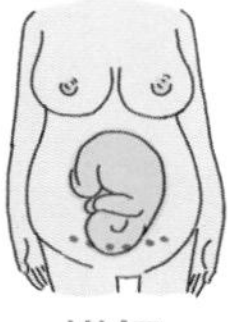
横切

常见的需要剖宫产分娩的情形

● 胎儿窘迫

不能及时取出胎儿可能导致胎儿缺氧，乃至影响胎儿生命时。

● 胎儿过大

胎儿过大，无法通过母亲的骨盆腔生产

● 自然生产过程无法继续时

母亲子宫收缩乏力，子宫颈扩张不足，胎儿无法从产道娩出。

● 胎位不正

正常胎位应是胎儿头顶先露出来，如胎儿横位、臀位往往难产。

● 骨盆过小

有些身材过于矮小的母亲因骨盆过小没有足够空间让胎儿经由骨盆腔生产。

● 轻度妊娠高血压综合征

母亲的身体承受不了分娩过程中的压力，也不能在胎儿出生时提供足够的氧气。

● 胎儿早产

早产的胎儿比较虚弱，承受不了自然分娩的压力。

剖宫产过程

如果医生判断你只能进行剖宫产手术，那么接下来你可能就不能像阴道分娩一样以你为主地参与。你只需要按照要求，躺在手术台上，将取出孩子的事情交给医生就可以了。具体的过程是这样的：

1 术前准备

医生会根据妊娠的周数，对孕妈妈进行一系列检查，包括体温、脉搏、呼吸、血压、既往病史、血型、肝功能、HIV 病毒、丙肝、梅毒等来决定剖宫产的手术时间。手术前要剃除阴毛、取血、插尿管，并要求孕妈妈去除身上的饰品，并且术前 6~8 小时不能吃东西和喝水。

2 麻醉

先消毒麻醉，目前国内经常采用的麻醉方式为硬膜外麻醉。通常麻醉师会在腰椎第 3~4 节之间，轻轻插入一根硬膜外管，释放麻醉药物。这种麻醉方式在术后可保留麻醉管，配以术后阵痛泵，缓慢释放药物，有效缓解术后疼痛。

3 手术

麻醉药生效后。医生会在下腹壁下垂的皱褶处，根据胎儿的大小来做一个 15~20 厘米的水平方向的横切口。这个切口在子宫下段，可以减少对子宫体的损害，降低再妊娠生产的危险。垂直式纵切口只在胎位特殊的情况或紧急时使用。羊膜打开后，胎儿和胎盘就可以被取出来了。有时医生为了帮助孩子娩出，会用手掌压迫宫底。手术最后医生将逐层缝合子宫和皮肤，缝线成分人体可以吸收，如果不是疤痕体质，伤口愈合后伤疤就像皮肤的一道皱褶。

4 新生儿测评

擦干新生宝宝，吸出其口鼻中的黏液后，儿科医生将给新生宝宝做包括心跳、呼吸、反射、肌张力、肤色、体重、身长、头围及评估生存能力等的阿普加评分，之后按下新宝宝的第一个脚印。

5 恢复

剖宫产手术后，3~4 个小时后知觉就恢复了，可以练习翻身、坐起，术后 6 小时内应禁食，待排气后才能进食。为减轻切口的震动和牵拉痛，不妨采取身体和床成 20~30 度角的侧卧位姿势。24 小时后拔掉导尿管，孕妈妈可慢慢下床活动。如果一切顺利的话，5~6 天后孕妈妈就可以出院了，4~6 周之后就可以恢复正常生活。

专家解说 expert interpretation

如果是在自然分娩过程中出现了胎儿窘迫、产程阻滞等紧急情况，医生必须采取紧急剖宫产手术以降低母婴风险。你要做的就是放松心情，配合医生。手术一般来讲会做得很快，40 分钟左右就能完成。

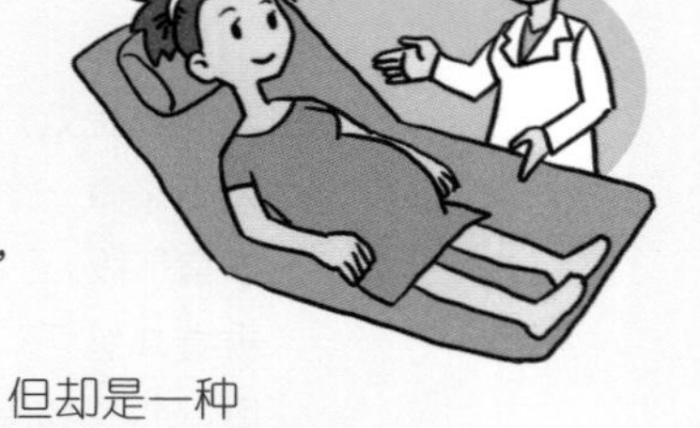

虽然剖宫产被视为一种重大的外科手术，但却是一种非常安全的分娩方法。不得不由自然生产改为剖宫产，会令孕妈妈失望，但和生产方式相比，宝宝的安全更重要，对不对？

剖宫产术后恢复

剖宫产手术属于腹部手术，因此术后难免会产生疼痛。剖宫产与自然分娩的产妇在恢复时是有所不同的。

① 切口的护理

表面皮肤手术切口在 1 周左右愈合，在此过程中产妇和家人每天都需要密切观察伤口。如果出现发炎等情况，需要及时处理。一般来讲，子宫切口大约在 6 周愈合，而刀口的完全愈合则需要半年到一年的时间。

② 活动

医生都会提倡尽早下床活动，但也视个人情况而异，只要身体情况许可，就要及早开始。术后第一天可在床上坐着，第二天拔出导尿管后可下地慢慢走动，并需要有人陪伴，第三天可在室内散步，如不适就不要勉强。

③ 饮食

术后 24 小时以内都是通过静脉输液获取养分，等排气后，先开始吃一些流质食物，以后再慢慢恢复到正常饮食。

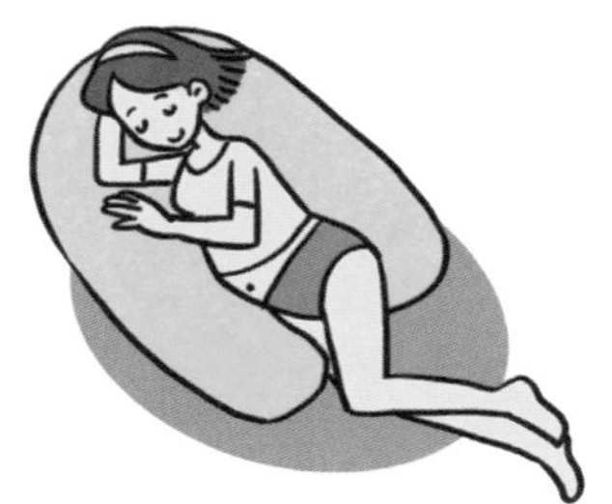

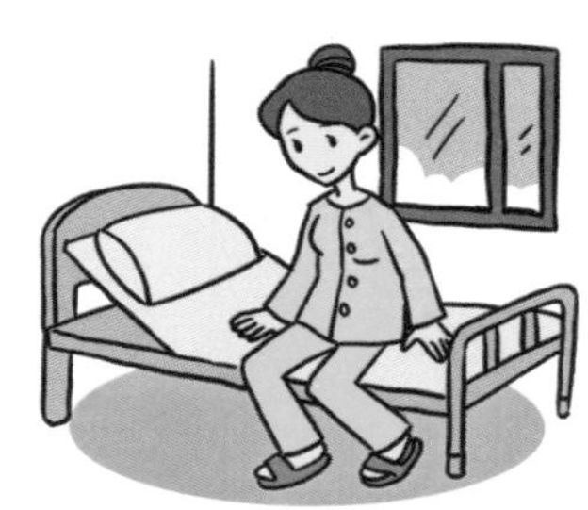

④ 及时排尿

手术后要及时小便，不要因为害怕牵引伤口造成疼痛就强忍便意，这样很容易造成尿潴留和便秘。一般在手术第二天拔出导尿管后 3~4 小时就可以排尿了。

⑤ 积极母乳喂养

选择一个舒服的体位是剖宫产产妇成功哺乳的关键。产妇可以用一个枕头支撑背部，让身体和床形成 20~30 度角，用一个枕头垫在刀口上方，与宝宝面对面。然后将自己的头枕在臂弯上，使宝宝的嘴和自己的乳头保持水平方向。用另一只胳膊的前臂支撑住宝宝的后背，手则托着宝宝头部。这种做法可以让妈妈在宝宝吃奶时得到休息，有利于妈妈产后恢复。

缓解分娩疼痛

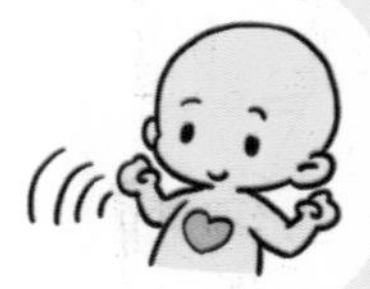

对疼痛产生恐惧的时候，肌肉会紧张，这样会感觉更痛。所以在分娩过程中孕妈妈可以依靠调整呼吸来尽力保持镇静，放松情绪。

拉梅兹呼吸法

拉梅兹呼吸法是用一位法国产科医生的名字命名的呼吸方法，它是一种通过控制呼吸来转移和缓解分娩疼痛的方法，可以说是一种精神性的非药物性无痛分娩法。拉梅兹呼吸法共 5 种：胸部呼吸法、嘻嘻轻浅呼吸法、喘息呼吸法、哈气运动、用力推，用于产程的不同阶段。

五种呼吸方法

胸部呼吸法

分娩初期，宫缩开始时。慢慢用鼻子深吸一口气，随着宫缩吸气、吐气。反复进行，直到宫缩结束、阵痛停止再恢复正常呼吸。

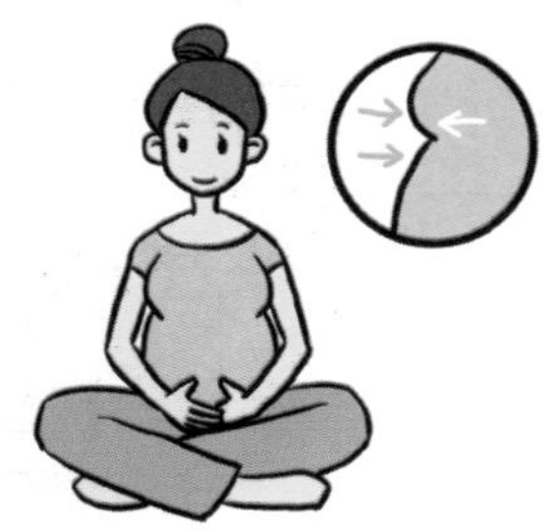

嘻嘻轻浅呼吸法

当宫颈开口 2~3 厘米，宫缩间隔 5~20 分钟，每 30~40 秒一次时。完全放松身体，用嘴吸入一小口空气，保持轻浅呼吸，让吸入及吐出的气量相等。完全用嘴呼吸，呼吸保持在喉咙部位，就像发出“嘻嘻”的声音一样。当子宫收缩强烈时，就加快呼吸，反之就减慢。

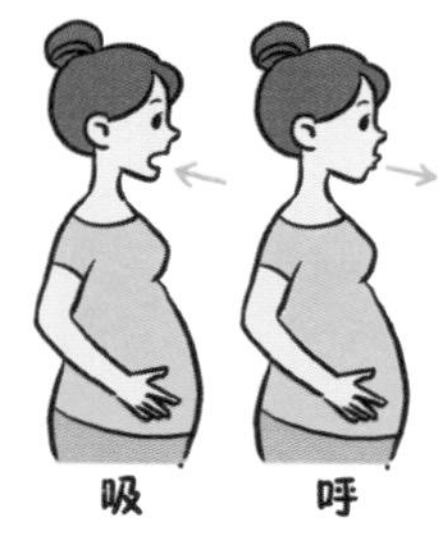

喘息呼吸法

当宫颈开口 4~8 厘米，宫缩间隔 2~4 分钟，每 60 秒一次，第二产程接近尾声时。深吸一口气，接着快速做 4~6 次的短呼气，感觉就像在吹气球，比嘻嘻轻浅式呼吸还要浅。也可以根据子宫收缩的程度调节速度。

哈气运动

宫缩间隔 30~90 秒，每 60~90 秒一次，即将临盆时。阵痛开始，先深吸一口气，接着短而有力地呼气，如浅呼 1 次、2 次、3 次、4 次，接着大大地呼出所有的“气”，就像在吹一个很费劲儿的东西。

用力推

宫口全开，胎儿下降及娩出时。下巴前缩，眼睛视脐，用力把肺部的空气压向下腹部，完全放松骨盆肌肉。口鼻同时吸一大口气，屏住 20~30 秒，需要换气时，保持原有姿势，马上把气呼出，同时马上吸满一口气，继续憋气和往肛门用力，直到宝宝娩出。当胎头娩出产道时，可换短促的呼吸来减缓疼痛。

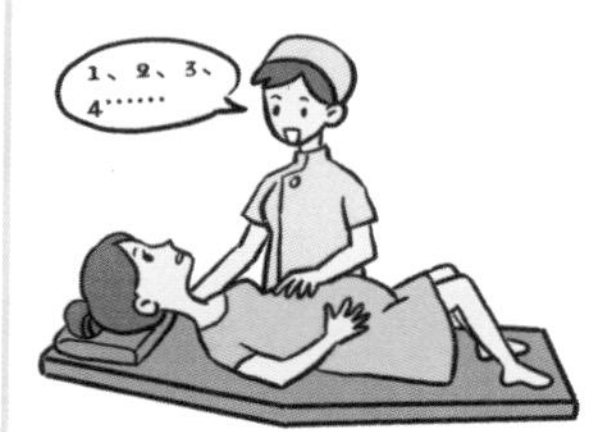

放松能缓解分娩疼痛

当人放松时情绪会平静，身体的适应性更好，疼痛的耐受力会增加，所以分娩开始，当阵痛一阵阵涌来时，孕妈妈可以尝试下面的放松方法来缓解阵痛。

音乐放松心情

音乐能影响人的情绪，分娩过程中可以利用音乐转移疼痛的注意力，缓解焦虑。在还没有进入分娩室前，产妇可听听音乐来缓解阵痛。

按摩放松肌肉

按摩可以松弛紧张的肌肉，有利于减少焦虑情绪，舒缓分娩阵痛，家人，尤其是丈夫的按摩，还会让孕妈妈因感觉被关爱而放松。

肌肉放松的方法

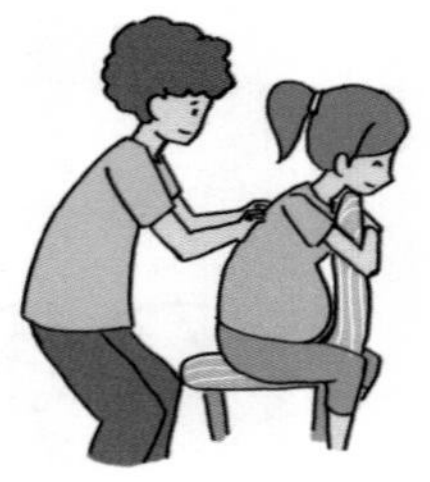

● 丈夫按摩脊椎下部，用手掌有力地做圆周运动。

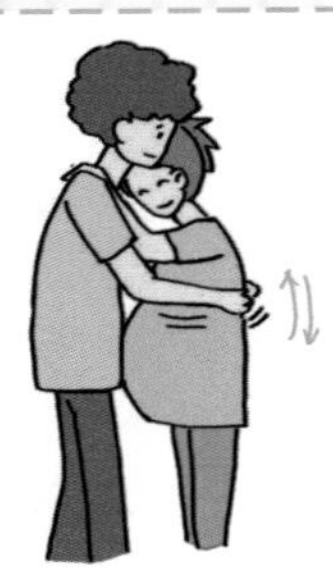

● 宫缩来临时，保持直立，丈夫上下搓摩脊柱。

正面想象放松紧张情绪

人的想法会影响人的情绪乃至身体，分娩中孕妈妈应通过积极正面的想象，放松身体，缓解疼痛。比如想象疼痛随每一次的呼气离开，或者想象子宫颈变得柔软而有弹性，宝宝正在钻出来。

想象宝宝被抱在你怀中，或者想象自己静静地躺在一片花丛中，感觉到了阳光温暖的照射，全身感到无比的舒适，风轻轻地吹来，花轻轻的摇摆．你的内心一片宁静。想象放松和音乐放松配合，效果会更好。

适当活动全身放松

适当活动身体可以转移对疼痛的注意力，达到放松的目的；同时，走、蹲、跪、坐等不同体位相比平躺更有助于胎头下降，加快分娩进程。所以分娩疼痛时，可以散散步、改变一下姿势或者运动一下身体。

疼痛来临身体的自我放松

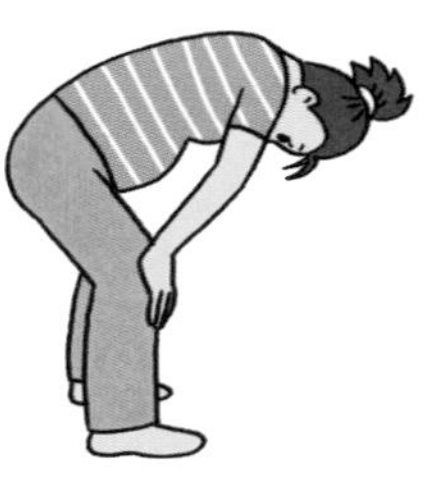

● 宫缩时下蹲有助于转移压力，减轻疼痛。

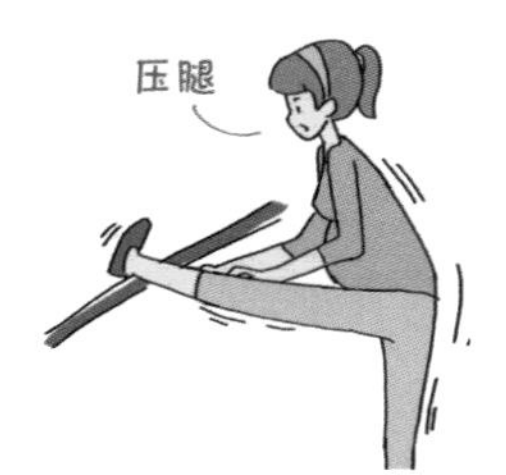

● 宫缩时抬高一条腿，骨盆空间会打开，变得更宽敞，让宝宝容易下降。

专家诊室

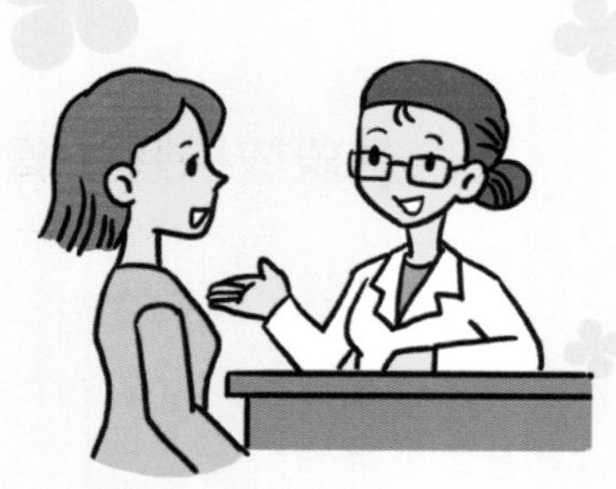

大部分人都能顺产

生孩子疼啊，疼得特别厉害，有些难产更厉害。一般宫口开到三到七指是最疼的时候，真的是难以忍受。以前，我还是个年轻的小大夫的时候，产房里有个待产的孕妇，真的疼得受不了了，就穿着医院的睡袍，下身还流着血呢，就走到产房门口，“啪啪”给了在那等着的丈夫两耳光，打完还哭着说：“都是你给我带来的！”产痛确实是很痛的，但每位孕妇是可以承受的。

孕妈妈不要担心自己的能力，只要条件许可，都是能顺产的。我一位朋友的女儿因为破水被 120 送到医院急诊。当时内检宫颈还没有开指呢，但因为低位破水，所以也送到了待产室。然后渐渐有了阵痛，三个小时后疼痛达到高峰，用她的话说呼吸法镇痛都不管用了。我以前告诉过她，不管怎么疼，都不要大喊大叫，不要使劲抓东西试图去对抗疼痛，而应该顺应疼痛，想办法把注意力集中在其他地方。她听了我的话，一直在默默地计算时间，最多轻声呻吟一下。等到有了强烈便意，医生内检宫口终于开全了，然后上产床了。

因为有了之前的心理和体力的准备，在第二产程她也比较顺利。我们之前就演练过，每次宫缩的时候就憋气向肛门的地方使长劲，每次宫缩使两次长劲，每次数到 20，中间快速换一次气。她是初产妇，也只用了一个小时就结束了第二产程，最后顺产生下了宝宝。

唯一有点遗憾的地方是她生完后没有尿出来，插了尿管。拔尿管的时候再尿也是非常疼的。如果她当时生完了能忍着疼尿，就不用插尿管受罪了。

我见过的一些顺产又转剖的孕妇多是因为自己意志力不够。一上来就疼得哭天抢地的产妇，很多会顺转剖。安安静静地顺应疼痛的产妇，大多会顺利分娩。还有一些具有超强意志力的产妇，让我们都不得不佩服。我们一个同事曾接生了一对双胞胎，有一个胎位还不太好，枕后位。双胞胎我们一般都建议孕妇直接剖的，但是这个孕妈妈坚持要自己生。大夫权衡了一下胎儿和孕妇的情况，觉得孕妇自己生也可以，就让她先试试。这个伟大孕妈，顺利地生下了两个孩子。

以前没有镇痛技术，我们的母亲都忍受痛苦顺利生下我们，何况现在还有那么好的镇痛技术？！剖腹产毕竟是个手术，多想一想顺产的好处，坚定信念，相信自己一定能做到。

关于侧切

很多人跟我说现在顺产中没有侧切的产妇太少了，临床上侧切的产妇确实挺多的，但并不是因为过度医疗。

要不要侧切是有条件的。首先看外阴的发育情况，弹性好不好。如果发育很好就不用做侧切，如果外阴发育不好，撕得特别厉害的，那就得切。一度二度的撕裂没有问题，容易修复，现在手术的缝合技巧挺高的。其次就是孩子的情况。如果孩子宫内缺氧了，为了抢救孩子让孩子赶快出来，也是要做侧切的。还有一种情况，就是在妈妈宫缩不太好的情况下，或者妈妈有疾病的情况下，为了缩短第二产程，别让她使那么大的力，也需要侧切。如果没有这些情况，能不侧切我们就会尽量不侧切。

剖腹产不可怕

剖腹产虽然是一个手术，但如果形势所需，也不需要特别担心。手术过程是非常安全的。

有位孕妈妈39周时产检，结果两次胎心监护没过，疑似胎儿窘迫，开了急诊住院。第二天一早做检查，胎心正常了，但是孕妇的胆酸检查严重超标，加上她有糖尿病，B超显示羊水上有光点漂浮物，为了安全起见，我们建议行剖宫术。

然后就是按部就班地插尿管，打麻药，剖出孩子。用产妇的话说就是，“睡了一觉宝宝就从我的肚子里来到了我的眼前”。当然，之后的恢复会比顺产的产妇慢一些，毕竟有伤口。这个产妇第一天下床的时候，我看她眼泪都出来了，这是疼的。她术后恢复得不错，第五天开始可以自己下床行走了，到了十二天的时候告诉我，除了有点拉扯感几乎不痛了。也没有影响母乳喂养，宝宝出生半个小时就给喂奶了，当时就有了几滴，然后每天持续地吸，最后已经能全母乳了。

Q 第一胎剖宫产，第二胎一定要采取剖宫产吗?

A：如果你曾经做过剖腹产，那么下一次生育的时候不是一定要剖宫产的，要根据具体的情况。比如有无胎位异常，产程进展是否顺利，B超看下子宫原来切口疤痕是否裂开等。如果上次手术指征已不存在，胎儿的体重轻于3.5公斤，自然分娩还是比较安全的，当然这要由医生根据当时的情况定。

一个网上的说法是顺产产前要多吃东西，但是剖腹产就要空腹打麻药，有很多就是顺转剖的，那是不是打麻药就有风险了呢?

A：顺产前要吃东西，保持产力；但剖腹产我们要求空腹。如果顺产转剖腹产，麻醉师会根据病人的情况，具体吃了什么，吃了多少，来选择打麻药的深浅度。你要做的就是细致地告诉医生，你什么时候吃的东西，不要隐瞒，否则可能将自己置于危险境地。

现在顺转剖的产妇也常见，为什么？产力、产道、胎儿情况和母亲的精神因素，这四个因素中任何一个出现异常都可能顺转剖。比如胎儿过大，分娩过程中造成了宫缩乏力，就可能造成分娩过程中产程进展不好或停滞，或因为产程不好造成胎心的变化，都可能导致顺转剖。

但最可惜的是因为母亲的精神因素导致的顺转剖情况。有的人特别容易紧张，想自己生又想剖腹产，很纠结，为此她吃饭吃不好，睡觉也睡不好，特别害怕，担心自己生不下来。等到住院待产她就更加紧张了。这样最容易造成宫缩乏力。本来骨盆条件挺好的，孩子也不大，但就是宫缩乏力，胎儿先露部下来慢。我们的骨盆直径是不一样的，胎儿为了适应骨盆各平面的不同形态，先露部在通过产道时会被动地进行一系列适应性转动，以其最小径线通过产道。如果产程中宫缩乏力，就会影响这个分娩机制，可能造成胎儿宫内窘迫，那就要立刻行剖腹产手术了。

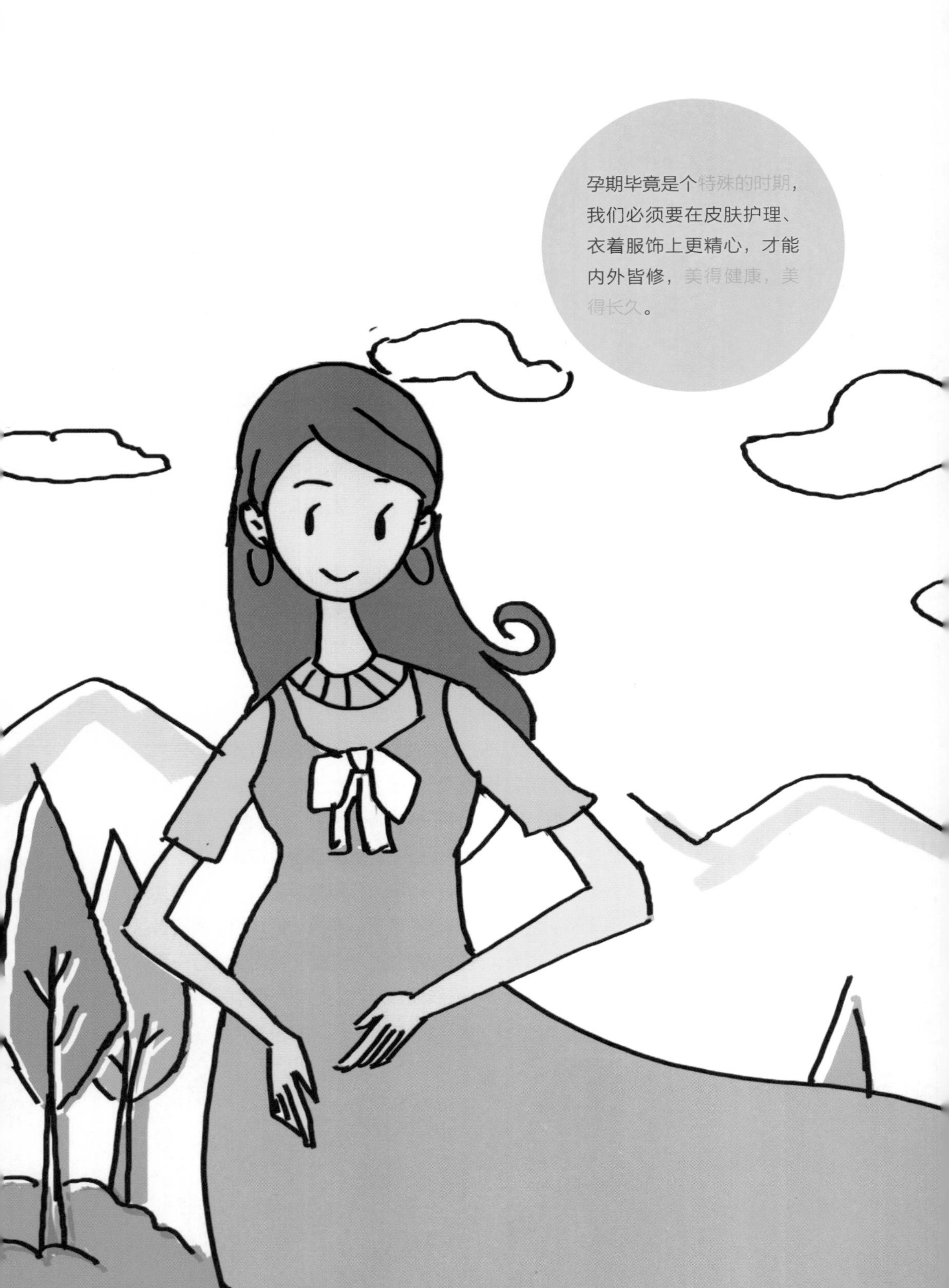
孕期毕竟是个特殊的时期，
我们必须要在皮肤护理、
衣着服饰上更精心，才能
内外皆修，美得健康，美
得长久。

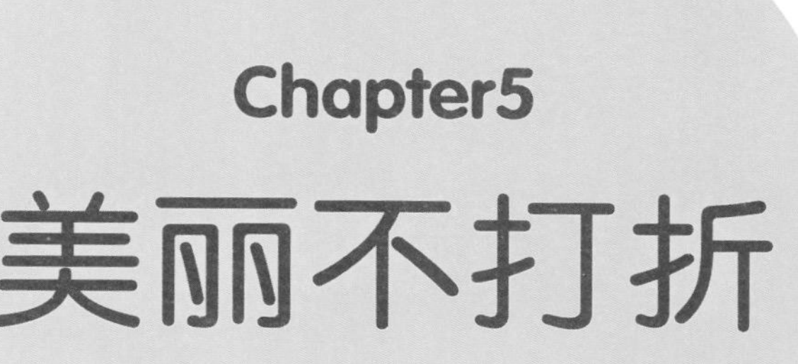

Chapter5 美丽不打折

内外兼修

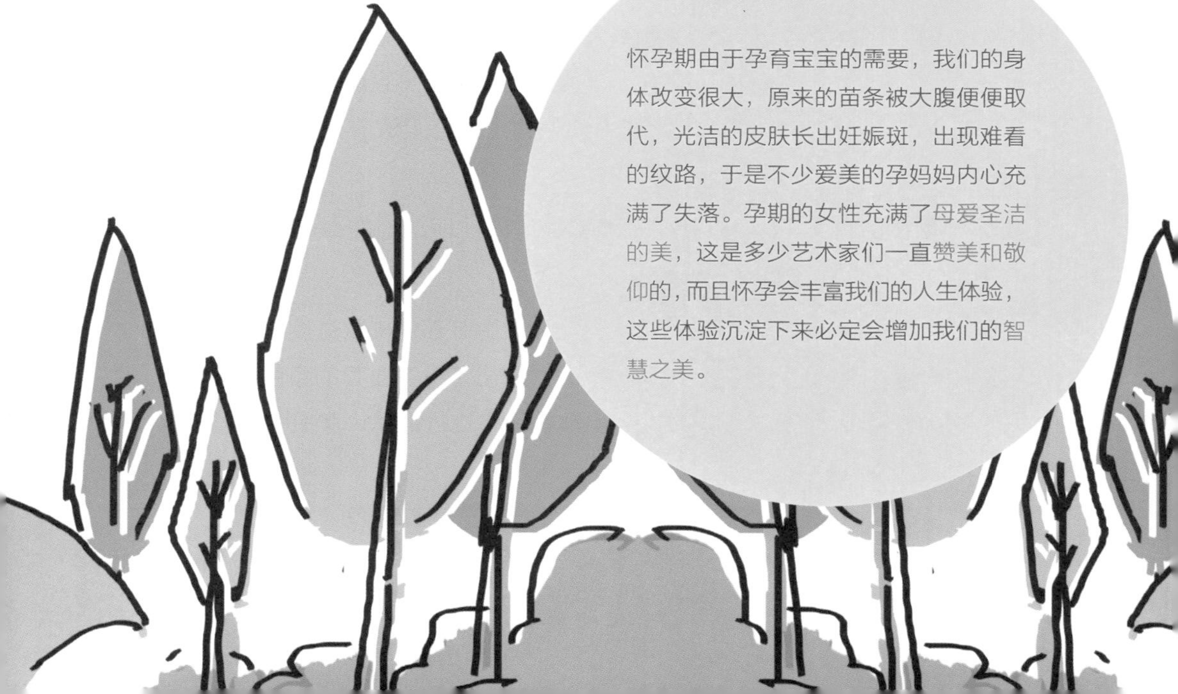

怀孕期由于孕育宝宝的需要，我们的身体改变很大，原来的苗条被大腹便便取代，光洁的皮肤长出妊娠斑，出现难看的纹路，于是不少爱美的孕妈妈内心充满了失落。孕期的女性充满了母爱圣洁的美，这是多少艺术家们一直赞美和敬仰的，而且怀孕会丰富我们的人生体验，这些体验沉淀下来必定会增加我们的智慧之美。

皮肤护理

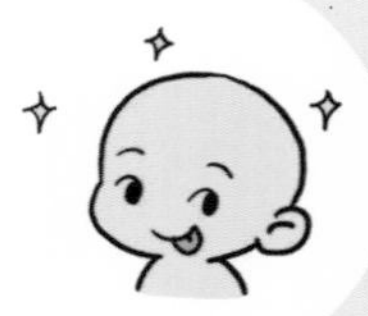

怀孕期间新陈代谢旺盛，有的孕妈妈皮肤变得红润有光泽，有的则变得黑暗、粗糙，还有的变得油腻、多汗。不少孕妈妈还会由于孕激素而出现妊娠斑、妊娠纹，所以需要特别进行皮肤护理。

孕激素对皮肤的常见影响

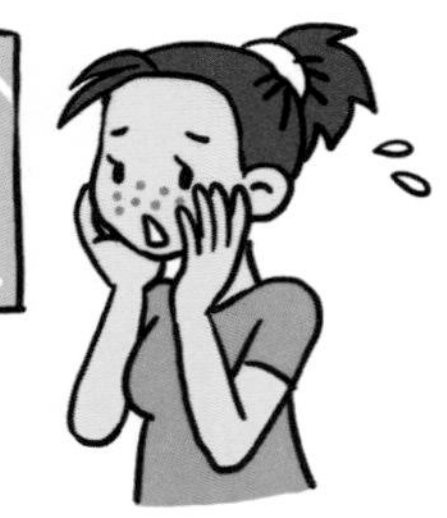

怀孕后身体激素分泌改变，新陈代谢增加，皮肤受影响会异于怀孕前，孕妈妈们的常见改变有下面几项：

色素沉着。受雌性激素和孕激素影响，孕期黑色素细胞大量增加，大多数孕妈妈会发现自己的肤色变深，特别是乳头、乳晕、外生殖器及原有的痣、雀斑等部位。而且随着怀孕时间的推移，下腹部正中垂直贯穿肚脐的线会越来越深，宽度甚至接近 1 厘米。虽然怀孕中产生的这些色素沉着因人而异，但通常都会在宝宝出生后逐渐地淡化直至消失。

妊娠斑。也叫“蝴蝶斑”，是色素沉着对称性地出现在面部两颊，大约 50% 的孕妈妈怀孕后期会出现。

妊娠纹。妊娠纹是由于孕期腹部、乳房、大腿等部位皮肤过度绷紧超过了正常的弹性，以致皮肤变薄、弹力纤维断裂，露出了皮下血管的颜色所形成。90% 的孕妈妈怀孕后期会出现妊娠纹。但孕前经常进行锻炼，腹肌弹性好的女性，不容易出现妊娠纹。

皮肤多汗、油腻。孕期新陈代谢加快，好多孕妈妈因此面部毛细血管扩张，导致皮肤多汗，皮脂腺分泌旺盛，面部油腻。

皮肤变敏感，出现皮疹和瘙痒。孕期激素会使皮肤变得敏感脆弱，孕妈妈可能会因为接触一些平常物品而反复出现暂时性的、没有明显缘由的皮疹和瘙痒。有的孕妈妈对肥皂和清洁剂过敏，而有的孕妈妈甚至对阳光过敏。

选择纯天然的护肤品、化妆品

无论是护肤还是化妆，孕妈妈都要选择质量有保证的厂家生产的，天然的，无色素、香料和防腐剂的，非化学成分的，低酒精的产品。口红含羊毛脂较多，既会吸附空气中有害物质，还经常被不知不觉地“吃”进口中，孕期应尽量不涂或少涂。皮肤增白及祛斑类化妆品和指甲油可能使胎儿发育异常，孕妈妈不宜使用。

孕期皮肤可能会变得敏感，每次洗脸时就要使用温和无皂基的洁面产品，以免刺激皮肤。有的孕妈妈会感觉怀孕期间面部皮肤特别干燥，这时可选用一些纯天然保湿产品作为日常护肤用品。

怀孕后激素的变化会令约一半以上的孕妈妈脸上长妊娠斑，可以通过按摩和调整饮食的方法来减轻，比如多吃一些富含维生素 C 的水果、蔬菜，可减少黑色素细胞的活动，千万别自行使用那些号称祛斑的护肤品。

如果在怀孕期间长痘痘，也只能在注意清洁的同时选择天然植物类护肤品来保湿，绝不能随便使用抗痘产品，因为这些产品中的某些活性成分，在怀孕前 3 个月使用会有致畸作用。

怀孕后皮肤变化大，日常护肤步骤一定要简单，避免给皮肤造成负担。

孕期皮肤护理好习惯

想要健康的皮肤，昂贵的护肤品并不是最重要的，从怀孕一开始就保持良好的皮肤护理习惯，是保持皮肤处于最佳状态的最重要的手段。

防晒

阳光照射会加重色斑，上午 10 点到下午 2 点要尽量避免日晒，无论晴天阴天都应该防晒，出门时，打遮阳伞、戴帽子。

充足睡眠

晚上 11 点至凌晨 2 点是人体自动美容时间，如果这段时间不睡觉的话会严重影响皮肤的健康。

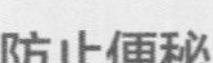

防止便秘

便秘会使身体毒素难以排出，饮食均衡清淡，不刺激，多吃粗纤维食物可防止、减轻便秘。

保持心情愉快

这是最好的美容方法，心情抑郁、烦躁会使色斑加重。

应对妊娠纹

80% 的孕妈妈到怀孕后期，腹部、大腿内侧、乳房或臀部会出现粉红至暗红色的萎缩性条纹，这就是妊娠纹。妊娠纹是由于孕期腹部、乳房、大腿等部位比怀孕前明显增大，导致这些部位皮肤过度绷紧超过了正常的弹性，以致皮肤变薄、弹力纤维断裂，露出了皮下血管的颜色所致。妊娠纹多发生在孕中、晚期。妊娠纹是一种生理变化，不损害健康，分娩之后，妊娠纹由紫红色转变成白色，有的孕妈妈可能会发痒，随着时间推移妊娠纹会变得不太明显，但却不会完全消失。如果怀孕之前孕妈妈经常进行腹部肌肉锻炼，腹肌的弹性良好，很可能没有妊娠纹。所以加强产前保养可大大减少妊娠纹产生的概率，至少可以把妊娠纹的影响程度减到最小。

减少妊娠纹的方法

● 控制体重

控制孕期体重快速增长，避免急速发胖。短期内体重增长过快，皮肤来不及伸展，很容易产生妊娠纹。

● 充足睡眠

保持良好的生活习惯。睡眠具美容功效，每天 8 小时的充分睡眠是任何护肤品都不能代替的。

● 适当饮食

可多吃一些含丰富维生素 C、维生素 B 的新鲜水果、蔬菜，以及富含胶原蛋白的食物，如炖猪蹄、银耳羹等。改善皮肤的肤质，帮助皮肤增强弹性。

● 浴后按摩

每次洗澡后用乳霜按摩身体，从肚脐中心开始画圈，往上按摩到锁骨处，然后再从上到下按摩四肢，每次 5~6 分钟。

脸部保湿按摩减轻妊娠斑

很多孕妈妈都听说过怀孕会长斑吧，这里指的就是妊娠斑，也叫“蝴蝶斑”，这实际是色素沉着对称性地出现在面部两颊。大约 50% 的孕妈妈怀孕后期会出现妊娠斑。妊娠斑的出现与怀孕后内分泌变化而导致的黑色素细胞增加有关。如果长斑了，不要担心，虽然开始时很明显，但分娩后会慢慢减轻，以后可能就不见了。而脸部按摩能增加血液循环，孕期做一做，有助于预防和减轻妊娠斑。

按摩手法

额头按摩

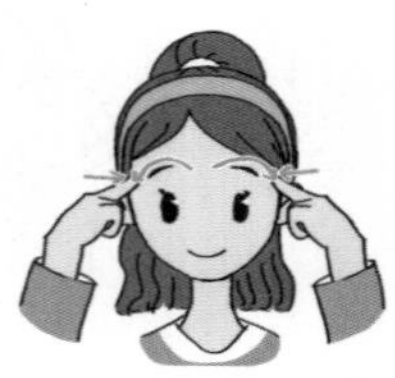

由眉间开始，以指腹向上轻推按摩肌肤；再顺着额间，以螺旋状手法向太阳穴方向按摩，最后在太阳穴位置按压 3 秒。

眼周按摩

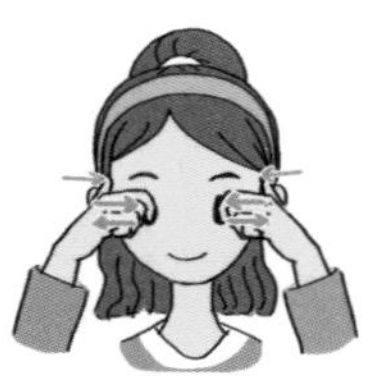

两手拇指按于太阳穴上，用食指第二节的内侧面分推上眼眶和下眼眶。先上后下，一圈各两次，共做 20 次。

唇角按摩

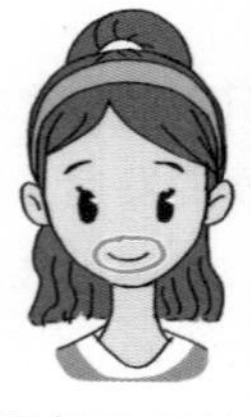

从人中开始沿着唇部四周按摩。帮助拉平唇部细小的纹路。

下颌按摩

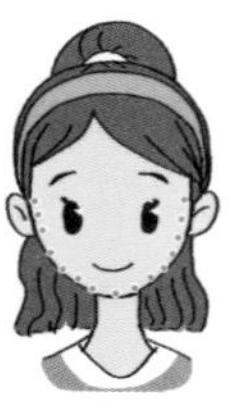

用手指沿着脸部轮廓轻轻拍打下颌。

双颊按摩

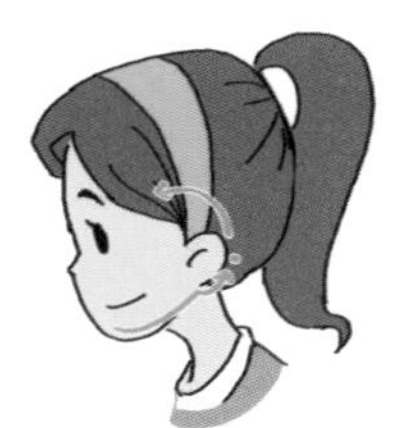

由下巴往耳下方，顺着脸部轮廓以螺旋方式轻按，并轻拉耳垂 3 秒，然后同样以螺旋方式往太阳穴部位慢慢按摩。

镇静肌肤

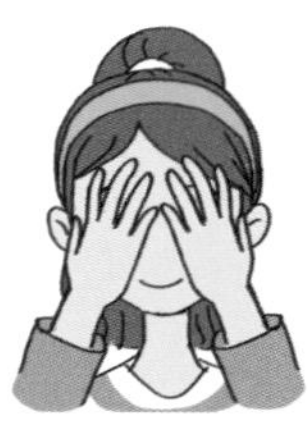

双手揉搓至微温，以双手手掌将整个脸颊包裹住，并维持 10 秒钟。

拍打面部

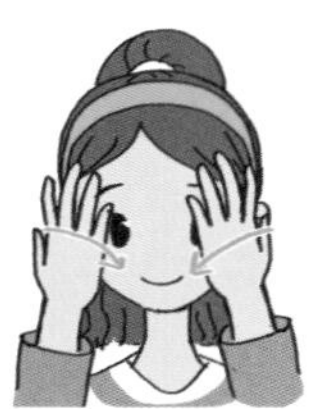

拍打有活血化瘀、增加肌肤弹性、使肌肤更紧实的作用。

专家解说 expert interpretation

- 按摩时可用适合自己的按摩膏，也可用自己的护肤品。
- 面部按摩时间不可太长，一般干性皮肤按摩时间为 5~8 分钟，油性皮肤按摩时间 3~5 分钟，过敏性皮肤最长 2 分钟或不按摩。
- 如果面部皮肤有感染或痤疮，则不要进行面部按摩。

乳房护理

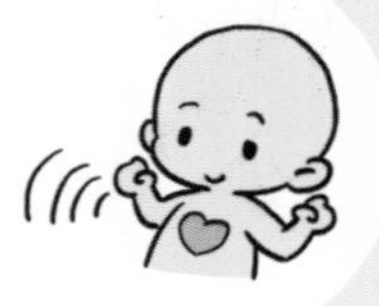

怀孕后孕妈妈的乳房会逐渐膨胀起来，甚至有些疼痛，乳头会变大变硬，乳晕颜色由于色素沉淀的增加而加深，进入孕中晚期有的妈妈偶尔挤压乳头还会有乳汁。因此怀孕期间一定要做好乳房护理，这不仅能保证产后顺利进行母乳喂养，也能预防产后乳房变形。

选好文胸，防止乳房产后变形

怀孕后乳房会变大、变重，乳房部位的皮肤被拉伸，如果没有合适的文胸支撑，产后可能引起乳房下垂变形。所以怀孕后不能再穿原来的文胸，要选择有弹性且罩杯比孕前大的新文胸。

文胸的选择方法

底部、领圈和袖圈都有弹力松紧，适合孕期各阶段胸部成长。

4/4 全罩杯，较薄而有弹性的纯棉针织面料，最好浅色，防止染色颜料可能的危害。

肩带要宽，可以根据胸位的高低调节长度。

有柔软定型钢丝，罩杯下方底边要宽，支撑力好。

方便穿脱，搭扣在前面的文胸会使孕妈们更加方便，尤其是孕晚期。

按摩帮助乳房二次发育

怀孕后乳房就开始膨胀，乳晕颜色加深，孕妈妈会有发胀、刺痛等不适，此时按摩乳房能够疏通乳腺导管，有助产后母乳喂养，还能帮助乳腺发育，达到丰胸的效果。按摩前先用温水清洁乳房，然后用热毛巾热敷，之后涂一些按摩油，如婴儿油、橄榄油等按摩乳房。要注意的是按摩时力度一定要轻柔。

按摩步骤

Step1

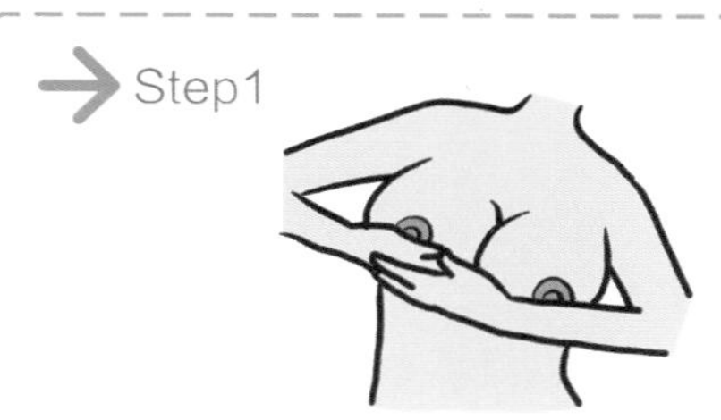

手的拇指同其他四指分开然后握住乳房。

Step2

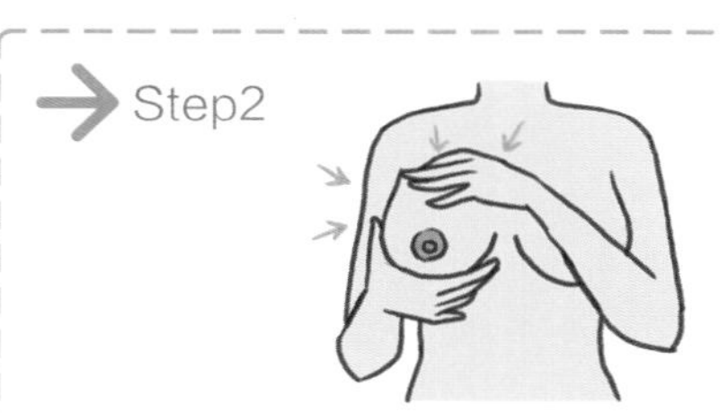

食指和中指并拢，从乳房四周向乳头方向轻轻按摩，并从根部向顶部轻推。

Step3

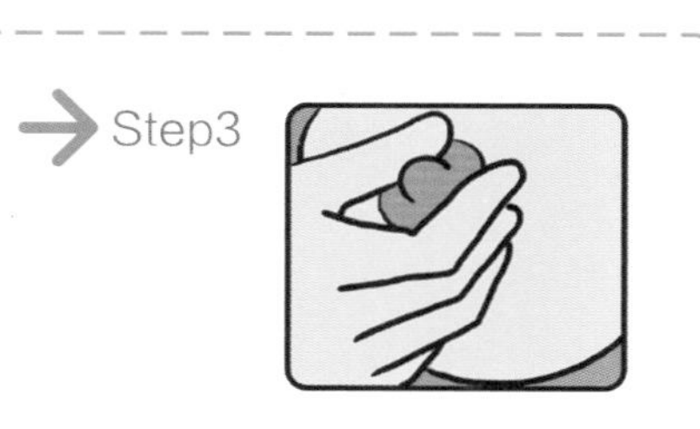

拇指和食指压住乳晕边缘，再用两指轻轻挤压乳头。

Step4

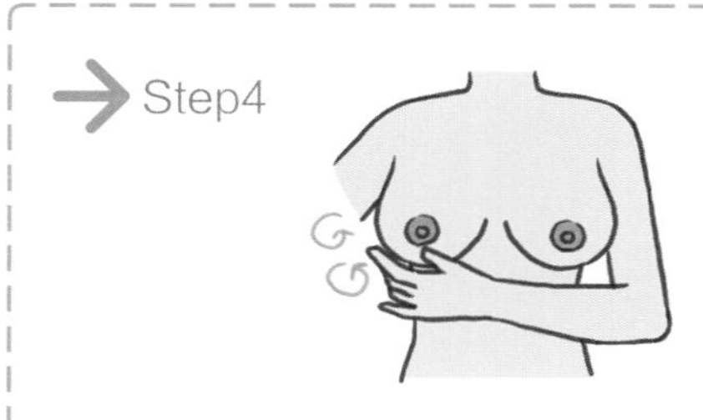

食指和中指指腹在乳房周围由内向外以画圈方式轻轻按摩。

护理乳头，做好哺乳准备

乳头皲裂会给哺乳的妈妈造成很大的痛苦，使很多妈妈不得不中断哺乳。另外，如果孕妈妈乳头扁平或内陷，宝宝不易含吸乳头，日后也很难顺利哺乳。因此，孕期乳头护理很必要。

护理方法

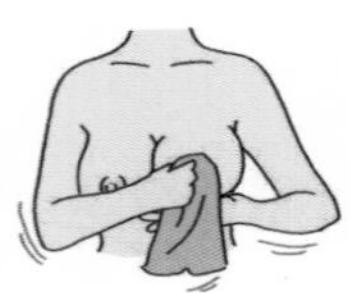

洗澡后用干燥柔软的小毛巾轻轻擦拭乳头，然后给乳头涂上润肤乳液，用拇指和食指捏住乳头轻捻，增加乳头表皮的坚韧性。

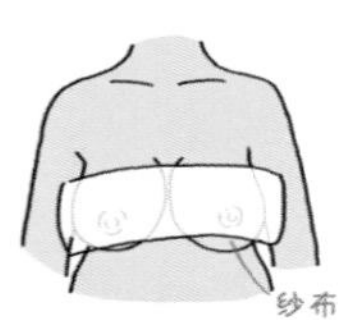

如果乳头有硬痂，不要生硬去掉。可将比乳头略大的纱布涂满润肤乳液，入睡前覆盖在乳头上，第二天早晨起床后硬痂软化就能擦掉。

从怀孕 4~5 个月起，经常用温开水擦洗乳头，清除附在上面的乳痂，并给乳头涂上油脂。

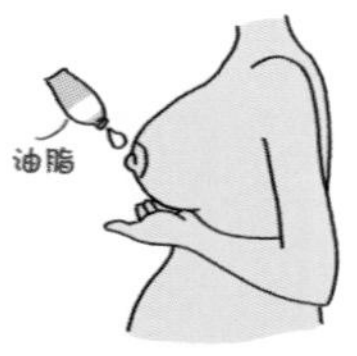

矫正凹陷或扁平乳头

乳头扁平、凹陷是孕妈妈最担心的一件事，它直接影响到后期的母乳喂养。因此，孕妈妈要注意乳头护理，做好母乳喂养的准备。

判断自己属于哪一类型

● 正常

女性乳头突出于乳晕的表面

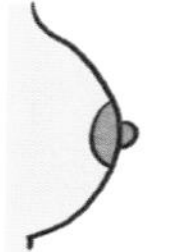

● 乳头扁平

即女性乳头不突出于乳晕的表面，与乳晕齐平。

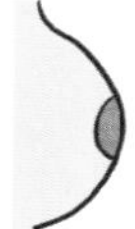

● 乳头内陷

即女性乳头不突出于乳晕的表面，甚至凹陷沉没于乳晕表面，局部如同火山口状。

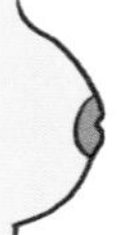

矫正方法

用手轻柔地将乳头向外捏出来。凹陷的乳头往往容易积存污垢，先涂上油脂软化污垢，然后用温和的清洁乳液清洗干净。

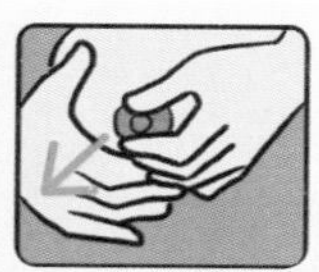

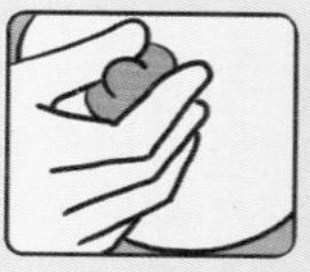

孕妈妈洗净双手后，用手指轻轻将乳头向外牵拉，同时捻转乳头。等到乳头皮肤坚韧后，乳头就不容易内陷了。

用手指从深部向外牵拉乳头。一只手托起乳房，使乳房耸起，另一只手的食指、中指和拇指拉住乳晕部，从深部向外牵拉乳头，并在纵横方向上轻轻牵引，每次几分钟即可。

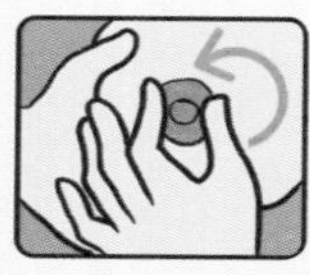

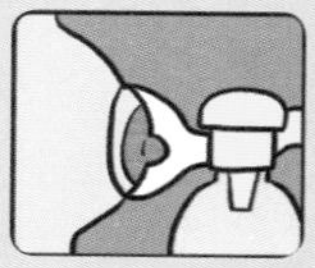

用吸奶器吸出乳头。把吸奶器的玻璃罩去掉，捏紧橡皮球，挤出球内空气。然后，用开口处吸住乳晕，利用负压作用吸引内陷的乳头。几分钟后把橡皮球取下，牵拉、捻转乳头，坚持一定时间乳头会逐渐突出来。

护理双脚，防跌倒

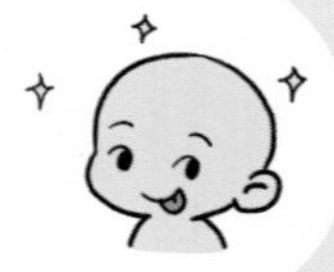

随着孕后体重的增加，双脚承受的压力随之加大。加上耻骨松弛激素的作用，孕妈妈的双脚韧带会变得松弛，所以近七成的孕妈妈发现怀孕后脚会变大，所穿鞋码变大。做好脚部的护理，给自己准备一双舒适合脚的鞋，能帮助产后双脚恢复至产前大小。

保持脚部健康

除了要经常剪脚指甲外，日常生活习惯的改变也有助于脚部保持健康。

健足的方法

1 每天睡前用温度38℃左右的热水泡脚5~10分钟，擦干水后涂上婴儿润肤露。

2 选择大小合适、底部有弹性、能支撑脚弓的鞋，不要过紧。

3 保持脚部温暖干燥，防止受寒、受湿。

4 选择能够有效防止静脉曲张的袜子，不穿紧口袜。

5 不跷二郎腿，经常抬高双腿，加速血液回流，减轻双脚压力。

6 不要长时间站立，多运动，常伸展腿部，动动脚跟、脚趾，旋转脚踝关节。

选一双合适的鞋

孕妈妈在怀孕期间身体的重量一般会增加15千克左右，腹部的隆起导致重心也发生改变，走路时腿和脚的压力也随之大了许多。由于怀孕中晚期脚会肿胀，选鞋时尺码可以稍大一点。

鞋底要防滑

孕期，尤其是孕晚期，孕妈妈身体灵活度降低，容易摔倒，选一双舒适、防滑的鞋是安全的需要。

不要选择平底鞋

脚弓可减轻人体行走时的震荡，帮助保持身体平衡。因此孕妈妈在选购鞋时，除了讲究舒服外，还要考虑脚弓的需要。许多孕妈妈怀孕后会选择平底鞋，但是穿平底鞋走路时，一般是脚跟先着地，不能维持脚弓缓冲震荡，容易引起肌肉和韧带的疲劳及损伤，相对而言，选择后跟2厘米高的鞋更合适。

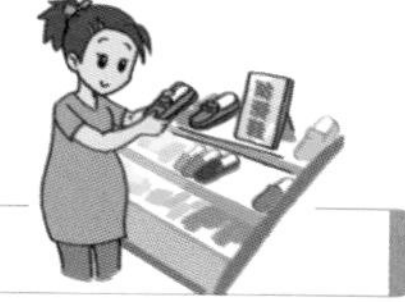

买鞋4问

鞋子空间够吗？

孕期脚会变大，还可能水肿，鞋有足够空间才能穿着舒服。所以方头鞋比尖头鞋更适合孕妈妈。

是宽跟还是低跟？

一双样式简单的低跟、粗跟鞋能更好地支撑孕妈妈日益增重的身体。

走路舒服吗？

走路舒服吗？试穿鞋的时候，在商店里试着走走，如果不舒服再心仪的款式也别买。

是不是橡胶鞋底？

是不是橡胶鞋底？橡胶鞋底对膝盖和背部具有减震作用。

头发护理打造魅力形象

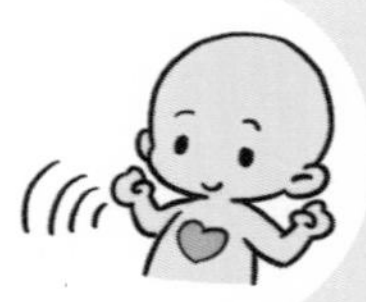

由于孕期激素分泌，大多数孕妈妈的头发都会增加，做好头发护理，产后我们仍然能拥有一头漂亮的头发。发型与一个人的形象关系很大，选择一个适合自己脸型、肤色、身高、体型的发型，孕妈妈个人魅力能更突出。

孕期发型

整个孕期和产后，保持易梳理的发型会减少不少烦恼。具体有以下几点建议：

● 发型要和脸型相配，可利用发型来修饰和弥补脸型的缺陷，比如，瘦长的脸型，就应该让发量向两边加宽；上尖下宽的三角脸型，就要让头发上重下轻，等等。

● 孕期身体膨胀，易显臃肿，干净清爽的发型会显得孕妈妈更加利落。孕期行动不便，短发打理起来方便，所以短发更适合孕妈妈，当然如果舍不得长发的话，用一些漂亮的发饰把头发扎起来，孕妈妈同样美丽动人。

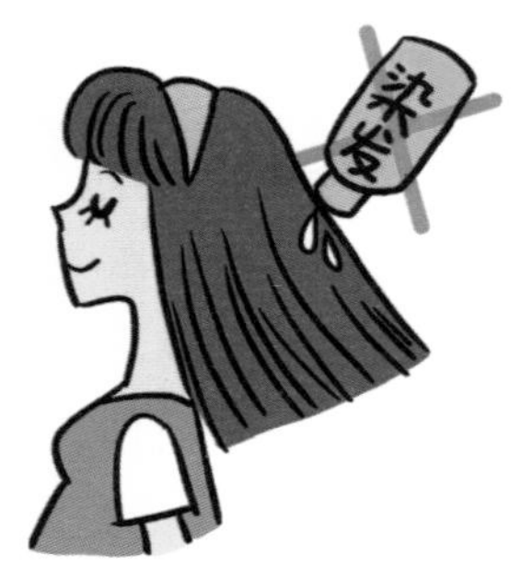

● 烫发、染发原料中可能含有对宝宝不利的化学元素，孕期不适合烫发、染发。

护发建议

头发不宜多洗，洗头过频反而使头发失去光泽，孕期每周洗发 1~2 次即可。多吃有益头发的食物，如核桃、黑芝麻、瓜子、海带、紫菜以及绿色蔬菜等。中医学认为“多怒则鬓发焦枯”。情绪平和稳定才宜头发生长。曝晒会让头发的毛鳞片受损，外出需注意防晒，阳光强时最好撑伞或戴帽子。每天用手指按摩头皮或用牛角梳梳头 100 下，能刺激头皮血液循环，是养发的好方法。头发生长需要很多营养及原料，为了让头发更健康，孕妈妈要均衡饮食，生活有规律。

这样洗头既安全又健康

- 怀孕后皮肤比原先敏感，别随便更换洗发水，根据自己发质，尽量选温和无刺激的洗发水和配套护发产品。

- 洗发后孕妈妈可以轻柔按摩头皮来促进头部血液循环，头发还湿的时候不要马上睡觉、外出，以防感冒。

- 怀孕后孕妈妈腹部膨大，洗发时要注意姿势，不能压迫腹部，可请准爸爸帮忙洗头。

- 电吹风的热风会破坏头发的角质层，还有电磁辐射，洗发后最好自然晾干，也可用吸水性强、透气性好的干发帽、干发巾。

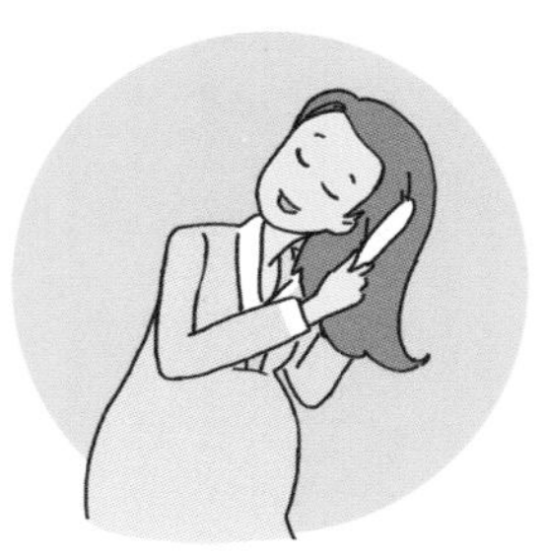

爱护心灵之窗

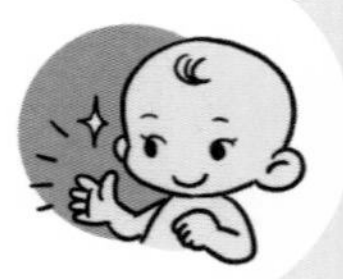

怀孕后受孕激素的影响，孕妈妈的眼睛会有一些生理上的改变，让孕妈妈感到不适，而有的孕妈妈甚至会近视度数增加。这些不适虽然是暂时的，产后大都能恢复，但是一个有魅力的人怎能没有一双神采奕奕的眼睛呢？所以孕妈妈一定要注意保护好自己的眼睛。

孕期眼睛不适及护理

- 泪液分泌量减少，容易出现“干眼”的症状
- 看近物时朦胧不清
- 角膜弧度厚度改变，原先配戴合适的隐形眼镜变得不合适
- 近视度数增加

- 停止戴美瞳，隐形眼镜换成普通框架眼镜。
- 如眼睛干燥，可以适量使用人造泪水湿润眼睛。
- 减少阅读、看电视及电脑等用眼时间。怀孕时眼睛容易疲劳，用眼不能过度，用眼 1 小时后最好休息 10 分钟，多看远方，多休息。
- 经常清洁双手，不要用手揉眼睛，减少眼部感染。
- 均衡饮食，适量补充有益眼睛细胞发育的维生素 A、维生素 C、维生素 E 及维生素 B 群，避免摄入过多糖分。过高的糖分对眼睛不好，还会影响宝宝视力发育。
- 用眼药水前应咨询医生，不可擅自用药。

魅力修炼

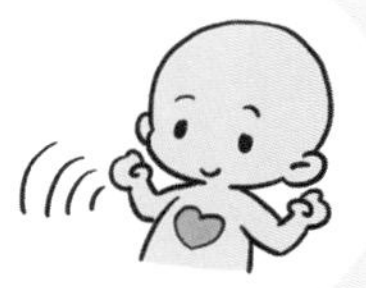

谁说孕妇就该挺着大肚子不修边幅，怀孕给女人们一个加倍呵护自己的机会，各种美美的打扮都不能少哦。

配饰为魅力加分

鞋、包、首饰、围巾、胸针……服装配饰，搭配自由随意，同样款式的服装，会因配饰的样式、大小、疏密、放置位置的不同，而呈现出不一样的效果。配饰能体现孕妈妈的个人风格，而且购买配饰的费用远远低于一整套服装，所以孕妈妈要打造孕期魅力绝对不能错过配饰。

配饰的使用要少而精，同时佩戴多种首饰，最好不要超过三种。可以是单一品种的戒指，或者是把戒指和项链，或戒指和耳钉两两组合在一起使用。如果戒指、项链、胸针、耳钉、手镯、丝巾全戴上，反而给人以烦琐、凌乱和俗气的感觉。佩戴两件或两件以上的配饰，要颜色、质地和谐，而且佩戴时，不但要考虑个人爱好，还要符合自己的身份，要和自己的性别、年龄、职业、工作环境保持一致。充分考虑自身的特点，兼顾服装的质地、色彩、款式，做好搭配，才能扬长避短，让配饰为自己的魅力加分。

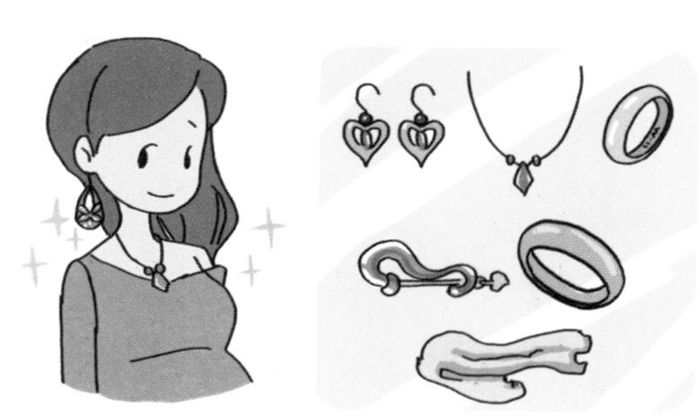

巧用丝巾

丝巾是非常好的配饰，运用得好往往给服装增光添彩。特别是怀孕后身体不断变化，衣服尺寸经常变化，像怀孕前一样添衣既浪费又没有必要，这时用不同的丝巾来增加衣着的变化，是很多孕妈妈的聪明选择。

选择丝巾时要注意质地和品质，佩戴时要根据自己的脸型来选择合适的系法，如长脸形最好在颈项间系小丝巾，短脸形应系向下垂的丝巾，才能达到画龙点睛的效果。此外要考虑与服装的搭配，图案繁多的丝巾可配单色或纯色服装，图案简单的丝巾可配色彩丰富的服装。而且丝巾还可与项链搭配，丰富服装效果。

丝巾系法推荐

显得脸部修长的系法 1

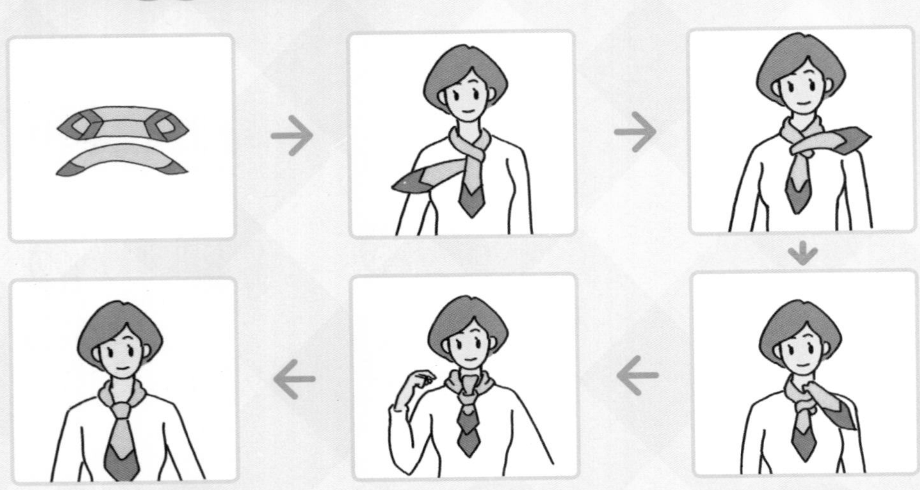

显得脸部修长的系法 ❷

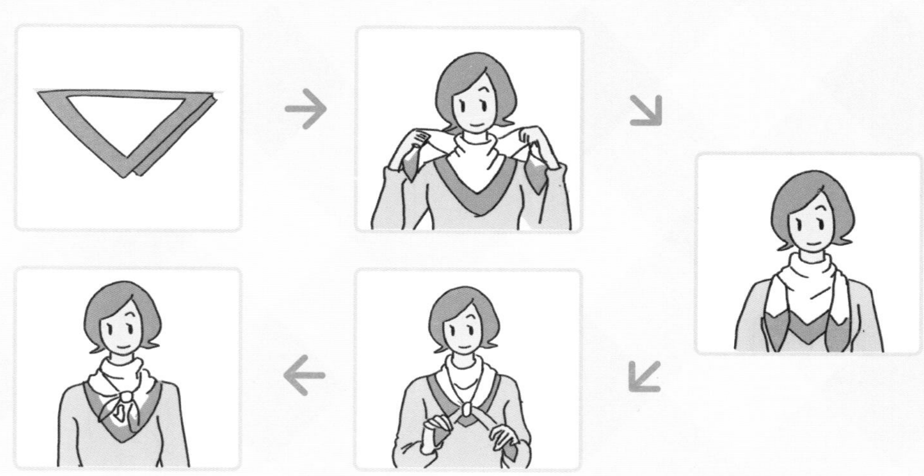

显得脸部圆润的系法 ❶

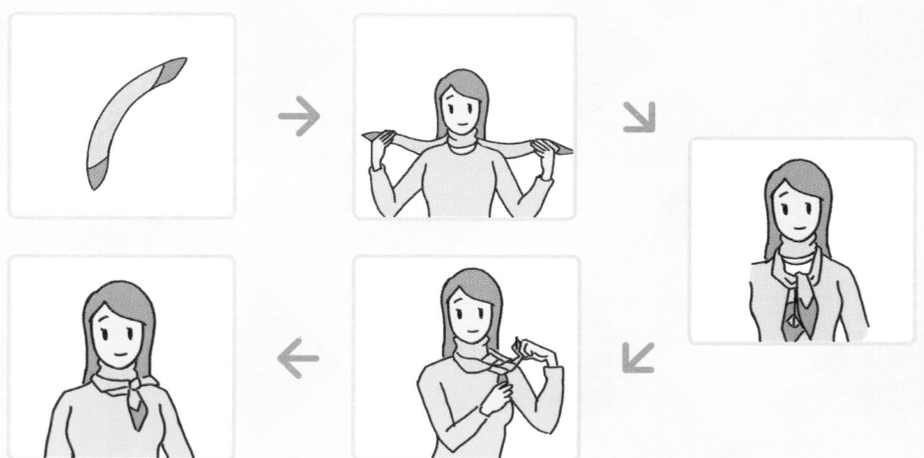

显得脸部圆润的系法 ②

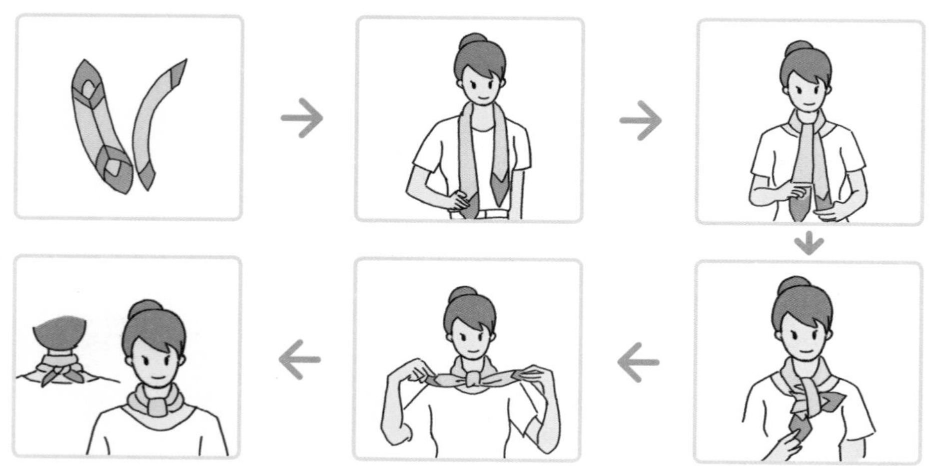

穿出时尚感

怀孕的时候，孕妈妈只能穿肥大不合体衣服的年代已经一去不复返了，现在的孕妇装设计花色、款式丝毫不逊于时装。分类也更为细化，有休闲和职业孕妇装之分。选好孕妇装能使孕妈妈们穿得像怀孕前一样美丽动人。

除了喜好外，孕妈妈要根据自己的肤色、性格及穿着的场合来选择色彩。人们看服装，第一眼看到的是色彩，之后才是款式。每一种颜色都有美丽之处，关键看适不适合自己。色彩鲜艳的衣服穿起来能调节情绪，显得精神好，有利于孕妈妈和胎儿的身心健康；柔和性色彩，如米白色、浅灰色、粉红、苹果绿等让人赏心悦目；黑色穿上会有意想不到的效果。

合适的款式不仅穿着舒适，还能凸显气质。孕妈妈宜选用专为孕妇设计的款式，这类衣服穿在身上能够完美地体现胸部线条，特别具有时尚感。如果是购买职业型孕妇装，千万要选好合适的尺码，买大一号对休闲装适用，因休闲装给人的感觉就是宽松的，但职业装就会显得邋遢。

选择针织品时注意质感。针织品柔软贴身，穿着舒适，但选择时一定要注意质感，过于松软的格子棉布会让人显得不精神，最好放弃。

无袖连衣裙是百搭。随着孕周的增加，体形变得胖了，穿着合体的、细节上设计漂亮的连衣裙会给人温柔之感。根据季节变化选择厚薄不同的无袖连衣裙，即使都是款式相似的胸部和底腰打褶的孕妇装，只要布料、颜色和花样不同，配以不同款式的外套，就可以给人完全不同的感觉。

专家诊室

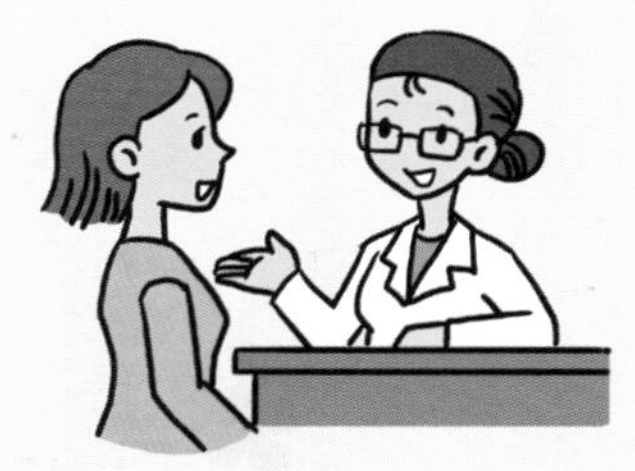

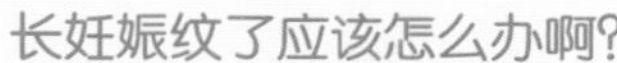

Q：长妊娠纹了应该怎么办啊？

A：其实 90% 的孕妇都会长妊娠纹，因为孩子长得稍微快了点，肚子上的肌肉反应不过来，被撑的，所以就产生了妊娠纹。

有的人会在整个孕期涂防止妊娠纹的乳液，但有的人效果明显，有的人则作用不大。因为妊娠纹的产生主要不是肚皮表面的皮肤问题，而是腹部肌肉的肌张力问题，属于肌纤维的问题。要解决这个问题只有一个办法，就是腹壁肌肉弹性好。怎么增加肚皮的弹性和韧性？当然也不能老揉肚子，因为不当的揉肚子可能刺激子宫收缩。所以还得看孕前的腹肌锻炼情况。当然，孕期在专业人员的指导下做一些有针对性的瑜伽动作应该也有一些效果。

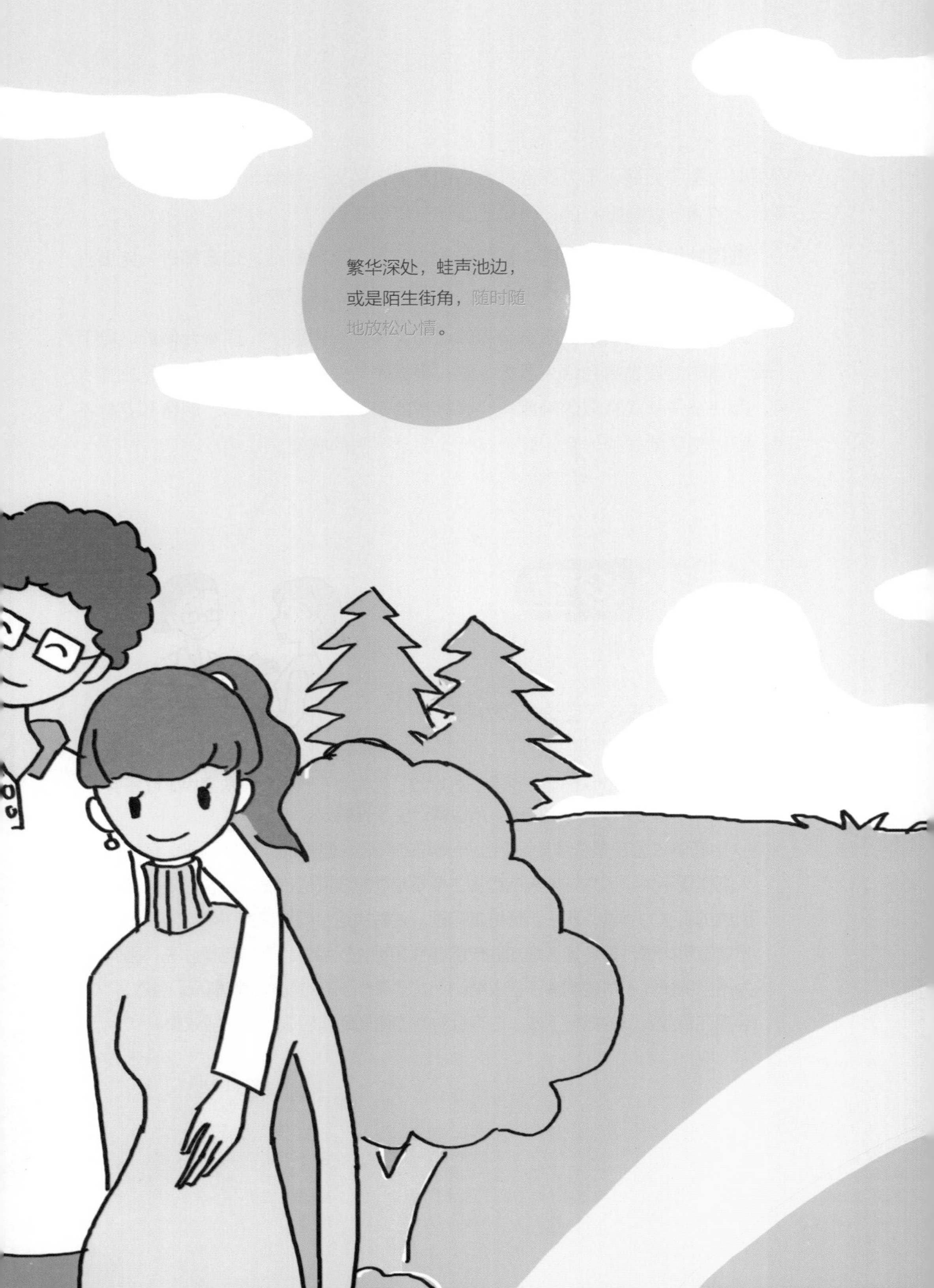
繁华深处，蛙声池边，
或是陌生街角，随时随
地放松心情。

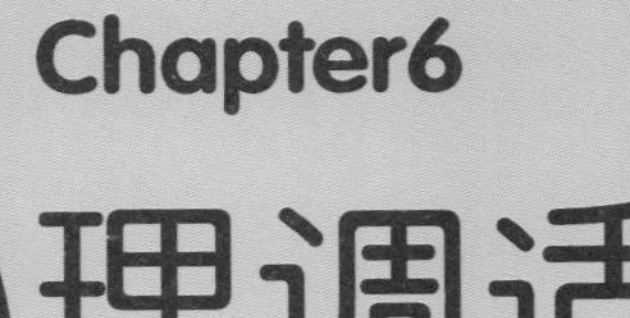

Chapter6

心理调适

妈妈好心情，宝宝好性格

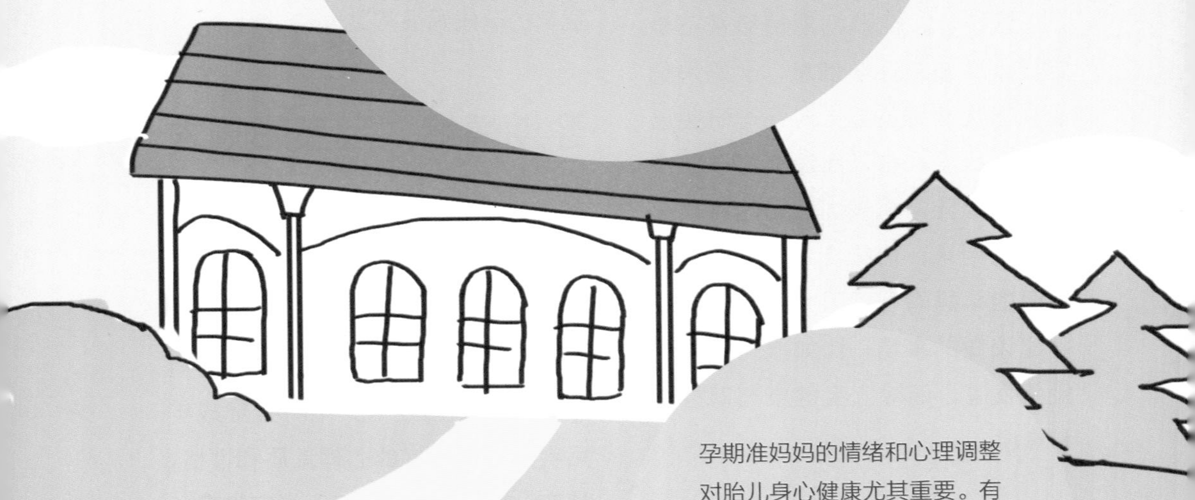

孕期准妈妈的情绪和心理调整对胎儿身心健康尤其重要。有的妈妈并没有特别实施胎教，只是孕期非常轻松愉快，孩子出生后也特别聪明伶俐。所以，请轻松愉快地度过孕期吧！

孕期情绪多变化

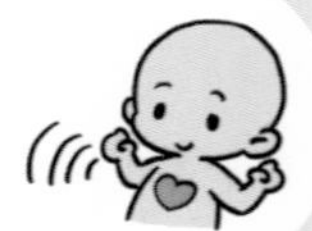

怀孕后，激素的改变使孕妈妈身体变化剧烈，生理上会增加许多负担。此外，孕妈妈身份将由被父母细心照顾的女儿，转变为照顾宝宝的妈妈，孕妈妈心情特别容易起伏不定。

孕早期情绪起伏大

据统计，怀孕初期情绪最不稳定。一旦知晓怀孕信息，孕妈妈们最易出现两种反应：对怀孕盼望已久的会极度兴奋，而没有怀孕准备的则可能异常沮丧。之后随着早孕反应的到来，情绪会痛苦、低落。还有的孕妈妈可能因为做了怀孕时不建议做的事情，比如服用药物、烫头发等，而对宝宝健康充满担心和焦虑。

孕晚期害怕分娩

有数据表明，80%以上的孕妈妈会在分娩前表现出情绪焦虑、紧张、不安和恐惧。孕妈妈可能担心宝宝的健康、性别、长相，害怕和焦虑分娩。所以孕晚期情绪不稳定，易哭、忧郁的孕妈妈很常见。

孕期情绪对宝宝影响大

孕期孕妈妈开心、喜悦，情绪积极乐观，宝宝则生长发育稳定，不易发生流产、早产和出现妊娠并发症。宝宝出生后，性情平和，情绪稳定，不会经常哭闹。宝宝成年后容易形成良好的心理素质和性格，情商、智商较高。而且医学家发现，孕妈妈的情绪与恶心、呕吐等早孕反应有密切关系，神经质、心理和情绪变化大、厌恶怀孕会加重怀孕反应。所以尽管不容易，孕妈妈也要调整好情绪，愉快乐观地度过孕期。

心理调适方法 abc

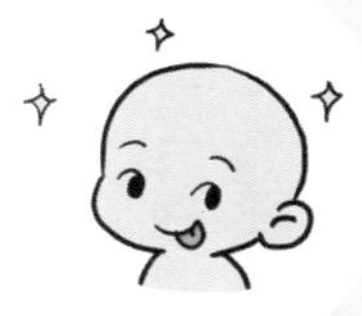

孕妈妈的情绪好坏对胎儿有很大影响，如孕妈妈紧张胎儿会血压升高，免疫力下降。怀孕后由于激素改变孕妈妈往往情绪起伏很大，因此需要学习调整情绪的方法，让自己保持平和乐观。

冥想的方法

冥想是一种瑜伽方法，冥想时，人们静坐，将注意力集中于自己的呼吸。大量的医学调查和研究表明，冥想能缓解疼痛、集中注意力、增强免疫力、降低血压、抑制焦虑、改善睡眠、防止抑郁。心理的放松和身体的放松同样重要。冥想短则十来分钟，长则半小时或者更长，宜在空气清新的地方进行，避免在饭后立刻进行。

坐或躺着，坐可坐成莲花坐或半莲花坐，如果是躺着，将头后部平放在地板上，手臂分别放在身体的两侧，掌心向上，双脚微微分开。

闭上眼睛，由头顶至脚，从头皮、脸颊、下巴、颈、肩、直到脚放松全身肌肉。

将注意力专注在呼和吸上，或将意念集中于两眉之间，或丹田（上腹）的位置，放松心情，关注自己的情绪和念头。

清晰感知自己的情绪，包括积极正面的情绪和消极负面的情绪。然后想象美好的事物。此时脑中若出现杂念，不必刻意不去想，只要专心致志，杂念会渐渐散去。

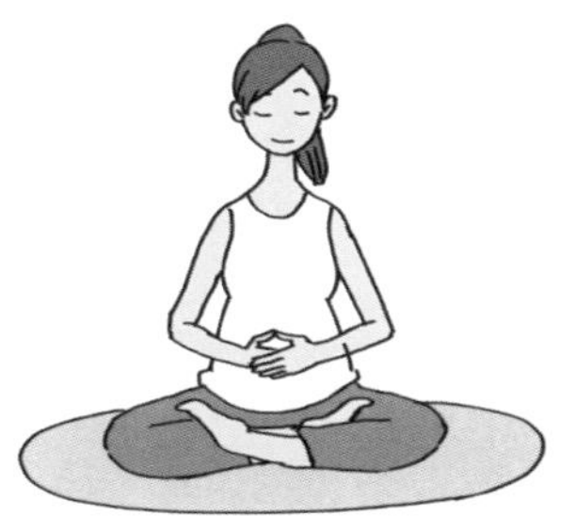

前辈孕妈妈经验

下面这些方法是一些前辈妈妈们运用过的、行之有效的心情改善法。

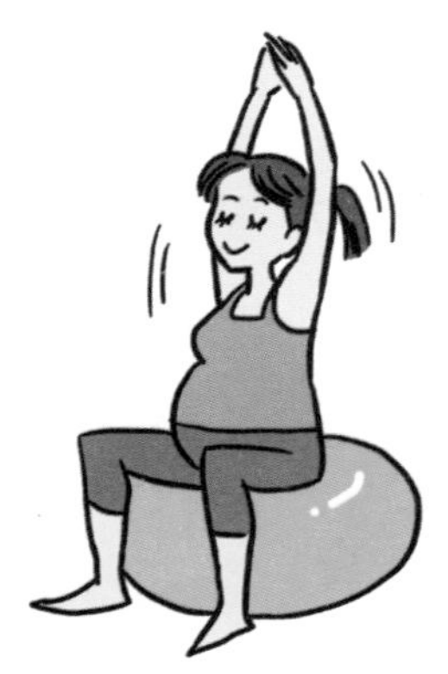

1 深呼吸，放松身体

情绪不稳定时深呼吸，意念集中在呼吸上，可以放松肌肉，让人感到平静。

2 做一些喜欢的事转移情绪

做一件高兴或喜欢的事，如洗温水浴、浇花、听音乐、欣赏画册、阅读或去郊游等，会让孕妈妈对生活重新充满信心，是消除担心、紧张、抑郁或烦闷情绪的好办法。

3 改变想法

很多时候情绪与想法有关，当我们的想法、认识改变，原来让我们生气、忧虑的事就会变得不值一提了。所以凡事豁达，不必斤斤计较，遇有不顺心的事，不要钻牛角尖。情绪不好时多听、多看积极的、正能量的思想、故事，避开会让自己受到不良刺激的人和环境。

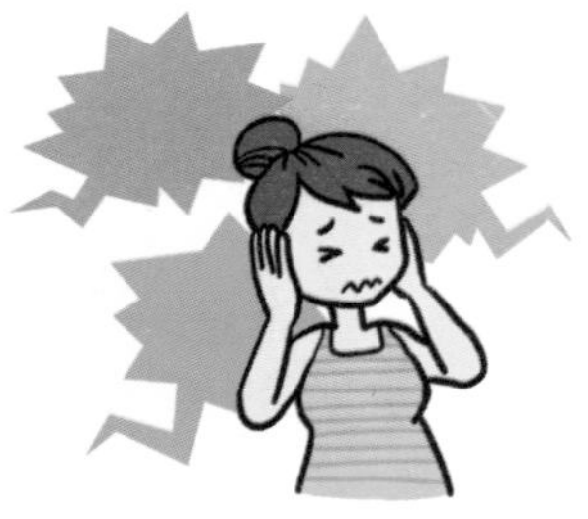

4 与朋友聚会

怀孕不是把自己封闭在家里的理由，多与积极乐观的朋友接触，充分享受与他们在一起的快乐，受他们的情绪感染，自我感觉会更良好。

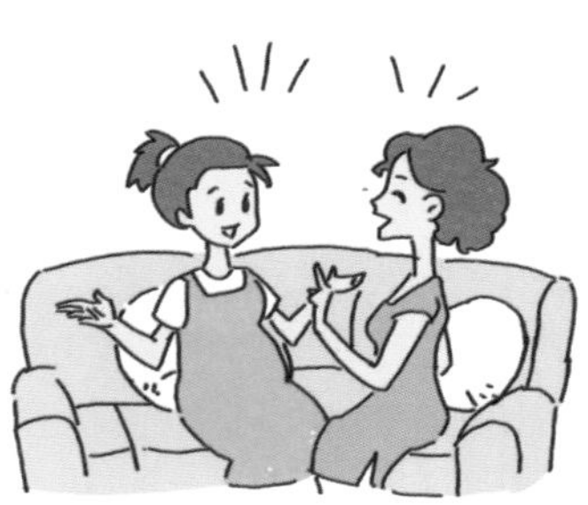

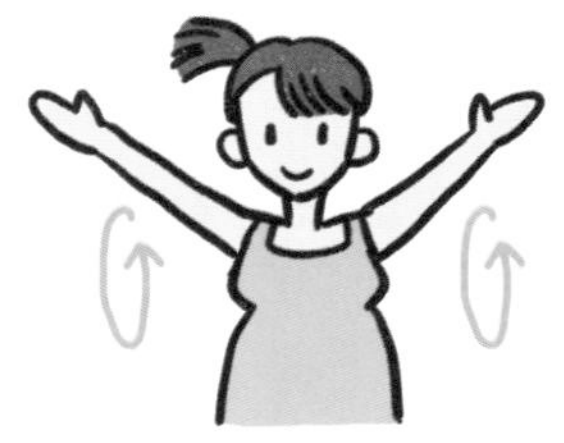

5 适度运动

研究证明，运动能缓解压力，让人保持良性的、平和的心态，所以经常运动的人患抑郁症的比率低。孕期适当运动可舒缓压力和焦虑。

6 调节生活节奏

累了，有压力或身体不舒服，会更容易愤怒、沮丧、情绪不良。健康的饮食，充足的睡眠，适当的运动，亲密的关系，会让情绪得到释放，提升内心的正能量。

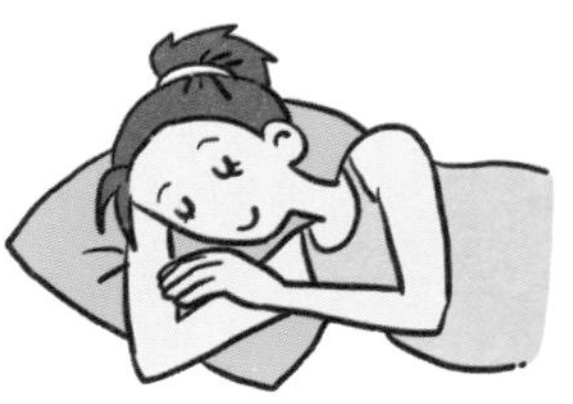

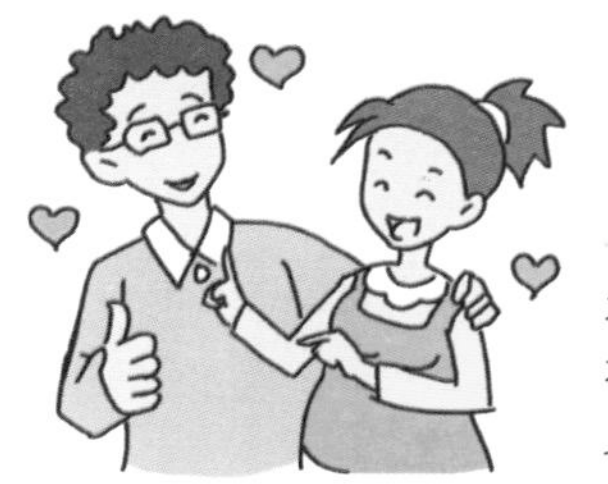

7 倾听和分享

夫妻就怀孕的相关问题和心情彼此倾听和分享很有必要，能增进相互之间的理解，加深夫妻感情，也会让怀孕成为亲密关系中最美好的回忆。

放松五感，平稳情绪

看到娇艳的花朵，闻到花香，听到鸟语，我们的心情就会愉快，品尝到美食我们也会愉悦而放松，陶醉在美妙的音乐和美术作品中，更是令我们感觉人生美好。视觉、听觉、味觉、嗅觉、触觉五种感觉与情绪息息相关，保持孕期的好心情，我们可以从放松五感着手。

视觉

眼睛所看到的会影响到我们的心情和行为，孕期要非美勿看，尽量多看美好、愉悦的事物，避开暴力血腥的画面。在屋里，可以放一些风景画或温馨可爱的宝宝图片，为自己创造一个舒适放松的环境，有机会则尽可能去亲近大自然，去体验造化的神奇与美妙。

嗅觉

气味也会营造出不同的心境，熟悉的气味让人安心，而某些气味具有使人放松和平静的功能，像茉莉和鼠尾草的香味，就有缓解肌肉疼痛的功能。给自己营造一个喜欢的味道能放松紧张的情绪。

听觉

无论是自然界的声音还是音乐，美妙的声音都能愉悦心情，或者帮助孕妈妈更好地入睡。因此可以找一些自己喜欢的音乐或是像海浪拍打的声音、鸟叫等自然之声多多播放，很自然地就能进入放松状态。

触觉

每个孕妈妈对于接触的感受各不相同，按摩是放松触觉的最好方法，按摩能有效舒缓压力，放松身心。如果是准爸爸帮孕妈妈按摩，在改善孕妈妈的情绪和孕期身体不适的同时，还能加深夫妻感情。

味觉

吃是一种重要的文化，美味食物能带给我们好心情，选择喜欢的食材，细心地烹调，然后和自己爱的人一起享受，会给生活更多的乐趣，我们也更容易保持积极的情绪。

按摩放松的方法

背部按摩

以脊柱为中线，按摩两侧。具体方法是，用大拇指从肩胛骨处开始按压，沿脊柱两侧一直按压到臀部。在臀部尾骨处，再用手掌旋转按摩。力度以孕妈妈感到舒服为宜。

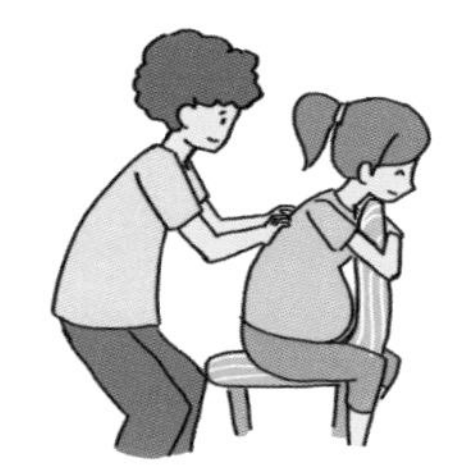

足部按摩

一只手托着孕妈妈脚后跟，另一只手从脚踝到脚趾沿脚背面按压，然后再让孕妈妈脚趾上弓，用拇指按压脚掌。力度以不让孕妈妈感到脚痒为宜。

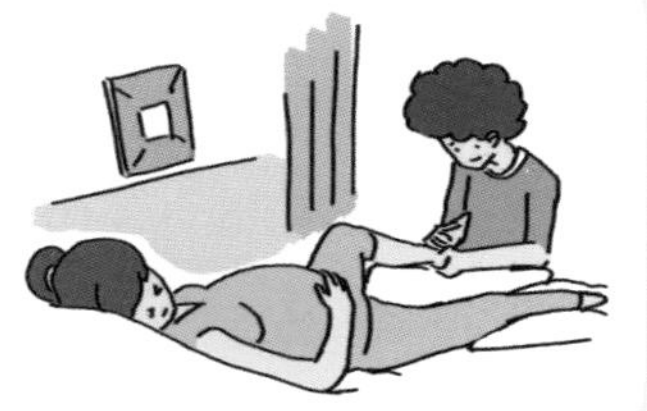

专家解说 expert interpretation

1. 按摩宜在孕中期、孕晚期，孕早期按摩，流产风险大。
2. 每次按摩不宜超过 20 分钟，要避开伤口、感染或静脉曲张等部位。
3. 按摩时孕妈妈感到不适应马上停止。踝关节及足跟部之间的地方直接关联到子宫及阴道，要避免按压，以免引起早产。
4. 选用按摩油时要注意成分，橄榄油、杏仁油是安全的，不要用含香料的按摩油按摩。

发现产前抑郁症

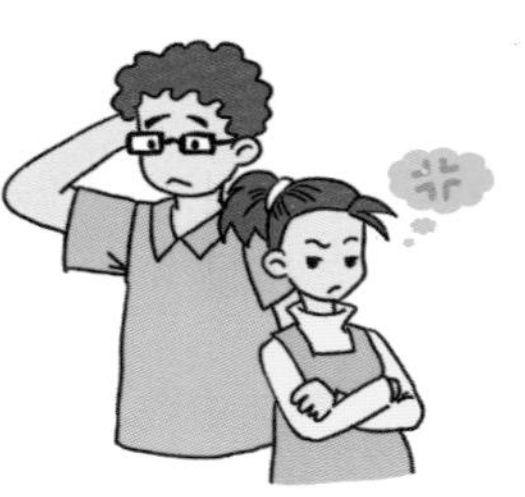

据调查98%的孕妈妈在妊娠晚期会产生焦虑和抑郁，这与怀孕后体内激素变化对大脑情绪中枢的影响有一定关系。如果心理焦虑越来越重，就可能发展为产前抑郁，严重影响孕妈妈和宝宝的健康。

产前抑郁症自测

早发现能早治疗，下面10个测试问题能帮助尽早发现产前抑郁症：

是	题目	否
是	❶ 感觉没精神，对什么都不感兴趣，觉得什么事都没意义。	否
是	❷ 做事不能集中精力。	否
是	❸ 睡眠质量差，有时睡得过多，有时睡得过少。	否
是	❹ 持续地情绪低落，没有原因地想哭。	否
是	❺ 不停地吃东西，或对食物毫无食欲。	否
是	❻ 非常容易疲劳，或有持续的疲劳感。	否
是	❼ 情绪起伏很大，喜怒无常，常为一点小事发脾气。	否
是	❽ 无来由的内疚感，感觉自己没用，看不到未来。	否
是	❾ 感觉每天都有些伤心和沮丧，或者感觉心里空荡荡的，没有安全感。	否
是	❿ 没有原因地焦虑。	否

如果孕妈妈10题的回答中“是”的个数有4个(包括4个)以上，并且相应问题的持续时间在两周或者一月三次以上，那么就有轻度产前抑郁症倾向，要尽快去医院就诊，以便及时进行心理疏导干预。

准爸爸的帮助作用大

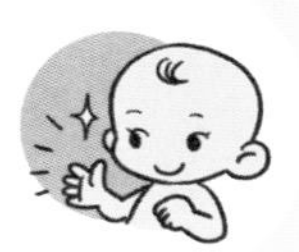

怀孕对夫妻二人都是考验，孕妈妈就不用说了，其实准爸爸也需要适应怀孕带来的改变。他可能会担心经济问题、今后的夫妻关系、怀孕会不会有问题，或者自己能成为一个好父亲吗，等等。所以夫妻双方就怀孕进行交流和彼此体贴非常重要，对妻子而言，假如丈夫不能很快适应父亲角色的转换，也要体谅他。大多数男人只要在B超下看到胎儿或者感觉到胎儿在妻子体内活动，他们就会做出妻子希望的反应。对准爸爸来说，尽快调整情绪，做好下面几件事，不但能让孕妈妈保持良好的情绪，顺利度过孕期，而且还能让自己尽快适应即将成为爸爸的事实，为和谐的夫妻关系打好基础。

当孕妈妈的听众，分享她的快乐与忧虑

认真倾听孕妈妈的心情、感受、对宝宝的期待和想象，甚至是苦恼、失望和恐惧担心等，能帮助孕妈妈尽快消除不良情绪，使孕妈妈心情愉快地度过孕期，既是准爸爸对孕妈妈的爱，也是对宝宝的爱。

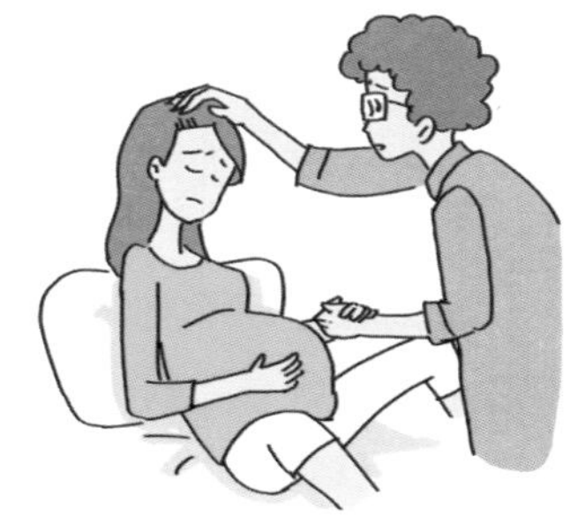

自我牺牲

为了孕妈妈和宝宝的健康，准爸爸需要做出一些牺牲，比如尽量多在家陪陪孕妈妈；少去公共场所，避免感染疾病；减少或戒烟戒酒；孕初期及孕晚期克制性欲望等。

接受孕妈妈的改变

怀孕后孕妈妈无论身体还是心理变化都很大，接受妻子的变化，理解和包容她的情绪起伏，当孕妈妈因外表变化而沮丧时，要安慰她，赞美她。

陪孕妈妈去医院做产检

和孕妈妈一起去产检，可给孕妈妈一种安心、依靠的幸福感，还能学习孕产知识，增强应急能力。而且听到胎儿的心跳，或透过 B 超亲眼看到胎儿，是一种很美妙的体验。

主动承担家务，悉心照顾妻子的饮食和生活起居

怀孕期间，孕妈妈的体质较弱，情绪更是起起落落，所以准爸爸要主动承担起照顾孕妈妈生活起居的责任，尽可能将屋子布置得温馨舒适，为孕妈妈和胎儿营造良好的生活环境。

同时，主动承担家务，悉心照料孕妈妈的饮食起居。多花些时间陪伴孕妈妈左右，让她感受到你对他们的关爱与呵护，不仅有助于增进夫妻感情，还能让孕妈妈保持轻松愉悦的心情。

专家诊室

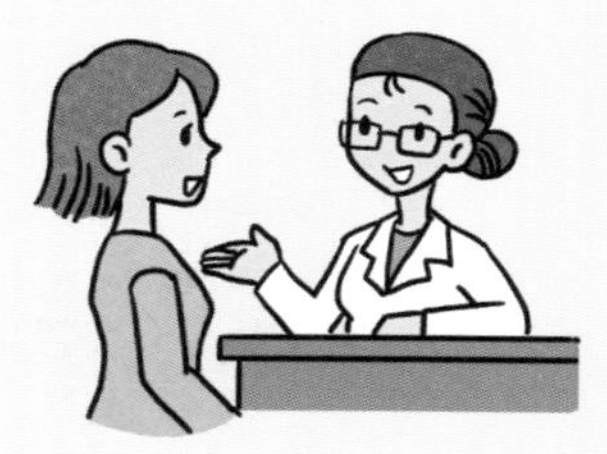

以前心情不好，我会用一些精油帮助自己平静。怀孕后也可以用这个办法来平复情绪吗？

A：有些精油孕妇确实不宜使用，但某些精油孕期使用是安全的，比如柳橙类的精油，尤其是橙花精油，对孕妈妈是很安全的。它可以缓解孕妈妈紧张、沮丧等不良情绪。

但是不建议孕妈妈使用复方精油。复方精油都含有两种以上的单方精油，虽然在包装上会有明确的成分介绍，但我们也不能保证它没有添加其他的成分。

好心情是孕妈妈送给胎宝宝的第一份礼物

A：孕期由于激素的变化，情绪容易起伏。有的人天生忧思就比较多，到了孕期就更是变本加厉了：刚怀孕担心流产，恨不得每天抽血查一回 hCG 和孕酮；到了孕中期又担心胎儿长得不好，自己买了胎心仪听胎心，找不到就上医院；好不容易熬到孕晚期，要生了，还是担心，担心自己能不能顺利生下来，担心生下来自己能不能当个好妈妈……别说享受孕期了，整个 40 周她都是在惶恐不安中度过的。

我认识的一个朋友，两次孕中期胎停。她就是特别容易紧张的人。一怀孕就担心孩子不好，担心丈夫有外遇……经常做噩梦，老跟丈夫吵架。俗话说"担心什么来什么"，两次怀孕期间检查都正常，不知道什么原因就胎停了，无腹痛无出血，胎儿就停止发育了。胎停后也检查了很多项目，子宫、夫妻染色体、甲状腺功能、精子、卵子、封闭抗体等，都是正常的。就是不明原因的胎停。我觉得这跟她在孕期的情绪有很大关系，因为母亲的压力会引起体内激素的变化，并通过胎盘影响胎儿。美国有人做过调查，孕晚期经历过"9·11 事件"的妈妈，她们的孩子出生后出现了"创伤应急症"的表现，可见妈妈的压力对孩子的影响程度之大。所以，保持好心情，快乐享受孕期，这其实是妈妈送给孩子的第一份大礼。

胎教能传递父母对胎儿的爱，有助于胎儿出生后尽快建立起亲密的亲子关系。

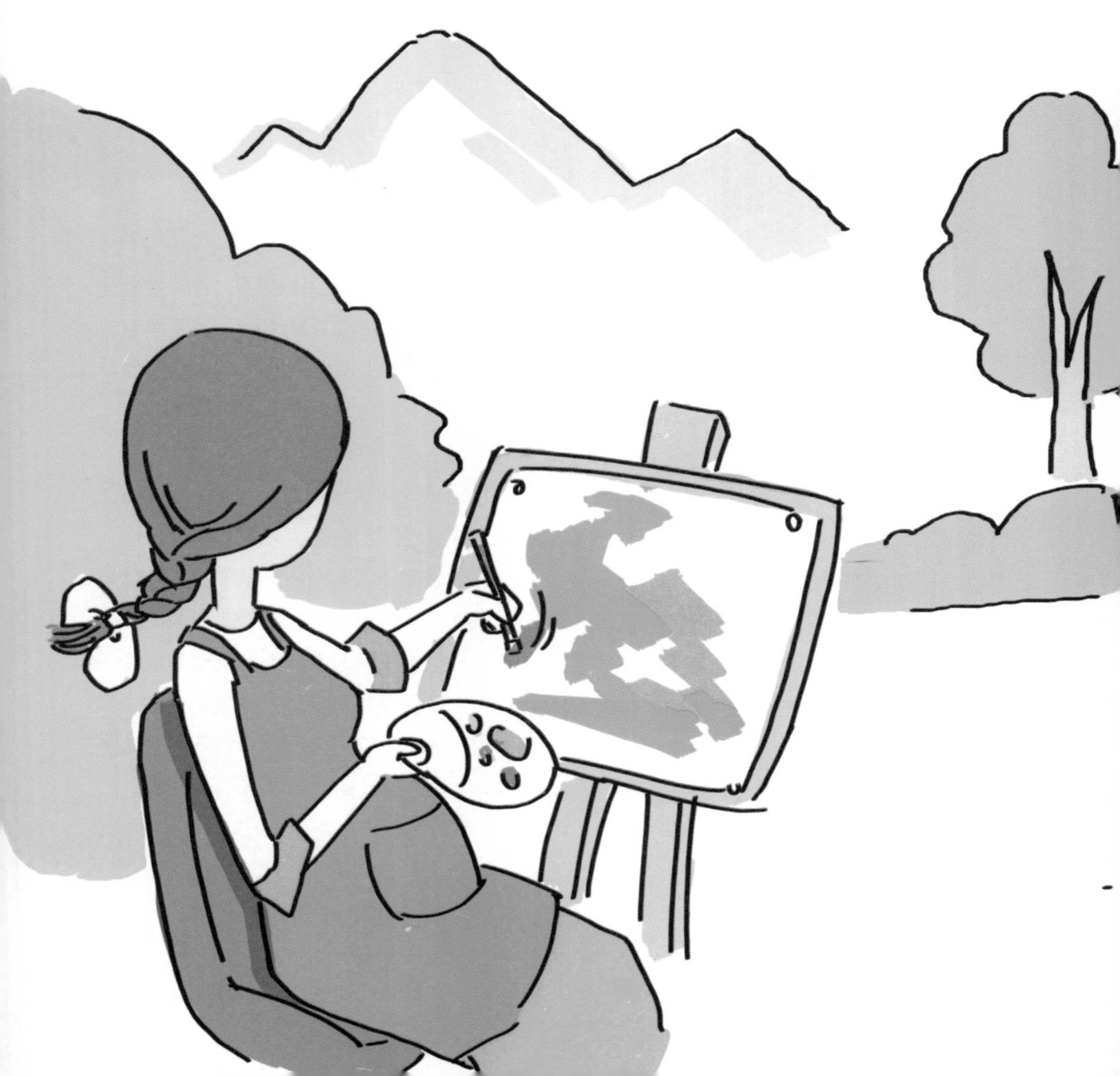

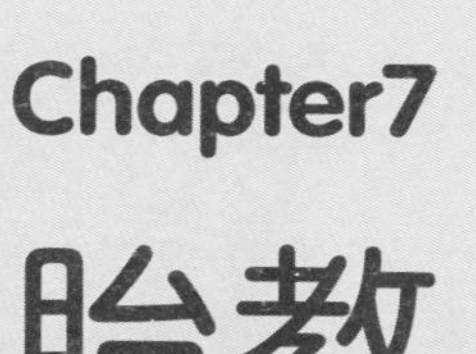

Chapter7

胎教

亲密关系的起点

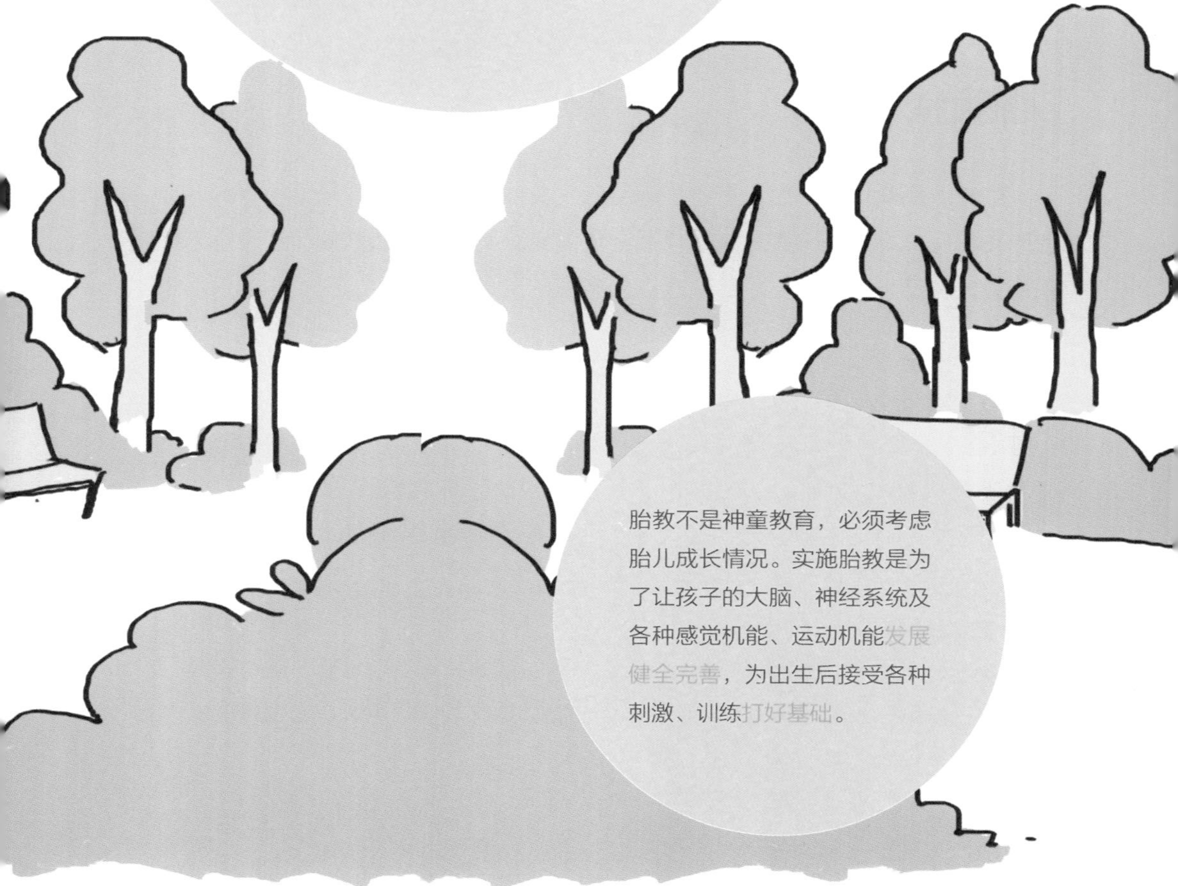

胎教不是神童教育，必须考虑胎儿成长情况。实施胎教是为了让孩子的大脑、神经系统及各种感觉机能、运动机能发展健全完善，为出生后接受各种刺激、训练打好基础。

胎教有方

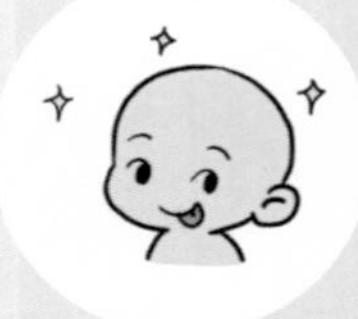

我国很早就开始提倡胎教，古书中记载，怀周文王时，他的母亲太任“目不视恶色，耳不听淫声”、“不食邪味”、“夜则令瞽人诵诗”，并常“坐观美玉”。而目前国内外所有关于胎教的研究都发现，就像孕妈妈怀孕期间的营养对胎儿的生长发育具有重要的影响一样，孕妈妈喜、怒、哀、乐的情绪变化，也对胎儿有一定的影响。

实施胎教的原则

胎教就是从怀孕开始，有意识地给胎儿良性刺激，防止并降低不良影响，使胎儿具有良好的先天素质，出生后会更健康聪明。而且胎教能传递父母对胎儿的爱，有助于胎儿出生后尽快建立起亲密的亲子关系。

● 科学安全

胎教应遵循胎儿的月龄及发展水平，在自然和谐中有计划地进行，既不放弃施教的时机，也不过度人为干预。

● 适时适度

胎教不能操之过急，比如抚摸胎教时，如胎儿以轻轻蠕动作出反应，可继续抚摸；如胎儿用力挣脱或蹬腿，则应停止拍打抚摸。

● 全家参与原则

胎教不是孕妈妈一个人的事情，家人如准爸爸的参与也特别重要。准爸爸常常边抚摸孕妈妈腹部边与胎儿说话，会使胎儿熟悉爸爸的声音，出生后很快就能和爸爸建立起亲密关系。

走出胎教误区

● 做了胎教，宝宝出生后就是神童

提倡胎教，不是为了培养神童，而是刺激胎儿的先天遗传素质发展，如果胎教能结合出生后的早期教育，宝宝的潜质能发展得更好。

● 胎教就是听音乐

胎教的根本目的，是通过各种适当、合理的刺激，促进胎儿感觉系统的综合发展。胎教包含了很多方面的内容，大到婚前检查，选择理想的受孕季节和时间，调整、改善可能影响受孕和胚胎发育的工作环境，调适情绪，小到听音乐、散步、和胎宝宝说悄悄话等，凡是对胎儿有益的事情，都可归入胎教的范畴。所以听音乐只是胎教的一个方面。

● 胎教只有准妈妈可以做

胎教不是准妈妈一个人的事，需要家庭全体成员一起配合。首先是准爸爸，要多关心体贴孕妈妈，此外相比妈妈的声音，胎儿更喜欢爸爸的低频声音，如果准爸爸能每天定时和孕妈妈一起做胎教，效果会很好。除了准爸爸，家里其他人的态度影响也很大。比如说，婆婆天天说男孩比女孩好，即使听再多胎教音乐，也难有效果。

● 胎儿没有意识，胎教没有意义

研究证明，胎儿 4 个月时就已经具备了全方位的感知觉能力，积极主动地给予适当的刺激，能最大限度地发掘胎儿潜能，为宝宝出生后的发展奠定基础。

四种常用的胎教方法

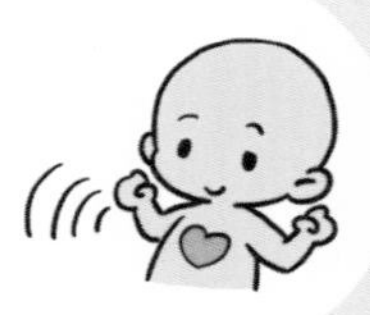

胎教就是从怀孕开始，有意识地利用孕妈妈体内外的各种条件，给胎儿良好的刺激，胎教的方法很多，各有侧重点，其中音乐胎教、语言胎教、光照胎教和抚摸胎教等方法最为常用。

音乐胎教

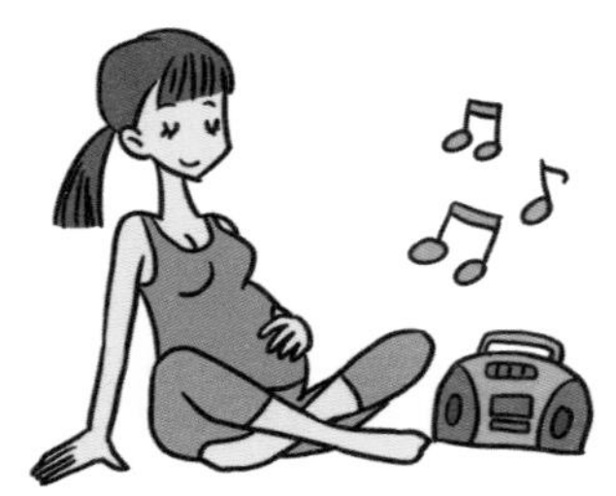

孕妈妈怀孕期间应多听旋律优美、节奏舒缓的音乐，可刺激婴儿听觉器官，促进空间感和表达能力的发展。从怀孕 4 个月起，孕妈妈可每天在固定的时间听音乐。除了听音乐外，孕妈妈和准爸爸给胎儿唱歌，或是在大自然中倾听小鸟啁啾、溪水哗啦、树叶沙沙、蛙鸣阵阵，都是音乐胎教的内容。

专家解说 expert interpretation

不是所有的世界名曲都适合做胎教音乐。只有节奏明快、舒缓，让人心情愉悦的世界名曲才适合做胎教音乐，那些令人压抑、悲伤的音乐是不适合的。而迪斯科、摇滚乐等太过刺激亢奋的音乐更是不行。音乐胎教宜在宝宝有胎动时进行，一般晚上临睡前比较合适。做胎教音乐时可每日 1~2 次，每次 8~10 分钟，声音强度不要超过 70 分贝，这相当于成人隔着手掌听到的音量。千万不要把胎教音乐设备直接放到孕妈妈肚皮上播放给胎儿听，至少要隔 1.5~2 米的距离。

语言胎教

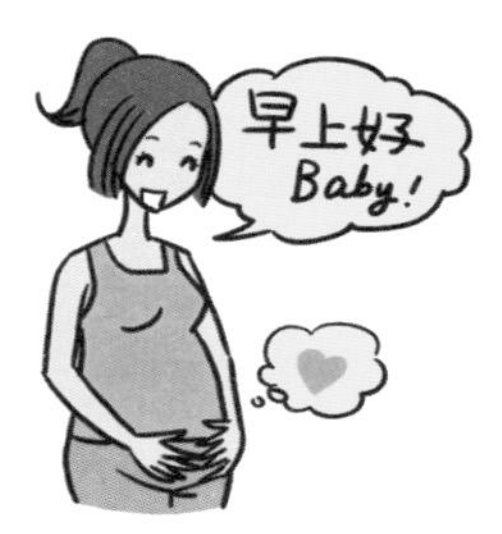

语言，特别是孕妈妈充满母爱的语言，能增加胎儿的安全感，并使宝宝日后拥有出色的语言能力。怀孕 20 周后，胎儿已具备听觉功能了，坚持对宝宝说话，如告诉宝宝妈妈现在在做什么，看什么，心情如何等，就是做语言胎教。此外，还可以坚持每天定时给宝宝念儿歌、童谣、诗词和讲故事。

专家解说 expert interpretation

孕妈妈进行语言胎教时，宜保持轻松、温和心态，而且语调感性，吐字清晰，声音和缓，如果是故事的话，要内容轻松、和谐、积极向上，过分悲惨的故事是不适合做胎教的。

光照胎教

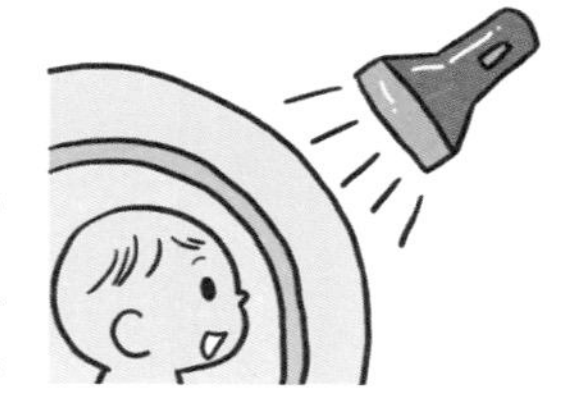

孕 27 周后，胎儿的大脑开始感知外界的视觉刺激。怀孕 36 周后，胎儿对光照刺激就有了应答反应。光照胎教是怀孕 24 周后，每天在胎儿醒着时用手电筒照射孕妈妈腹部胎儿方向，每次 3~5 分钟左右。当光线透过孕妈妈的腹壁进入子宫，羊水会由暗变成胎儿偏爱的红色，会刺激胎儿的视觉发育。

专家解说 expert interpretation

光照胎教时切勿用强光照射，手电筒的光是弱光，比较适宜。光照胎教要配合宝宝的作息时间，要在胎动明显宝宝醒着的时候做，不要在宝宝睡觉时进行。且照射时间不能过长。

抚摸胎教

时常轻轻地抚摸胎儿，可传递亲情，让胎儿感受到母亲的爱，能促进胎儿大脑功能和肢体的协调发育，使胎儿出生后肢体肌肉强健，抬头、翻身、坐、爬、行走等动作都发育比较快。抚摸胎教时孕妈妈可每晚睡觉前排空膀胱后，平卧床上，放松腹部，用双手由上至下、由右向左轻轻抚摸胎儿，每次持续5~10分钟，注意一定要动作轻柔。怀孕28周后，抚摸时胎儿可能会有还击反应，这时再在胎儿给予反应的部位轻拍两下，如果一会儿胎儿再次还击，那孕妈妈可在离原拍打位置不太远的地方轻拍，胎宝宝会很快再次在拍打的位置还击。如此可反复几次。

各阶段胎教侧重点

阶段	月份	发育情况			
初期	2月	内脏已发育，负责平衡及听力的内耳正在形成。妈妈虽没感觉，但其实他的旋转已相当多了。	一直都要保持愉悦的心情，才能孕育聪明健康的宝宝哦。		
	3月	外耳发育良好，已经有了耳垂，手指和脚趾已成形。			
	4月	眉毛和睫毛在生长，用胸部做呼吸动作，能吮吸自己的拇指。			
中期	5月	长出头发，牙齿在发育，上下肢发育良好。胎儿非常活跃，对子宫外声音有反应。		对声音很敏感，可以多用语言、音乐交流。	
	6月	上下肢发育良好，有时会活动激烈。会咳嗽、打嗝，他打嗝时你会感到像敲打的动作。			
	7月	大脑思维部分快速发育，大脑本身变得复杂。胎儿已能感到疼痛，在反应方面已与足月胎儿大致一样。			松弛压力，促进听觉、视觉发育。
后期	8月	长相跟出生时基本一致，还需要再长一些脂肪。胎儿现在已经能够区分光亮与黑暗。			
	9月	胎儿中枢神经系统正在发育成熟，消化系统、肺基本发育完毕，宝宝的胎动次数减少，但运动会更有力。			
	10月	胎儿具备了70多种不同的反射能力，准备好了开始子宫外的生活。			

孕期旅行是一种别样胎教

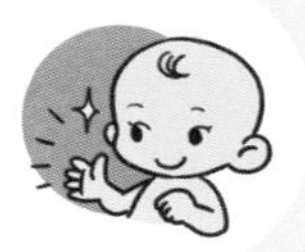

旅行是一场邂逅，美景、未知、陌生……旅行中我们暂时放下熟悉和单调的重复，重新发现生活的可能。旅行也是一种胎教，旅行中的发现能愉悦心灵，舒缓怀孕压力；大自然的鸟鸣声与流水声是最好的胎教音乐；新鲜的空气、阳光是上佳的孕期营养。只要做好准备，孕妈妈就可以来一次说走就走的旅行，开启一堂悠闲自在的胎教课程。

做好旅行计划

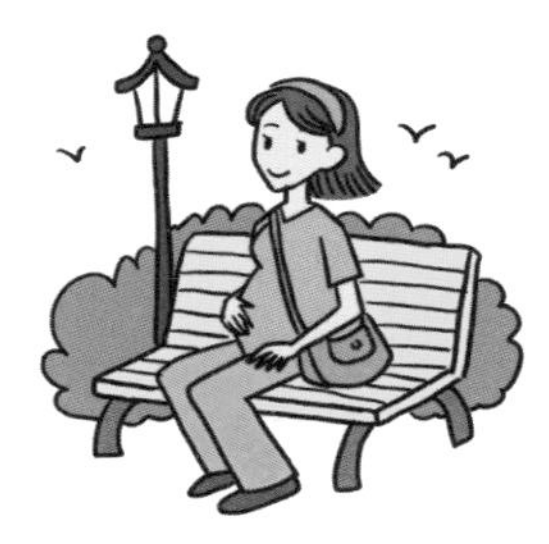

身体健康，妊娠正常，没有流产、早产经历和征兆的孕妈妈是可以做孕期短途旅行的，但孕期旅行出发前必须做好准备，行程安排上一定要留出足够的休息时间，切记不能让自己太劳累。行前要预先查明到达地区的天气、交通、医院等，旅途中最好有丈夫、家人或好友等熟悉的人陪伴，要避免太刺激或危险性高的活动。例如，过山车、自由落体、高空弹跳等。滑雪、溜冰、骑马、潜水等运动可能会碰触腹部或摔倒，是不适合孕妈妈的。泡热水澡会危及胎儿，孕妈妈也要避免。除了携带平时必备的旅行用品外，孕妈妈还要随身携带怀孕状况及紧急联络人等资料，一旦出现紧急状况方便救护人员及时掌握情况。这点在出国旅行时尤其重要。

孕期旅行地点一定要方便就医

名胜古迹、博物馆、美术馆或是平原风景区都相当适合孕妈妈。这些地方地面平坦、交通方便、就医便利。高山、河边等野外旅游地点离市区较远，路况、旅行条件差，不适合孕妈妈前往。交通不便的海岛和传染病流行的地区也不适合作为旅行目的地。国内旅游不论是医疗、语言、交通都不受限，若真有突发状况发生，较国外旅游来得方便。

旅途中随时注意身体状况

外出旅行前应咨询医生，旅途中若感觉疲劳要稍事休息，若有任何身体不适，如阴道出血、腹痛、腹胀、破水等，应立即就医。此外，如果孕妈妈有感冒发烧等症状，也应及早去看医生。总之，不要轻视身体上的任何症状而继续旅行，以避免造成不可挽回的损失。

旅行中的衣食住行

●衣

以穿脱方便的保暖衣物为主，还可以带上帽子、外套、围巾等，以预防感冒；若所去地区天气炎热，帽子、防晒油不可少；平底鞋、托腹带、弹性强的袜子可帮助减轻疲劳带来的不适；多带一些一次性纸内裤可以应急。穿舒适宽松的棉袜，不能穿那种太紧的袜子，以免长时间待在交通工具上发生孕期静脉曲张。鞋子，最好是穿着舒适，能减轻旅行疲劳的布鞋、旅游鞋或休闲鞋，到宾馆后赶快换拖鞋，放松腿脚。

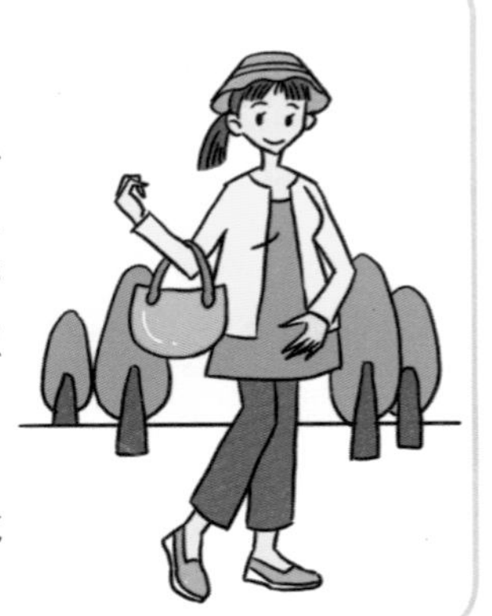

●食

即使出游也要尽量保持饮食营养均衡，不要大幅度地改变饮食习惯与结构。不吃生冷、不干净或没吃过的食物，以免消化不良、腹泻；奶制品、海鲜等食物容易变质，若不能确定是否新鲜，最好不要吃；多喝开水，多吃水果。如果是去比较偏远的地区，对那里的水质又不太放心，最好喝瓶装水。

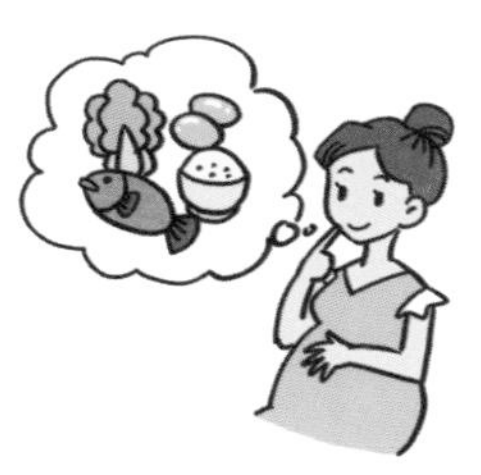

●住

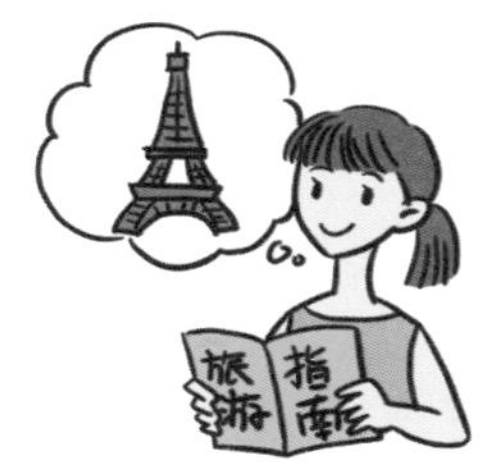

要选择卫生条件有保证的酒店、宾馆住宿。比如，怀孕后新陈代谢加快，对冷热的适应性下降，住的酒店有空调，你就能比较舒适。不要选择在热点线路和景点附近住，因为这些地方很可能交通拥挤、住宿困难。住宿的地方要交通方便、条件便利，以便有需要时能尽快找到医疗救助机构。

●行

交通工具的选择应以舒适为主，不宜乘坐颠簸较大、时间较长的长途汽车、摩托车或快艇，如果可能，尽量坐火车或飞机。如果是乘坐私家车长途旅行，最好一两个小时停车一次，下车步行几分钟，活动活动四肢，这样有助于促进血液循环。坐车、搭飞机一定要系好安全带，而且要在落座前找好洗手间的位置。登山、走路也要注意不要太费体力，一切宜量力而为。

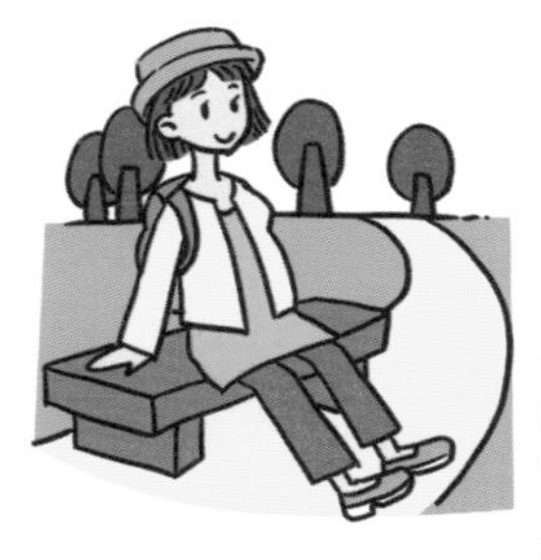

专家诊室

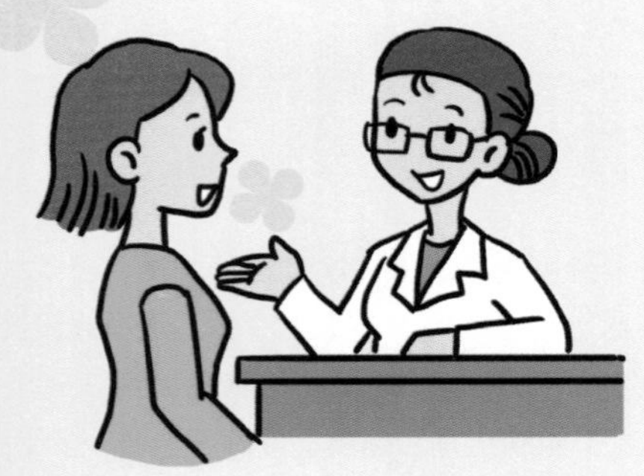

Q：什么时候都可以做胎教吗？

A：像音乐胎教、抚摸胎教等，最好在胎儿醒着的时候做，不要太过量，每次 20 分钟左右就可以了。时间太长，胎儿也没办法好好休息。最重要的是对胎儿的爱。孕妈妈最好集中精神，满怀爱意全情投入，以建立起最初的亲子关系。

Q：我在孕期需要上班，能利用上班时间做胎教吗？

A：也可以的。如果胎儿胎动频繁，孕妈妈可以稍事休息，做一做语言胎教、抚摸胎教，跟胎宝宝来一次爱的沟通。当然，时间不宜太长。孕妈妈也可以在工作间隙做一做音乐胎教，把自己的好情绪传达给胎宝宝。

我很喜欢旅游，以前每年都会出去转两回。可因为怀孕，家里人就不让我出门了。孕期真的就只能在家养胎吗？好郁闷啊。

Q

A：确实，怀胎十月都足不出户，对于热爱旅游的孕妈妈是一种煎熬。也经常有孕妈妈问我这个问题，我的意见是孕期需要“动静”结合。欣赏青山绿水，感受异域风情，能让孕妈妈心情愉悦、放松，也是一种有益的胎教。

当然，孕期旅行要仔细安排，不要过于疲劳，避免危险。孕早期胎儿未稳，最好在家静养；孕晚期大腹便便，也不宜出游；如果特别想旅游最好安排在孕 4~7 个月间。

旅游前需要问问医生的意见，有的孕妇也确实不宜旅游。比如患有严重妊娠期高血压疾病、心脏病的孕妇，妊娠期糖尿病控制得不好的孕妇，子宫颈功能不全的孕妇，前置胎盘的孕妇，怀了双胎或多胎的孕妇，这些孕妇我们都不建议出远门旅游。

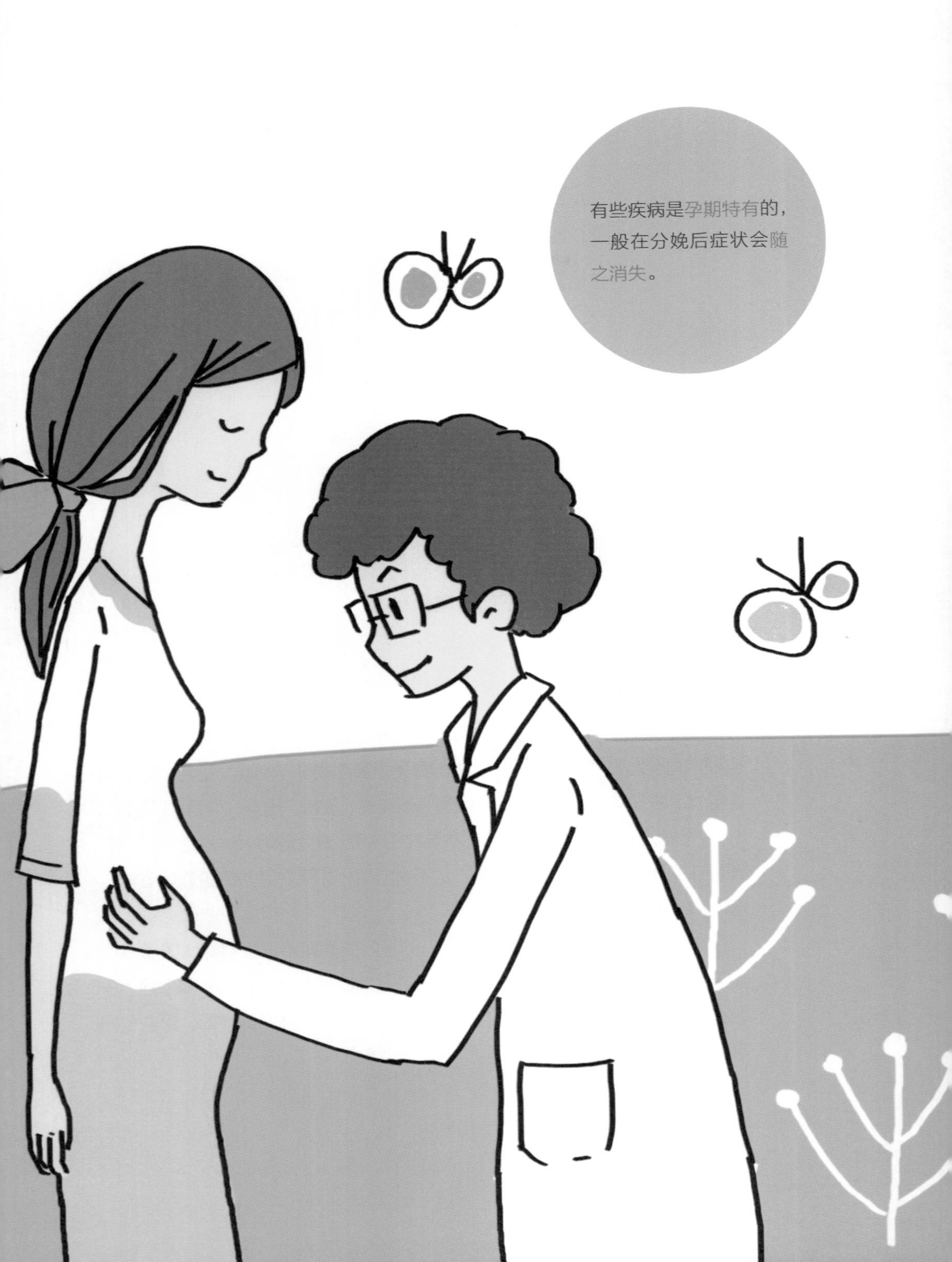
有些疾病是孕期特有的，
一般在分娩后症状会随
之消失。

Chapter8

疾病

精心呵护，积极预防

孕期疾病治疗与预防

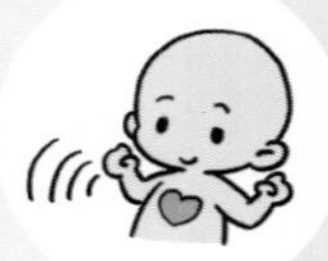

孕期生病不能掉以轻心，不同孕周可能会出现一些不适或疾病，我们只需细心观察，积极治疗，一般对胎儿是没有太大影响的。

感冒

感冒是常见病，但孕期感冒不能掉以轻心，尤其孕早期，由于胎儿各个器官尚未发育完整，此时孕周越小，发生感冒感染对胎儿的危害越大。感冒时短暂性的轻度发烧，一般来说并不会对母体或胎儿造成伤害，不过也有些研究指出，在怀孕初期，尤其是受精后5~6周（即神经管发育期），若孕妇的体温超过38℃，且持续超过1小时以上，即可增加胎儿发生神经管缺损（如无脑儿）的风险。因此孕妈妈一旦患了感冒，应及时处理，尽快控制感染，排除病毒。如为轻型感冒，应卧床休息，多饮水。如为重型感冒，应住院治疗，提醒医生勿用忌药。如有高热连续3天以上，病愈后请医生做B超检查胎儿有无畸形。

感冒时即使没有食欲也要多少吃点东西，可吃点易消化的食物如粥、面条等；另外还可吃点富含维生素C的水果、蔬菜提高抵抗力。

如果鼻塞，可以使用能扩展鼻道的鼻贴，躺着或睡觉时用枕头垫高头部缓解鼻塞，还可使用加湿器使鼻腔保持湿润或用淡盐水清洗鼻腔及滴鼻。

如果嗓子痛、发痒、咳嗽，可以用盐水漱口（1/4小勺的盐融在一玻璃杯水中）。

感冒时一定不能因为觉得孕期服药会危害宝宝，就拖着不看病，或者拒绝服医生开的任何药物，当然医生开药前要告诉他你正在怀孕。

日常生活中的感冒预防

● 勤洗手

外出后、进食前、如厕后应用肥皂和流动水充分洗手。

● 晨起冷水洗脸

晨起用冷水洗脸可增强抗感冒的能力。

● 尽量避免去人多、拥挤的公共场所

感冒病毒传播的三个环节：感染源、感染途径、易感人群，只要切断其中的任何一个环节，发病率都会得到相应的控制。

● 多吃富含维生素 C 的食物

维生素 C 是体内有害物质过氧化物的清除剂，有利于提高抵抗力，可多吃番茄、菜花、青椒、柑橘、草莓、葡萄等维生素 C 含量高的食物。

● 多喝白开水

多喝水对预防感冒和咽炎具有很好的效果。

● 勤开窗

每天开窗通风时间不应少于 2 小时，如果空气污染指数大，不利于通风换气，可借助空气清新器。

● 室内湿度保持在 45%

干燥的空气有利于病毒在呼吸道内聚集，可使用加湿器保持室内适宜的湿度。

● 盐水漱口

每天清晨洗漱后，用盐水漱口，再喝半杯白开水，可预防感冒。

● 规律生活，适当锻炼

生活要有规律，不要过于劳累，应保证每天睡眠在 10 小时左右，饮食多样化，不要偏食，每天坚持在空气好的地方散步 30 分钟尤佳。

宫外孕

凡孕卵在子宫腔以外的其他部位着床者，统称为异位妊娠，即宫外孕。宫外孕以输卵管妊娠最多见，约占 90% 以上。输卵管妊娠的临床表现与孕卵在输卵管的着床部位，有无流产或破裂，腹腔内血量多少及发病时间有关。孕后有下列现象要尽早到医院诊疗。

宫外孕的一般症状

腹痛

其发生率在 95%，常为突发性，下腹一侧有撕裂样或阵发性疼痛，并伴有恶心、呕吐。

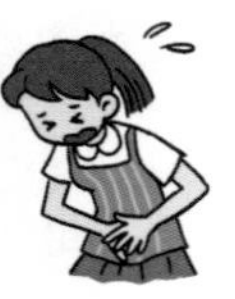

腹泻

宫外孕患者也会出现腹泻症状，如果不仔细分析病情，很容易被认为是消化不良或肠道急症。

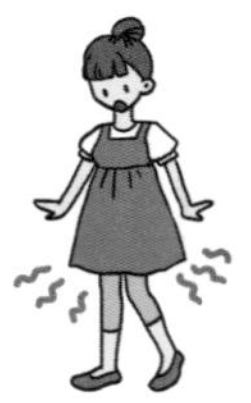

阴道出血

多为点滴状，深褐色，量少，不超过月经量。

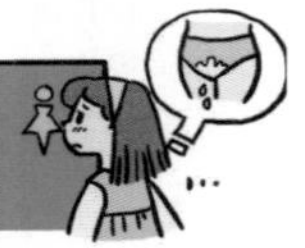

休克

可引起头晕、面色苍白、血压下降、冷汗淋漓，因而发生晕厥与休克现象。

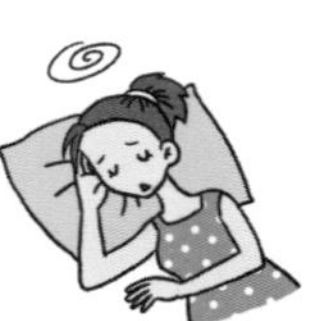

专家解说 expert interpretation

反复人流是近年来宫外孕发病率上升的主要因素，因此，不打算怀孕的女性要做好避孕工作。大量吸烟、喝酒会增加宫外孕的概率。备孕女性一定要做到戒烟戒酒，保持良好的生活习惯。患过宫外孕的女性，再次患宫外孕的可能性很大。这类女性如果怀孕了，最好在停经后 6 周内到医院做一次全面的早孕检查。

早期先兆流产

早期先兆流产的临床表现是停经后有早孕反应，之后出现阴道少量流血，或时下时止，或淋漓不断，色红，持续数日或数周，无腹痛或有轻微下腹胀痛，有腰痛及下腹坠胀感。

如何预防先兆流产

孕早期不要抬、提重物，不做过重的体力活，尤其是增加腹压的负重劳动。不攀高，不远游，防止外伤，避免跌倒和腹部受到外力的撞击、挤压。劳逸结合，避免疲劳。保持心情舒畅，避免紧张、恐惧等精神刺激。注意饮食卫生，防止肠道感染引发腹泻而导致流产。禁用妊娠禁忌药物。孕早期避免性生活。

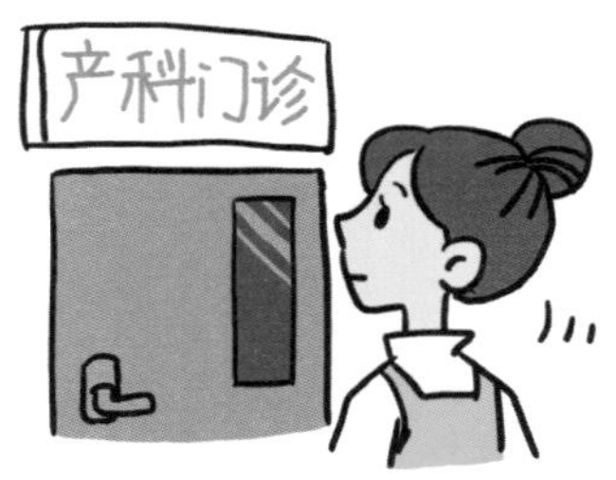

专家解说 expert interpretation

先兆流产发生后的应对

- 卧床休息，减少活动，但并不是 24 小时都躺在床上不动，甚至连大小便都不敢下床，应解除不必要的顾虑，避免心理压力过大，适当进行轻微活动。
- 禁止性生活，尽量减少不必要的阴道检查，以免对子宫造成刺激。

孕期腰背疼痛

怀孕后子宫增大向前突起，对背部韧带和肌肉形成比较大的牵拉作用，关节韧带在雌激素和孕激素的作用下会变松弛，再加上乳腺组织重量增加，也会加大脊柱的生理弯曲，因而 80% 的孕妈妈怀孕后有腰背疼痛的症状。

孕期腰背痛的预防和缓解

从孕早期开始孕妈妈要坚持适当运动，如散步、适宜的伸展等，以增强肌肉与韧带张力和腰背部的柔韧度。坐、卧、站、走时，保持好的姿势，避免提重物，取物时先弯曲腿部，靠腿部力量而不是腰部弯曲用力。保持体重合理增长，以免身体过重增加脊柱及腰脊肌负荷。生活中注意保暖，别让腰背部受凉。睡觉时采用侧卧位，并在下腹部放一个枕头支撑膨大的肚子，以缓解背部疼痛。坐时抬高脚，在后背与椅子间垫垫子也可缓解腰背部疼痛。

注意生活中的姿势

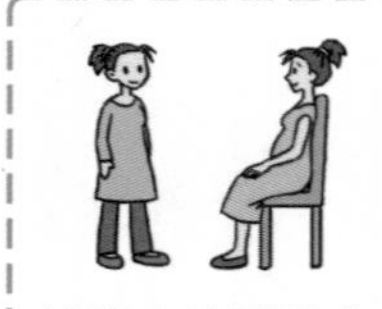

站姿坐姿要注意

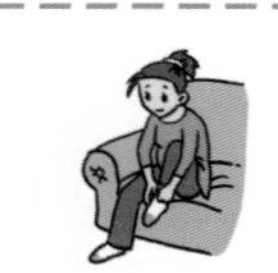

穿脱鞋袜先坐稳

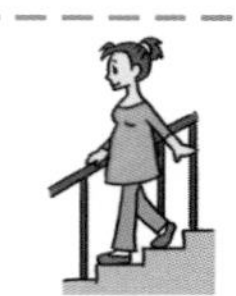

上下楼梯扶稳

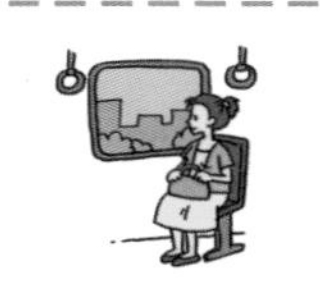

坐车扶稳坐好

专家解说

expert interpretation

如果右侧腰部疼得比较厉害的话，要去医院，看看是否有慢性的肾盂肾炎和泌尿系统的感染。

妊娠糖尿病

糖尿病是常见的一种代谢疾病，妊娠糖尿病是指怀孕前未患糖尿病，而在怀孕时才出现高血糖的现象，其发生率在1%~3%。妊娠前已有糖尿病的患者妊娠，称糖尿病合并妊娠。妊娠糖尿病危害孕妇和胎儿健康，及时做好预防工作非常必要。

妊娠期糖尿病的早期症状

● 严重的恶心、呕吐

呕吐加重，可成为剧吐，甚至会引发脱水及电解质紊乱。

● 疲乏无力

这是吃进的葡萄糖不能充分利用而分解代谢又增快，体力得不到补充的缘故。

● 体重变轻

虽然补充了营养丰富的食物，但是因体内胰岛素缺乏，食物中的葡萄糖未被充分利用即被排泄掉了，而由脂肪供给热能，蛋白质转化为葡萄糖的速度加快，体内糖类、蛋白质及脂肪均大量耗损，致使患者体质差、体重轻。

● 易感染

由于葡萄糖的异常代谢加速，引起血液、尿液中葡萄糖的含量加大，妊娠糖尿病易产生真菌感染。

● 其他

有些患者无症状，肾排糖阈值高，即使血糖浓度已经很高，尿中也没有葡萄糖。这样更危险。

糖尿病孕妇的管理

妊娠期血糖控制满意的标准为：孕妇无明显饥饿感，空腹血糖值控制在3.3~5.3mmol/L；餐前30分钟3.0~5.3mmol/L；餐后2小时4.4~6.7mmol/L；夜间4.4~6.7mmol/L。

营养治疗方面：饮食控制是最重要的手段。理想的目标是，既能保证和提供妊娠期间热量和营养需要，又能避免餐后高血糖或饥饿性酮症出现，保证胎儿正常发育。多数妊娠期糖尿病的孕妇经合理饮食控制和适当运动治疗，都能控制好血糖。一般建议，孕早期需要热量等于孕前；孕中期以后，每日比孕早期增加200kcal的热量即可。如果怀的是双胞胎，再增加200~300kcal。在分配上，糖类占50%~60%，蛋白质占20%~25%，脂肪占25%~30%。但要注意避免过分控制饮食导致的孕妇饥饿性酮症及胎儿生长受限。

药物治疗：大多数妊娠期糖尿病孕妇可以通过生活方式的干预使血糖达标，不能达标的医生会推荐应用胰岛素控制血糖。孕妈妈们一定要遵医嘱，不可以擅自用药。

专家解说 expert interpretation

得了妊娠糖尿病怎么办

- 严格按医生建议控制饮食，75%~80%妊娠糖尿病孕妈妈仅需要控制饮食量与种类，即能维持血糖在正常范围。
- 增加运动。运动对糖尿病的控制十分有益。
- 需要药物的控制，要严格遵医嘱用药。
- 情绪对疾病的影响很大，要相信目前的医疗技术，保持心情舒畅，但不必过度担心。

胎停育

“胎停育”不同于孕中期和晚期的流产，它是在胎儿尚未形成时就停止了发育。如果发生胎停育，孕妈妈妊娠反应会逐步消失。比如不再有恶心、呕吐等早孕反应，乳房发胀的感觉也随之减弱；阴道会有出血，常为暗红色血性白带；还可能出现下腹疼痛，排出胚胎。上述表现因人而异，有的孕妈妈甚至一点迹象都没有，就直接出现腹痛，然后流产，或胎停育后无症状，通过常规 B 超检查才能发现。

胎停育的常见原因

内分泌失调。如黄体不足、多囊卵巢等，使胚胎发育停止。

免疫因素。如果孕妈妈体内产生了针对胚胎的抗体，就会阻止胚胎的发育。

子宫异常。如母亲的子宫内膜薄或有子宫肌瘤、宫腔粘连等疾病。

染色体的问题。精子、卵子中携带遗传基因的染色体发生了异常，使胚胎不能正常发育。

生殖道感染。病毒会影响精子、卵子的质量，致使胚胎发育停止。

环境因素。如孕期吸烟和酗酒、孕妈妈感染了病毒或者服用了影响胎儿发育的药物等。

专家解说 expert interpretation

胎停育后怎么办

胎停育的原因很多，怀孕前先进行医学诊断和孕前体检是预防这种问题的最好办法。有过胎停育的孕妈妈应在末次流产后避孕半年至一年，期间可以看中医调治体质，中医可根据患者体质状态进行有效治疗，如固先天之肾，补后天之脾，调补气血，使气血畅旺，肾气充实，避免再次怀孕发生胎停育。

胎停育后再怀孕，最好能在发现自己怀孕后 50 天左右就到医院进行检查，确认怀孕的天数以及胚胎是否发育正常。

葡萄胎

葡萄胎是指子宫内没有正常发育的胎儿，而是有一堆样子有点像葡萄的水泡。葡萄胎是由于受精卵异常而引起的，发病原因与女性身体状况、营养因素和环境因素等有关。

若女性怀孕后妊娠症状剧烈或出现妊娠中毒情况，很可能是葡萄胎引起的，应及早就医治疗。特别是 40 岁以上的女性，采取避孕措施后而出现停经，停经不久便有较重的恶心、呕吐、厌食等症，或较早出现高血压、水肿、蛋白尿等妊娠中毒症状，则患葡萄胎的可能性极大。

治疗注意事项

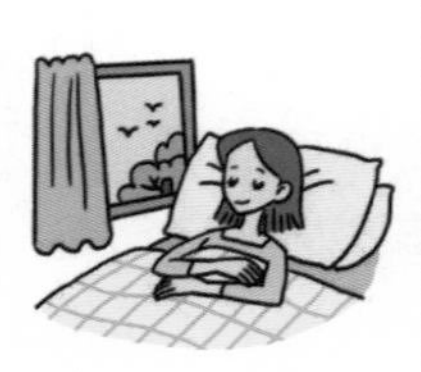

刮宫后注意调养

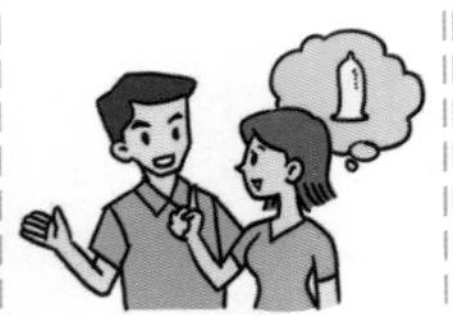

至少在两年内采取有效避孕措施

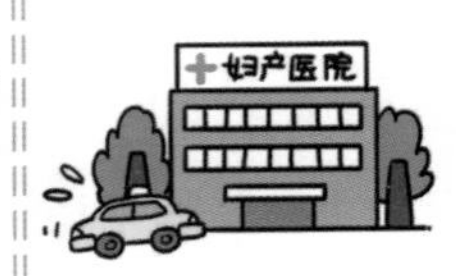

发生不适时，立即到医院检查

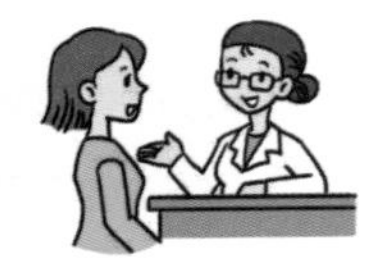

定期随诊，两年内与医院保持联系

专家解说 expert interpretation

葡萄胎治疗方法有很多，但治疗方法因人而异，其中刮宫术或吸刮术去除异常组织比较常见。虽然葡萄胎是一种比较严重的疾病，但只要及早诊断及早治疗，对身体一般不会有太大影响。不过葡萄胎是一种肿瘤性疾病，虽然做了刮宫手术，据医学研究，葡萄胎后两年内仍有恶变的可能，所以葡萄胎患者应两年后再怀孕。

孕期贫血

贫血是孕期较常见的合并症，属高危妊娠的范畴。由于妊娠期血容量增加，且血浆增加多于红细胞增加，血液呈稀释状态，又称“生理性贫血”。妊娠贫血对孕妇和胎儿都有危害，是某些国家和地区孕产妇的主要死亡原因之一。妊娠贫血中 95% 属于缺铁性贫血，这与不断发育的胎儿需要从妈妈体内获取大量的血清铁有关。

孕期贫血的诊断标准

孕妈妈外周血血红蛋白<110g/L 及血细胞比容<0.33 为孕期贫血，其中血红蛋白≤ 60g/L 为重度贫血。

孕中期孕妈妈更容易患上贫血

统计数据显示，城市孕妈妈孕 13 周前贫血患病率为 16.4%，孕 28~37 周，贫血患病率 41.4%，孕 37 周下降为 32%。

孕期生理性贫血的预防

怀孕期间定期产检，发现贫血及时治疗。要改变不良饮食习惯，加强孕期营养，在营养均衡的前提下多吃含铁丰富的食物，如鸡肝、猪肝、红枣等。

专家解说 expert interpretation

贫血怎么办

妊娠期轻度贫血，可以饮食补充，多吃含铁丰富的食物。如果效果一般，可以在医生的指导下服用硫酸亚铁、琥珀酸亚铁等铁剂。同时为了促进铁的吸收，适度补充维生素 C。重度贫血或因胃肠道反应无法口服铁剂的，也可采用静脉铁剂。

痔疮及便秘

痔疮

孕妇是痔疮的高发人群，引起痔疮的原因，除了饮食因素外，更重要的一个原因是妊娠后期胎儿增大，腹内压增高，直肠静脉回流受阻，从而形成痔。如果孕前就有痔疮，症状会随着孕期加重。

妊娠期的痔疮以保守治疗为主，可通过调整生活方式预防和减轻，如多吃高纤维的食物（如麦片、蔬菜、苹果），多喝水（每天 8~10 杯），经常锻炼，避免吃辣椒、花椒、胡椒、姜、葱、蒜等辛辣刺激食物。平时多做肛门收缩、放松动作，促进局部血液循环。减少长期站立或坐的时间。及时排便，每次排便后轻柔按摩肛门。如有排便困难，可食用蜂蜜或一些含植物油、有润肠通便作用的食物，如芝麻、核桃仁等。

便秘

便秘是导致痔疮的重要原因，防止便秘是预防痔疮的关键。不过孕期因体内激素的变化，胃肠道平滑肌细胞会变松弛，张力减弱，蠕动减慢，胃排空及食物在肠道停留时间延长，易出现便秘现象。孕期便秘处理需谨慎，以免引起流产，而且最好不要吃药，对宝宝会有影响。可以通过运动和调整饮食及生活习惯来帮助肠道蠕动，软化大便和建立规律的排便习惯来预防和缓解。

专家解说

expert interpretation

发生痔疮要及时处理，但不能自行使用缓泻剂或矿物油，一些软化大便的药物、药膏或栓剂，要在医生指导下使用。多数痔疮在分娩以后会自行消失，或症状明显减轻。

水肿

怀孕中后期很多孕妈妈到下午和晚上，都会有不同程度的腿部浮肿。水肿的原因有很多，像妊娠子宫压迫下腔静脉，使静脉血液回流受阻；胎盘分泌的激素及肾上腺分泌的醛固酮增多，造成体内钠和水分潴留；体内水分积存，尿量相应减少；母体合并较重的贫血，血浆蛋白低，水分从血管内渗出到周围的组织间隙等原因都会导致孕期水肿。

缓解孕期水肿

孕期预防和减轻水肿需注意生活中的一些小细节，如躺或坐时把脚稍稍垫高；卧床时尽量用左侧位；适当的运动如散步、游泳，也有助于改善水肿。另外通过按摩促进血液循环对于水肿的预防也很有效，要记住按摩时要从小腿逐渐向上，按摩可在睡前，也可在洗澡时进行。

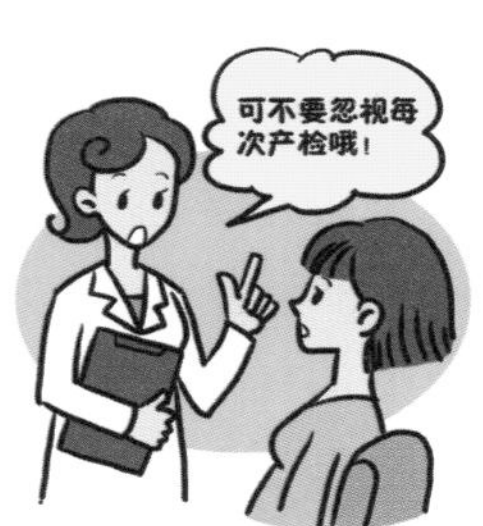

专家解说 expert interpretation

如果准妈妈水肿明显，用手按压后，出现凹陷却不能很快复原，另外水肿症状还逐渐蔓延向小腿、大腿、腹壁、外阴或波及全身时，则为病态，就需要及时去医院做详细检查，以免对胎儿和母体造成损伤。

一般情况下，病态水肿的主要症状表现为：准妈妈面目、四肢水肿，或全身肤色呈现淡黄色，皮肤薄而光亮；与往常相比常常懒得说话，四肢冰凉发麻，而且还口淡无味，食欲不振。另外，还有大便不成形、稀薄，舌苔颜色淡等症状。

早产

凡妊娠满 28 孕周至 37 孕周间分娩的即为早产。在此期间出生，体重为 1000~2499g，身体各器官未成熟的新生儿为早产儿。早产是围生儿死亡的重要原因之一，发生率为 5%~15%。在围生儿死亡顺位中居第 2 位（先天性畸形居首位）。孕期一旦出现早产现象，孕妈妈需要尽快去医院。早产的症状可能会有：类似月经的腹痛，规律的宫缩，后背及骨盆有压力，胎膜早破等。

出现下列早产征兆，需即刻去医院

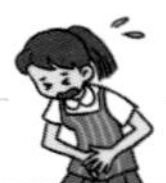

下腹部疼痛

下腹部疼痛，并肌肉有反复变硬、发胀的宫缩感觉时；或者 1 小时内宫缩超过 4 次。

出血

出现阴道流血或点滴阴道分泌物增多并带血色，即使仅仅是粉红色或淡淡的血迹。

破水

阴道分泌物变成水样、黏液状，并有温水样的东西流出。

专家解说 expert interpretation

早产的宝宝一般需要在新生儿重症监护室里待一段时间，有些是几天，有些也许会一个月或更长，具体需要根据宝宝出生时的状况和后期发育情况来定。虽然早产儿常会“先天不足”，但是绝大部分后来的身体发育和健康状况会赶上足月的宝宝。因此，如果你早产了，也不要觉得很沮丧很自责，相信现在的医疗条件，在医生的专业治疗和护理下，你一定可以拥有一个健康的宝宝。

孕期高血压

妊娠期高血压疾病是产科常见疾病，发病率占全部孕妇的 5%~10%，这种病症危害很大，是孕产妇及围产期新生儿死亡的主要原因。

高血压常见诊断依据

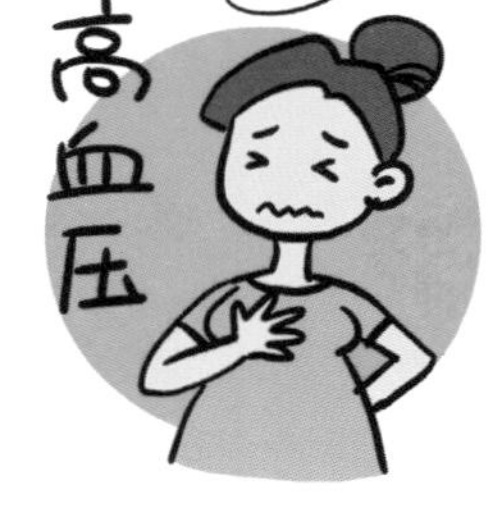

病史：有无头痛、视力改变、上腹不适以及高血压、糖尿病、慢性肾炎等高危因素。

血压：同一手臂至少 2 次测量血压达 140/90mmHg 以上。

蛋白尿：清洁中段尿检查，24h 尿蛋白≥ 0.3g 或随机尿蛋白≥ 3.0g/L。

水肿：妊娠期可有生理性水肿。如经休息后未消失者，为病理性水肿。踝及小腿有可凹性水肿，以“1 +”表示；水肿延至大腿以“2 +”表示；水肿延及外阴及腹壁，以“3 +”表示；“4 +”系全身水肿或伴腹水者。如水肿不明显，但每周体重增加超过 0.5kg 者应注意有无隐性水肿。

专家解说 expert interpretation

预防孕期高血压综合征应做好孕期产前检查，每次产检要测量血压，尤其是在妊娠 36 周以后，应每周观察血压及体重的变化，有无蛋白尿及头晕等症状。如果孕妈妈的家族中直系亲属，如外祖母、母亲或姐妹曾经患妊高症，或孕妈妈孕前患过原发性高血压、慢性肾炎及糖尿病等病，更应加强产前检查，及早处理。

影响顺产的因素

脐带绕颈

脐带绕颈是胎儿分娩时常见的情况，以绕颈一周居多，一般认为这与脐带过长和胎动过频有关。可能出现在孕期的任何时候，有时在孕晚期也许会发生变化，少数情况下，脐带绕颈会自行解开。脐带绕颈对胎儿的影响与脐带缠绕松紧、缠绕周数及脐带长短有关。由于脐带绕颈可能引起胎宝宝宫内窘迫，做好胎心监护非常重要。

是不是只要发现脐带绕颈就只能剖宫产，不少妈妈对此充满疑问。其实只要孕晚期的 B 超显示胎儿一切正常，胎动和胎心良好，且有效脐带也符合顺产的要求，脐带绕颈也是可以顺产的，但有个前提，就是准备分娩时要有效监测胎心率的动态变化、产程进展及先露下降情况。一旦出现可能导致胎儿缺氧的异常情形，需立即采取剖宫产。

专家解说 expert interpretation

发现脐带绕颈需定期复查 B 超，及时掌握胎儿体位情况，做好监护；在家中可以每天两次使用家用胎心仪（多普勒胎心仪），定期检查胎儿情况，发现问题及时就诊；根据 B 超情况，及时矫正胎儿体位。

脐带脱垂

脐带脱垂是指胎膜已破，脐带脱出于胎先露的下方，经宫颈进入阴道内，甚至经阴道显露于外阴部。如果脐带位于胎先露部前方或一侧，胎膜未破，称为脐带先露，脐带先露实际上是轻度的脐带脱垂，也称为隐性脐带脱垂。脐带脱垂对胎儿危害极大，因宫缩时脐带在先露与盆壁之间受挤压，致脐带血液循环受阻，可能导致胎儿缺氧窒息而迅速死亡。

专家解说
expert interpretation

孕晚期和分娩时，B 超检查都能帮助发现脐带脱垂。定期做产前检查，早期发现，正确处理，是胎儿能否存活的关键。

胎盘问题

胎盘早剥

是指妊娠 20 周后或分娩期，正常位置的胎盘在胎儿娩出前，部分或全部从子宫壁剥离。胎盘早期剥离是妊娠晚期严重并发症，往往起病急骤，进展快，如诊断处理不及时会威胁孕妈妈和胎儿生命。国内报道其发病率为 0.46%~2.1%，围生儿死亡率为 20%~35%，15 倍于无胎盘早期剥离者。

预防胎盘早期剥离要做好产前检查，如果出现妊娠高血压综合征，应积极治疗。孕期行走要小心别摔跤，不要去拥挤场合，避免腹部外伤和撞击、挤压。

孕晚期应做适量运动，避免长时间仰卧位。出现突发性腹痛和阴道流血应马上就诊。

胎盘前置

胎盘前置是最常见的产前出血疾病。胎盘在正常情况下附着于子宫体部的后壁、前壁或侧壁。前置胎盘即胎盘种植于子宫下段或覆盖于子宫颈内口上，位于胎先露之前。胎盘前置的主要症状是无诱因无痛性阴道出血。初次流血量一般不多，出血往往反复发生，且出血量亦越来越多。出血量和发生次数与前置胎盘的类型有很大关系。前置胎盘发病原因现在还不完全清楚，但大量研究发现剖宫产和人工流产与胎盘前置的发生有很大关系。如果发生胎盘前置孕妈妈应保持心态平衡，绝对卧床休息，严禁性交，治疗方法遵医嘱。

过期妊娠

孕前月经周期正常的孕妈妈，过了预产期 2 周以上还不分娩就是过期妊娠，超过预产期 2 周以上出生者为过期产儿。过期妊娠发生率占妊娠总数的 5%~12%。其原因现在还不是很清楚，可能与胎儿垂体、肾上腺的功能不全有关。过期妊娠的危害很大，过期产儿比正常足月产儿死亡率高 2~3 倍，因为胎盘的功能和寿命是有限的，超过预产期 2 周后，多数胎盘功能迅速减退。此时，胎盘不能再给胎儿提供足够的氧气和营养物，会使已经发育良好、生机勃勃的胎儿严重缺氧。而且因为没有营养，胎儿会变得形体削瘦，皮肤因被胎粪染黄而多褶。所以产科不主张过期生产。孕期超过 42 周时，孕妈妈应及时看医生，医生会根据实际情况决定处理的方案。需提醒的是，不一定要等到超过 42 周以后才具有较高的危险性，产前检查时怀疑胎盘功能不良或胎儿窘迫现象者，即应及早终止妊娠。

专家解说

expert interpretation

过期妊娠不仅要详细记录胎动情况还要做动态的比较，如果胎动时呈现胎心率加速变化即属正常反应，意味着胎盘功能还不错，可以考虑再等待几天。同时要利用 B 超检查、测量胎儿大小、羊水指数、脐带血流状况等，并进行胎盘功能检查，以评估胎盘钙化程度以及胎儿器官发育情况。此外医生还会通过阴道内诊，了解子宫颈口扩张和柔软的程度，以判定催生引产成功的概率高低。

羊水问题

羊水量是观察胎儿健康的重要指标，产检时可通过 B 超测量羊水量。正常羊水量随妊娠时期的不同而变化。例如，在妊娠 4 个月左右时，羊水量约 200 毫升；7 个月左右时，羊水量则为 1000 毫升左右；到妊娠晚期，羊水量逐渐减少，到妊娠 37 周，羊水量可减少至 800 毫升。当妊娠足月时，羊水量少于 300 毫升，称羊水过少。妊娠任何时期，羊水量超过 2000 毫升者，称为羊水过多。羊水过少者分娩时容易发生胎儿宫内缺氧，故多数需行剖宫产。羊水过多会引起子宫异常增大，子宫腔内压力增加，子宫张力增高；同时增大的子宫会压迫邻近的脏器。定期产检、随时监测、及时处理是应对羊水问题的关键。

胎位不正

正常的胎位应为胎体纵轴与母体纵轴平行，胎头在骨盆入口处，并俯屈，颏部贴近胸壁，脊柱略前弯，四肢屈曲交叉于胸腹前，整个胎体呈椭圆形，称为枕前位。除此外，其余的胎位均为异常胎位。在妊娠中期，胎位可异常，以后多会自动转为枕前位。如在妊娠30周后，仍为异常胎位，则称为胎位异常，亦叫“胎位不正”。胎位异常包括臀位、横位、枕后位、颜面位等。以臀位多见，而横位危害母婴最剧。由于胎位异常将给分娩带来程度不同的困难和危险，故早期纠正胎位对难产的预防有着重要的意义。

胎儿窘迫

胎儿窘迫是指胎儿在宫内有缺氧的征象并危及胎儿健康和生命。胎儿窘迫是一种综合征，是当前剖宫产的主要适应症之一。胎儿窘迫主要发生在临产过程，也可发生在妊娠后期。胎儿窘迫有急性和慢性两种。急性主要发生于分娩期，多因脐带因素、胎盘早剥、宫缩过强且持续时间过长及产妇处于低血压、休克等状态而引起。而慢性胎儿窘迫则多发生于妊娠末期，并经常会延续至临产并加重。胎儿窘迫多因孕妇全身性疾病或妊娠期疾病而引起的胎盘功能不全或胎儿因素所致。

专家解说 expert interpretation

胎儿宫内窘迫会直接危及胎儿健康和生命。因此，尽早发现尽早处理是降低危害的关键。为此孕期一定要做好产前定期检查，以便及时发现孕妈妈或胎儿的异常。如妊娠期高血压疾病、慢性肾炎、过期妊娠、胎盘老化、贫血、胎儿发育迟缓、胎盘前置、合并心脏病等情况，都可能导致胎儿窘迫，如发现及时，就可采取相应的治疗处理方案，能大大降低危害胎儿的程度。另外，孕妈妈要注意孕期自我保健，每天监测胎动、胎心，保证孕期营养，避免过度劳累，保持健康规律的生活习惯。怀孕期间如感觉有任何身体不适或胎动减少要及时就医。

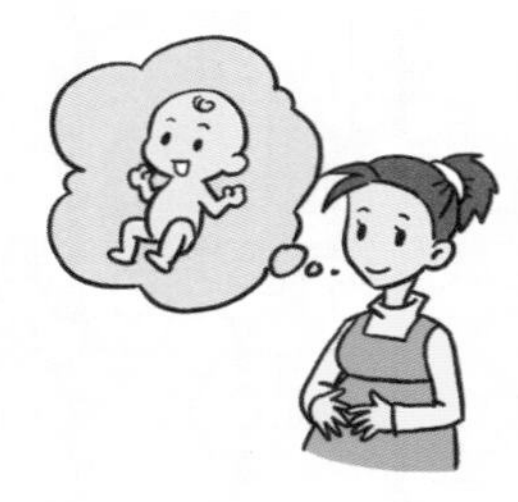

附录：产前检查内容表

产检时间	常规检查及保健	备查项目	健康知识储备
第1次检查（6~13^{+6}周）	1. 建立妊娠期保健手册 2. 确定孕周、推算预产期 3. 评估妊娠期高危因素 4. 血压、体重指数、胎心率 5. 血常规、尿常规、血型（ABO和Rh）、空腹血糖、肝功和肾功、乙肝病毒表面抗原、梅毒螺旋体和HIV筛查、心电图等	1. HCV筛查 2. 地中海贫血和甲状腺功能筛查 3. 宫颈细胞学检查 4. 宫颈分泌物检测淋球菌、沙眼衣原体和细菌性阴道病的检测 5. B超检查，妊娠11~13+6周B超测量胎儿NT厚度 6. 妊娠10~12周绒毛活检（必要时）	1. 避免接触有毒有害物质和宠物 2. 慎用药物和疫苗 3. 改变不良生活方式；避免高强度、高噪音环境和家庭暴力 4. 继续补充叶酸（0.4~0.8mg/d）
第2次产检（14~19^{+6}周）	1. 分析首次产检结果 2. 血压、体重、宫底高度、腹围、胎心率 3. 妊娠中期非整倍体母体血清学筛查（15~20+6周，用于筛查胎儿染色体异常）	羊膜腔穿刺检查胎儿染色体（必要时）	1. 如果贫血，需要补充铁元素 2. 开始补钙

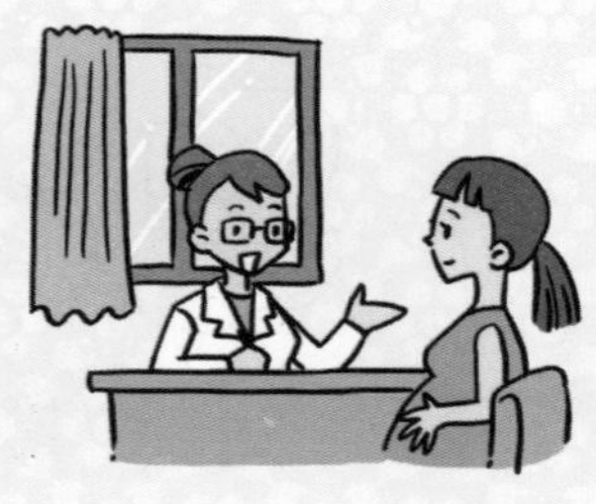

产检时间	常规检查及保健	备查项目	健康知识储备
第 3 次产检（20~23^{+6} 周）	1. 血压、体重、宫底高度、腹围、胎心率 2. 胎儿系统 B 超筛查（18~24 周） 3. 血常规、尿常规	宫颈评估（B 超测量宫颈长度，早产高危者）	认识、预防早产
第 4 次产检（24~27^{+6} 周）	1. 血压、体重、宫底高度、腹围、胎心率 2. 75gOGTT 3. 血常规、尿常规	1. 抗 D 滴度复查（Rh 阴性者） 2. 宫颈阴道分泌物 fFN 检测（早产高危者）	1. 认识、预防早产 2. 妊娠糖尿病筛查
第 5 次产检（28~31^{+6} 周）	1. 血压、体重、宫底高度、腹围、胎心率、胎位 2. 产科 B 超检查 3. 血常规、尿常规	B 超测量宫颈长度或宫颈阴道分泌物 fFN 检测	1. 分娩方式 2. 注意胎动 3. 母乳喂养知识 4. 新生儿护理知识

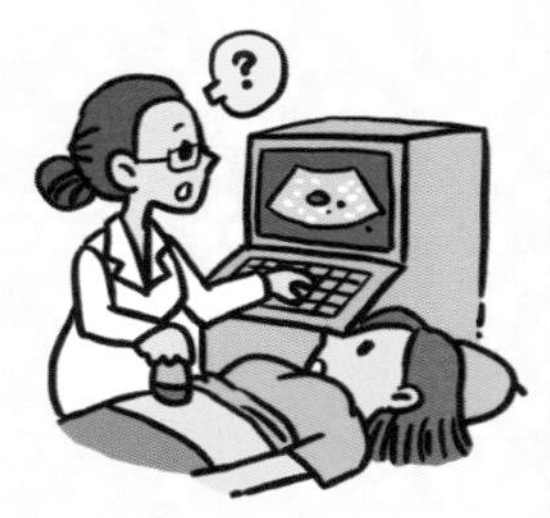

产检时间	常规检查及保健	备查项目	健康知识储备
第 6 次产检（32~36^{+6} 周）	1. 血压、体重、宫底高度、腹围、胎心率、胎位 2. 血常规、尿常规	1. 产科 B 族链球菌（GBC）筛查（35~37 周） 2. 肝功、血清胆汁酸检测（32~34 周，怀疑妊娠期肝内胆汁淤积症者） 3. NST 检查（胎心监护，34 周开始） 4. 心电图复查（高危者）	1. 分娩相关知识 2. 分娩前的营养和运动
第 7~11 次产检（32~41^{+6} 周）	1. 血压、体重、宫底高度、腹围、胎心率、胎位、宫颈检查 2. 血常规、尿常规 3. NST 检查（胎心监护，每周一次）	1. 产科 B 超检查 2. 评估分娩方式	1. 新生儿疫苗接种 2. 产褥期知识 3. 胎儿宫内情况监护 4. 超过 41 周，住院并引产

图书在版编目（CIP）数据

辣妈最爱的40周怀孕书 / 姜淑清著．— 南京：译林出版社，2016.3

ISBN 978-7-5447-6131-4

Ⅰ．①辣… Ⅱ．①姜… Ⅲ．①妊娠期－妇幼保健－基本知识 Ⅳ．①R715.3

中国版本图书馆CIP数据核字(2016)第007296号

书　　名：辣妈最爱的40周怀孕书

作　　者：姜淑清

责任编辑：陆元昶

特约编辑：岳慧琼

出版发行：凤凰出版传媒股份有限公司

　　　　　译林出版社

地　　址：南京市湖南路1号A楼，邮编：210009

电子信箱：yilin@yilin.com

网　　址：http://www.yilin.com

印　　刷：北京凯达印务有限公司

开　　本：710x1000毫米 1/16

印　　张：16

字　　数：94千字

版　　次：2016年3月第1版 2016年3月第1次印刷

书　　号：ISBN 978-7-5447-6131-4

定　　价：36.8元